中医治未病

十讲

主编 姜敏 潘国凤 杨建宇

科学出版社

北京

内 容 简 介

本书立足中医"治未病"理念，分别从"病"从何来、何为"治未病"、"亚健康"与"未病"、治未病：因"质"而异、治未病：循"经"探"穴"、治未病：摄养之道、治未病："慢"调斯理、治未病：御护"纯阳"、治未病：大道至简、治未病：吾亦为"医"十个方面阐述中医治未病的核心内涵，即养精调神、顺应天时、合理饮食、强身健体、科学用药等要素，全书涵盖预防、保健、养生、康复等领域。

本书可用作基层中医师治未病临床参考用书及社会大众了解治未病的读物，同时可作为非医类大学生学习中医治未病的辅助学习资料。

图书在版编目（CIP）数据

中医治未病十讲 / 姜敏，潘国凤，杨建宇主编. —北京：科学出版社，2022.1
ISBN 978-7-03-070851-9

Ⅰ. ①中… Ⅱ. ①姜… ②潘… ③杨… Ⅲ. ①中医学-预防医学-研究 Ⅳ. ①R211

中国版本图书馆 CIP 数据核字（2021）第 251273 号

责任编辑：鲍　燕　王立红 / 责任校对：申晓焕
责任印制：苏铁锁 / 封面设计：陈　敬

科学出版社出版
北京东黄城根北街 16 号
邮政编码：100717
http://www.sciencep.com

北京凌奇印刷有限责任公司 印刷
科学出版社发行　各地新华书店经销

*

2022 年 1 月第 一 版　开本：787×1092　1/16
2022 年 1 月第一次印刷　印张：15
字数：350 000
POD 定价：88.00 元
（如有印装质量问题，我社负责调换）

编 委 会

前　言

随着人类生命质量的提高和生命时间的延长，人们对健康的要求越来越高，疾病医学正在向健康医学转变。医学关注的对象已从单纯"已病"人群向"未病"人群转移。中医理论中的"治未病"思想受到全世界的关注，被认为是 21 世纪健康长寿的锦囊。中医学"治未病"的思想体现了对疾病的预防观，中医药学"以人为本、天人相应、形神统一"的养生保健思想与现代医学"防病"体系有机结合，形成独具特色的健康管理与健康促进新体系和新模式。

编写一部适合基层中医师及大众阅读的治未病书籍有助于中医治未病学科知识的推广。本书设立"十讲"：第一讲"病"从何来；第二讲何为"治未病"；第三讲"亚健康"与"未病"；第四讲治未病：因"质"而异；第五讲治未病：循"经"探"穴"；第六讲治未病：摄养之道；第七讲治未病："慢"调斯理；第八讲治未病：御护"纯阳"；第九讲治未病：大道至简；第十讲治未病：吾亦为"医"。每一节均由一则小故事开场，给读者以启发，令人耳目一新。本书包含中医治"未病"最具共性的要素：养精调神、顺应天时、合理饮食、强身健体、科学用药。涵盖预防、保健、养生、康复等领域，为中医药继承与创新、发挥特色和优势、构建中医"治未病"预防保健服务体系等问题，致力推进重大理论、研究方法和关键技术等创新，对推动中医药现代化进程，更好地为人类健康服务，具有十分重要的意义。

首都医科大学附属北京世纪坛医院中医科，作为"北京市中医治未病中心"，还是全国综合医院中医药工作示范单位、国家卫计委国家临床（中医内分泌）重点专科，向来非常重视中医治未病的学科建设。近 30 年的学科建设中，在中医科主任姜敏主任医师的带领下，中医科全体医护人员注重发挥中医"治未病"优势，在糖尿病与肿瘤的中医临床实践中，秉承"未病先防、既病防变、瘥后防复"中医治未病理念，积极开展中医预防保健、养生康复及临证调治，积累并总结了丰富的经验和方法，成为我们编写本书的专业支撑。

　　本书可用作基层中医师治未病临床参考用书及社会大众了解治未病的读物，同时可作为非医类大学生学习中医治未病的辅助学习资料。全书力求简明扼要，删繁就简，一看即懂。希望能为大家提供有益的帮助。由于编者水平所限，书中难免有不尽完善之处，敬请广大读者和同道批评指正。

　　本书在编写过程中，得到了全国卫生产业企业管理协会治未病分会的大力支持和帮助，在此特真诚致谢！

《中医治未病十讲》编委会

2021 年 2 月

目　录

第一讲
"病"从何来

第一节　自然界的"邪气"——六淫

　　江西名老中医姚荷生于抗战期间曾遇一个四十余岁的患者，男性，常近酒色，炎暑外出经商，中途步行，双足灼热难忍，于清溪中欣然洗濯，顷刻间脚痿不能任地，遂抬回家中，请姚老诊治。姚老见患者榻前堆置毛巾甚多，频频拭汗，尤以下肢为甚，但双足不冷，亦不恶风，口微渴，脉尺沉稍欠流利。姚老根据季节、病史，判断其属于《黄帝内经》所谓"湿热不攘""着则生痿躄"者无疑。但据大汗，脉尺沉及患者的生活史，当兼有肾虚。以苓桂术甘汤合二妙散化气行湿兼清热而不碍正虚之法，自以为考虑周全，私心窃慰。谁知患者连服 6 剂，仅汗出稍减，足痿毫无起色。患者焦急难耐，无奈请"草药郎中"诊治，草医一见未及问病，即指患者脚曰："你这是冒暑赶路，骤投冷水得的。"姚老叹其诊断之神，草医开出药方达 20 余味，其中麻黄用至 2 两。患者服药后大汗顿减，并能下床行走。姚老叹服之余，思考良久，茅塞顿开，原来在传统中医理论中，这是典型的外感六淫（风、寒、暑、湿、燥、火）所致的痿废，用药得当，很快就能健步如飞。

　　气候与人体健康关系相当密切。《素问·五常政大论》指出"必先岁气，无伐天和"，强调了防病治病，必须掌握季节变化规律和气候的变化特点。

一、何为六气

　　六气，即风、寒、暑、湿、燥、火六种气候变化因素，是气候变化的空间因素。正如《素问·五运行大论》说："燥以干之，暑以蒸之，风以动之，湿以润之，寒以坚之，火以温之。故风寒在下，燥热在上，湿气在中，火游行其间。寒暑六入，故令虚而化生也。故燥胜则地干，暑胜则地热，风胜则地动，湿胜则地泥，寒胜则地裂，火胜则地固矣。"

五运六气学说，就是运用五运和六气的运动节律及其相互化合，来解释天体运动对气候及天体运动、气候变化对生物及人类的影响。五运六气学说认为，自然界季节和气候的变化与人体五脏六腑之气是内外相应的，自然界的气候变化必然要影响人体五脏六腑之气，深刻了解季节气候变化规律与健康之间的关系，就能巧用天时，采取措施，调整行为，积极地适应气候变化，达到养生防病的目的。

二、何为六淫

在正常情况下，自然界的六气，风、寒、暑、湿、燥、火正常运行变化，有利于万物的生长变化，但如果六气太过或不及，则气候反常，在人体抵抗力低下时，就能成为致病因素。

六淫，即风、寒、暑、湿、燥、火六种外感病邪的统称。风、寒、暑、湿、燥、火，在正常情况下称为"六气"，是自然界六种不同的气候变化。"六气"是万物生长的条件，对于人体是无害的，而且，人们在生活实践中逐步认识了它们的变化特点，并产生了一定的适应能力，所以，正常的六气不易使人致病。只有当气候发生异常变化，如六气发生太过或不及，或非其时而有其气（如春天应温而反寒；秋天应凉而反热等），或气候变化过于急骤（如暴冷、暴热等），同时人体的正气不足、抵抗力下降之时，六气才能成为致病因素，侵犯人体而发生疾病。此种情况下的六气，称为"六淫"。

三、六淫的致病特点

（一）六淫的共同致病特点

1. 外感性

六淫一般是从肌表、口鼻侵犯人体而发病，由于六淫病邪均从外界侵犯人体，故称外感致病因素，所致疾病即称为外感病。

2. 季节性

六淫致病有明显的季节性，如冬天天气寒冷，冬天导致的外感主要以寒为主，春天多风病，夏季多暑病，长夏多湿病，秋季多燥病，六淫致病具有明显的季节性，不同的季节会以当季的致病因素为主，当然其他的疾病因素也有可能出现，但每个节气都有相关的主气存在。春天以风为主，夏天以暑为主，长夏以湿为主，秋季以燥为主，冬季以寒为主，这个是正常的气候，当这个气候发生异常时，这个正常的气候就变成了致病因素。

3. 地域性

六淫与居住的地区环境密切相关，如江南地带多湿热，因湿热导致的疾病多；西北天气比较干燥，主气是燥，燥邪容易导致疾病的发生；东北特别寒冷，寒邪导致的疾病就更多些。所处的环境不一样，也会有不同，如常年在水边生活的人群，由于湿气重，容易出现湿邪导致的疾病。

4. 相兼性

六淫邪气既可以单独侵袭人体，又可以两种以上相兼一起进攻人体，如风寒、湿热，它们可以一起侵袭人体，甚至是三种都有可能，就是说它们一起进攻或者单独进攻都有可能。

5. 转化性

六淫致病在一定条件下，不仅可以互相影响，又可在一定的条件下相互转化，如寒邪入里可以化热；暑湿日久可以化燥伤阴等。

（二）六淫各自的致病特点

1. 风

风邪善动不居，具有轻扬、升发、向上、向外的特性，故属于阳邪。其性开泄，指其易使腠理宣泄开张而有汗出。风邪善行而易变，"善行"，指风性善动不居，游移不定。所以其致病的原因具有病位游移，行无定处的特征。如荨麻疹表现为皮肤瘙痒风团，病位没有定处，时隐时现。同时，风邪属于外感病邪，致病快。如果风邪中于头部及面部，可突发口眼㖞斜。故《素问·风论》说："风者，善行而数变。"风邪主动，"主动"，指风邪致病具有动摇不定的特征。如风邪入侵，常出现眩晕、震颤、抽搐、颈项强直、两目上视等。风为百病之长，风邪会兼夹其他外邪入侵身体，是其他外邪入侵身体的先导。风邪遇寒则为风寒，遇湿则为风湿，遇热则为风热等。风邪无孔不入，表里内外均可遍及，侵害不同的脏腑组织，可发生多种病证，风邪四季常在，故发病颇多。故《素问·骨空论》所述："风者，百病之始也。"《素问·风论》曰："风者，百病之长也。"

2. 暑

暑为阳邪，其性炎热。暑邪伤人多表现为一系列阳热症状，如高热、心烦、面赤、出汗等。暑为阳邪，其性升发，故易上扰心神，或侵犯头目，出现心胸烦闷不宁、头昏、目眩、面赤等。暑邪侵犯人体，可致腠理开泄而多汗。汗出过多，不仅伤津，而且耗气，故临床除见口渴喜饮、尿赤短少等津伤之症外，往往可见气短、乏力，甚则气津耗伤太过，清窍失养而突然昏倒、不省人事。故《素问·刺志论》说："气虚身热，得之伤暑。"暑多夹湿。夏季天气炎热，且多雨潮湿，故暑邪致病，多为夹湿所患。其临床表现除发热、心烦口渴等暑热症状外，常兼见身热不扬、汗出不畅、四肢困倦、胸闷呕恶、大便溏泄不爽等湿滞症状。如夏季的感冒，多属暑邪兼夹湿邪而致，治疗当用"解暑祛湿"之法。

3. 火（热）

火热为阳盛所生，故火热常可混称。火热伤人，机体阳气亢盛，临床上表现出高热、恶热、面赤等现象。热邪既可以迫津液外泄而致多汗，又可以直接消灼津液，出现口渴喜饮、咽干舌燥、小便短赤、大便秘结等伤津的症状。热邪具有向上灼烧的特性，故所致病证多见于上部，如头痛、面红、牙龈肿痛、口腔糜烂等。热邪燔灼肝经，损耗津血，导致经脉失养而肝风内动，热极生风，出现高热、神昏、四肢抽搐、两目上视；火热之邪，迫血妄行，或灼伤脉络，引起各种出血的病证，如吐血、衄血、便血、尿血、皮肤发斑、崩漏等。热邪容易扰乱心神，火热与心相应，入于营血，扰乱心神，可出现心烦失眠或者狂躁不安、神昏谵语等病证。

4. 寒

寒为阴邪，易伤阳气。寒为阴气盛的表现，故称为阴邪。寒邪伤人后，机体的阳气奋起抵抗。阳气本可制阴驱寒，但若寒邪亢盛，则阳气不仅不足以驱除寒邪，反为寒邪所侵害，即"阴胜则阳病"。寒性凝滞，凝滞就是凝结阻滞的意思。若寒遏阳气，温煦气化失司，则津液凝结而为痰饮。寒性收引，"收引"有收缩牵引之意。寒性收引，即指寒邪侵袭人体，可使气机收敛，腠理、经络、筋脉收缩而挛急。如《素问·举痛论》说："寒则气收""寒气客于脉外则脉寒，脉寒则缩蜷，缩蜷则脉绌急，绌急则外引小络，故卒然而痛"。缩蜷、绌急，都是因为寒邪所伤，经络、血脉收引所致。

5. 燥

燥性干涩，易伤津液。燥邪为干涩之病邪，侵犯人体，最易损伤津液，出现各种干燥、涩滞的症状，如口鼻干燥，咽干口渴，皮肤干涩，甚则皲裂，皮毛不荣，小便短少，大便干结等。燥易伤肺，肺为娇脏，喜清润而恶燥。肺主气，司呼吸，直接与自然界大气相通，且外合皮毛，开窍于鼻，燥邪多从口鼻而入，故最易损伤肺津，从而影响肺气之宣降，甚或燥伤肺络，出现干咳少痰，或痰黏难咳，或痰中带血，甚则喘息胸痛等。由于肺与大肠相表里，肺津耗伤，大肠失润，传导失司，可出现大便干涩不畅等症状。

6. 湿

湿为阴邪，易损伤阳气，阻遏气机。湿为重浊之邪，与水同类，故属阴邪。阴邪侵入，机体阳气与之抗争，故湿邪侵入，易伤阳气。脾主运化水液，性喜燥而恶湿，故外感湿邪，常易困脾，致脾阳不振，运化无权，从而使水湿内生、停聚，发为泄泻、水肿、尿少等症。因湿为重浊之邪，故伤人最易留滞脏腑经络，阻遏气机，使脏腑气机升降失常，经络阻滞不畅。湿性趋下，易袭阴位。湿邪为重浊有质之邪，类水属阴而有趋下之势，人体下部亦属阴，同类相求，故湿邪为病，多易伤及人体下部。如水肿、湿疹等病以下肢较为多见，故《素问·太阴阳明论》说："伤于湿者，下先受之。"

第二节　人体的内部矛盾——五邪

一、《红楼梦》探内生五邪

《红楼梦》第34回"情中情因情感妹妹，错里错以错劝哥哥"中黛玉收到宝玉差晴雯送来的两块旧手帕，睹物伤情，"不觉神魂驰荡"，"一时五内沸然炙起"，在手帕上题诗三首，写完"觉得浑身火热，面上作烧，走至镜台揭起锦袱一照，只见腮上通红，自羡压倒桃花，却不知病由此萌"。

《红楼梦》第83回"省宫闱贾元妃染恙，闹闺阃薛宝钗吞声"中黛玉怀疑窗外老婆子骂自己，"自思一个千金小姐，只因没了爹娘，不知何人指使这老婆子来这般辱骂，那里委屈得来，因此肝肠崩裂，哭晕去了"。因病势较重，请王太医诊治。王太医诊脉后道"六脉皆弦，因平日郁结所致"。又问紫鹃"这病时常应得头晕，减饮食，多梦，每到五更，必醒个几次。即日间听见不干自己的事，也必要动气，且多疑多惧。不知者疑为性情乖诞，其实因肝阴亏损，心气耗伤，都是这个病在那里作怪。不知是否？"紫鹃点点头。

第34回描述了黛玉"阴虚火旺"的表现。黛玉因平素患有咳嗽之疾，且"步步留心，时时在意，不要多说一句话，不可多行一步路，恐被人耻笑了去"。一开始便受到心理上的压抑。诗思敏捷，常触景生情，更由于她寄人篱下的处境，使她变得非常敏感。且经常因宝玉为芥豆之事而烦恼，眼泪空流，肝气郁结，招致肝郁化火，肝火犯肺。第83回误认为窗外婆子骂自己，而"肝肠崩裂，哭晕去了"，正如王太医脉诊后处方"六脉弦迟，素由积郁。左寸无力，心气已衰。关脉独洪，肝邪偏旺。木气不能疏达，势必上侵脾土，饮食无味，甚至胜所不胜，肺金必受其殃。气不流精，凝而为痰，血随气涌，自然咳吐。理宜疏肝保肺，涵养心脾。虽有补剂，未可骤施"。黛玉并未感受外邪，为什么会生病呢？同样秦可卿作为"重孙媳中第一个得意之人"，也未外感，为何两个多月没有来月经，胁下痛胀，少寐自汗，精神倦息呢？由此，我们引出"内生五邪"。

二、何为五邪

内生五邪，指在疾病过程中，由于气血津液和脏腑等生理功能异常，产生内风、内寒、内湿、内燥、内火的病理现象。因病起于内，又与风、寒、湿、燥、火外邪所致病证的临床表现类似，应予以区别。内生五邪并非致病因素，而是由于气血津液、脏腑等生理功能异常所致内伤病的病机变化。外感六淫属于外感病的病因。

（一）风气内动

风气内动，即"内风"，是体内阳气亢逆变动而形成的一种病理状态。"内风"与肝的关系较为密切，故又称"肝风内动"或"肝风"。在疾病发展过程中，由于阳盛，或阴虚不能制阳，阳升无制而表现为眩晕、头或肢体动摇、抽搐、震颤等。

体内阳气变动有多种原因，主要有肝阳化风、热极生风、阴虚风动、血虚生风等。

1. 肝阳化风

肝阳化风，多由于情志所伤，操劳过度，年老肝肾阴亏，耗伤肝肾之阴，导致阴虚阳亢，肝阳亢逆无制而动风的病机变化。

常见临床表现：轻者可见眩晕欲仆，筋惕肉𥆧，肢麻震颤，或见口眼㖞斜、半身不遂。严重者则卒然仆倒，神志昏迷，或为闭厥，或为脱厥。

2. 热极生风

热极生风，见于热性病极期，多由于邪热炽盛，煎灼津液，伤及营血，燔灼肝经，致使筋脉失于濡养，阳热亢盛则化而为风。

常见临床表现：在高热不退基础上，出现惊厥，抽搐，鼻翼煽动，目睛上吊，神昏谵语。

3. 阴虚风动

阴虚风动，多见于热病后期或久病伤阴。多由于阴气和津液大量亏损，阴虚则阳亢，抑制能力减弱，加之筋脉失于滋润，则虚风内动。

常见临床表现：筋挛肉𥆧，手足蠕动，并见低热起伏、舌光红少苔、脉细等。

4. 血虚生风

血虚生风，多由于生血不足或失血过多，或久病耗伤营血，肝血不足，筋脉失养，或血不荣络，致虚风内动。

常见临床表现：肢体麻木不仁，筋肉跳动，甚则手足拘挛不伸。

此外，尚有血燥生风，此多由于久病伤阴耗血，或年老精亏血少，或长期营养缺乏，生血不足，或瘀血内结，新血生化障碍，致局部或全身肌肤失于濡养，经脉气血失于和调，血燥而化风。

常见临床表现：皮肤干燥或肌肤甲错，伴有皮肤瘙痒或落屑等。

内风与外风的区别、联系：内风是脏腑阴阳气血失调，体内阳气亢逆而致风动之征的病机变化，与肝的关系较为密切，为里证，临床以眩晕、头或肢体动摇、抽搐、震颤等为特征表现。外风是感受风邪而导致的外感表证，常见发热、恶风、汗出、脉浮等症状。外风侵袭机体，可引动内风；反之，内风日久不愈，正气不足，亦可招致外风侵袭人体而发病。

（二）寒从中生

寒从中生，即"内寒"，指机体阳气虚衰，温煦气化功能减退，虚寒内生，或阴寒之气弥漫的病理状态。多由于先天禀赋不足，阳气素虚；或久病伤阳；或外感寒邪，过食生冷，损伤阳气，以致阳气虚衰。

阳虚则阴盛，阴盛则内寒，而表现为阳热不足，温煦失职，虚寒内生；或血脉收缩，血行减慢等"收引"症状。常见临床表现：面色苍白，畏寒喜热，形寒肢冷，手足不温，舌质淡胖，苔白滑润，脉沉迟，或筋脉拘挛，肢节痹痛等。

阳气虚衰，不能温煦血脉，则血脉绌急收引，血流迟缓不畅，可致血液停积，形成瘀血。常见临床表现：疼痛剧烈，痛处固定，遇寒加重。阳气虚衰，气化失司，蒸化水液的功能减退，津液代谢障碍，从而导致病理产物的积聚或停滞，形成水湿、痰饮等。

临床常见内寒兼湿、夹瘀。常见临床表现：尿频清长，涕唾痰涎稀薄清冷，或泄泻，或水肿等。

内寒与外寒的区别、联系：内寒以虚为主，而兼寒象；外寒则以寒为主，或可兼虚。外寒之邪侵犯人体，必然会损伤机体阳气，而最终导致阳虚；而阳气素虚之体，则又因抗御外邪能力低下，易感寒邪而致病。

（三）湿浊内生

湿浊内生，又称"内湿"，是由于脾的运化功能（运化水谷和水湿）和输布津液的功能障碍，而引起水湿痰浊蓄积停滞的病理状态。由于内生之湿多因脾虚，故又称为"脾虚生湿"。

内湿的形成，多因素体肥胖，痰湿过盛，或过食肥甘，恣食生冷，内伤脾胃，致使脾失健运，不能为胃行其津液，津液输布障碍，聚而成湿所致。因此，脾的运化失职是湿浊内生的关键。脾主运化有赖于肾阳的温煦气化。因此，内湿不仅由脾阳虚津液不化而形成，在肾阳虚衰时，亦影响脾之运化而导致湿浊内生。反之，由于湿为阴邪，湿胜则可损伤阳气，故湿浊内困，久之必损及脾肾阳气，而致阳虚湿盛之证。另外，湿浊可以聚而为痰，留而为饮，积而成水，变生多种病患。

湿性重浊黏滞，多阻遏气机，故其临床表现常可随湿邪阻滞部位的不同而异。如湿邪留滞经脉之间，则头重如裹，肢体重着或屈伸不利。湿犯上焦，则胸闷咳嗽；湿阻中焦，则脘腹胀满、食欲不振、口腻或口甜、舌苔厚腻；湿滞下焦，则腹胀便溏、小便不利；水湿泛溢于皮肤肌腠，则发为水肿。湿浊虽可阻滞于机体上、中、下三焦的任何部位，但仍以湿阻中焦脾胃为多。

内湿与外湿的区别、联系：两者在形成方面虽然有所区别，但亦常相互影响。湿邪外袭每易伤脾，脾失健运又滋生内湿；脾虚湿盛之体，亦每易外感湿邪而发病。

（四）津伤化燥

津伤化燥，又称"内燥"，指体内津液耗伤而干燥少津的病理状态。多因久病伤津耗液，或大汗、大吐、大下，或亡血失精导致津液亏少，以及热性病过程中的热盛伤津等所致。由于津液亏少，不足以内溉脏腑，外润腠理孔窍，从而燥由内而生，临床多见干燥失润等病变。

阴津亏损、实热伤津均可导致内燥，可发生于各脏腑组织，而以肺、胃及大肠为多见，临床多见津液枯涸、阴虚内热之证。常见临床表现：肌肤干燥不泽，起皮脱屑，甚则皲裂，口燥咽干唇焦，舌上无津，甚或光红龟裂，鼻干，目涩少泪，爪甲脆折，大便燥结，小便短少等。如以肺燥为主，还兼见干咳无痰，甚则咯血；以胃燥为主，可见食少、舌光红无苔；以肠燥为主，则兼见便秘等。

内燥与外燥的区别、联系：内燥由于全身脏腑组织功能失常，津液亏少所致，可以发生在各脏腑组织，但以肺、胃、大肠多见。外燥伤人多在秋季，多易伤肺。无论内燥还是外燥，都以津液不足，脏腑组织失于滋润为特征。

（五）火热内生

火热内生，又称"内火"或"内热"，指脏腑阴阳失调，而致火热内扰的病理状态。由于阳盛有余，或阴虚阳亢，或五志化火，或气血壅滞、病邪郁结，郁而化火所致。

火与热同类，均属于阳，在病机与临床表现上基本是一致的，唯在程度上有所差别。故有"火为热之极，热为火之渐"之说。

火热内生有虚实之分，阳盛化火、邪郁化火、五志过极化火多属实火；阴虚火旺则属虚火。

1. 阳盛化火

人之阳气在正常状态下，具有养神柔筋、温煦脏腑组织的作用，中医学称之为"少火"。阳邪亢盛，必使物质的消耗增加。常见临床表现：壮热，面赤，烦躁，大汗，舌红，脉数等一派热象。同时伤阴耗津而兼见口渴、尿少、便秘等。

2. 邪郁化火

邪郁化火，包括两方面的内容：其一，外感风、寒、燥、湿等病邪，在疾病过程中，皆可郁滞而从阳化热化火，如寒郁化热、湿郁化火等。其二，体内病理产物郁积（如痰浊、瘀血、结石等）、食积、虫积等，亦能郁而化火。

3. 五志过极化火

怒、喜、思、忧、恐，简称"五志"，指由于情志刺激，影响脏腑、阴阳、气血的协调平衡，导致气机郁结或亢逆，气郁日久则可化热，因之火热内生。如情志内伤，抑郁不畅，导致肝郁气滞，气郁化火，发为"肝火"。

4. 阴虚火旺

阴虚火旺，属虚火，多由于精血亏虚、阴液大伤，阴虚阳亢，虚热虚火内生。一般而言，阴虚内热多见全身性的虚热征象。常见临床表现：五心烦热，骨蒸潮热，面部烘热，消瘦，盗汗，舌红少苔，脉细数无力等。阴虚火旺，多见集中于机体某一部位的火热征象，如虚火上炎所致的牙痛、齿衄、咽痛、颧红等。

内火与外火的区别、联系：内火的病理特点为脏腑功能失调，阳气郁滞，所致的实火或虚火，病位在里在脏腑；外感火热病邪袭表，病位在表在肺卫，伴有表证。外火可入里引发内火；内火日久损伤肺卫，亦可易于招致外感火热之邪的侵袭而发病。

第三节 饮食失宜会致病

一、《红楼梦》探饮食失宜

《红楼梦》第 11 回"庆寿辰宁府排家宴，见熙凤贾瑞起淫心"中描写贾敬寿辰，并说要请老祖宗过来散心，谁知老祖宗因为晚上看着宝兄弟他们吃桃儿，老人家又嘴馋，吃了大半个，五更天时一连起来了两次，次日早晨略觉身子倦些。并要有好吃的要几样，还要很烂的。第 41 回"栊翠庵茶品梅花雪，怡红院劫遇母蝗虫"中"刘姥姥因喝了些酒，他脾气不与黄酒相宜，且吃了许多油腻饮食，发渴多喝了几碗茶，不免通泻起来，蹲了半日方宽，及出厕来，酒被风禁，且年迈之人，蹲了半天，忽一起身，只觉得眼花头眩，辨不出路径"。第 42 回"蘅芜君兰言解疑癖，潇湘子雅谑补余香"中贾母欠安，请了王太医来诊治，王太医说："太夫人并无别症，偶感一点风凉，究竟不用吃药，不过略清淡些，暖着一点儿，就好了。"

无论是贾母嘴馋吃桃导致的五更泻，还是"脾气不与黄酒相宜"吃多油腻饮食多喝茶后泄泻的刘姥姥，均是饮食失宜所致。因此病后饮食"要很烂的""略清淡些，暖着一点儿"。清代养生家石成金说："食宜早些，不可迟晚；食宜缓些，不可粗速；食宜八九分，不可过饱；食宜淡些，不可厚味；食宜温暖，不可寒凉；食宜软烂，不可坚硬；食毕再饮茶两三口，漱口齿，令极净。"由此，我们引出"饮食失宜"。

二、饮食失宜内涵

饮食是人体赖以生存和维持生命活动的必需物质。良好的饮食习惯要定时、定量、有规律、有节制，讲究饮食卫生和合理的膳食。每人的饮食量因年龄、性别、工种、健康状况、食品种类等而异。

饮食失宜，指饮食失节、饥饱失常、饮食不洁或饮食偏嗜，损伤脾胃的运化功能，使其升降失常，导致聚湿、生痰、化热等。

饮食失宜主要包括饮食不节、饮食不洁、饮食偏嗜。

（一）饮食不节

饮食不节，指饮食不能节制，明显低于或超过本人适度的饮食量，无一定规律，以致内伤脾胃。如过饥过饱，或饥饱无常，食无定时均可影响健康，引起疾病发生。

1. 过饥

过饥，指摄食不足，如饥而不得食，或节食过度，或因脾胃功能虚弱而食少，或因七情内伤而不思饮食，或不能按时饮食等，导致气血生化乏源，久之气血得不到足够的补充而衰少。常见临床表现：面色不华、气短心悸、神疲乏力、消瘦等。另外，长期摄食过少，胃腑失于水谷充养，损伤胃气，而致胃部不适或胃脘疼痛等；如果有意过度抑制食欲，又可发展成厌食等较为顽固的心身疾病。儿童时期，如果饮食过少可致营养不良，则影响正常的生长发育。

2. 过饱

过饱，指长期过量进食，暴饮暴食，或中气虚弱而强食，加重脾胃负担或超出脾胃受纳、腐熟、运化能力，导致饮食停积，损伤脾胃。轻者表现为嗳腐吞酸，脘腹胀满疼痛，呕吐泄泻，厌食、矢气等，甚者突然气逆上壅，厥逆昏迷，口不能言，肢不能举，称为"食中"或"食厥"。婴幼儿喂养过量，易致消化不良，食积日久则可致"疳积"。对大病初愈者，若过食或食肉较多，或热病后食热量过盛的食物，可引起疾病复发，称为"食复"。经常饮食过量，还可影响气血流通，筋脉瘀滞，出现痢疾或痔疮。过食肥甘厚味，营养过剩，可致肥胖、消渴；化生内热，甚至引起痈疽疮毒。

（二）饮食不洁

饮食不洁，指进食不洁，可引起多种胃肠道疾病，出现腹痛、吐泻、痢疾等。或引起寄生虫病，如蛔虫病、蛲虫病等，常见临床表现为腹痛时作，嗜食异物，面黄肌瘦等。如进食腐败变质、有毒食物，则可出现脘腹剧烈疼痛，吐泻等中毒症状，甚者昏迷或死亡。

（三）饮食偏嗜

饮食偏嗜，指特别喜好某种性味的食物，或长期偏食某些食物而导致某些疾病的发生。如饮食偏寒、偏热，或饮食五味有所偏嗜，或饮食种类偏嗜等，久之可导致人体阴阳失调，气血失和，或导致某些营养物质缺乏而引起内伤疾病发生。

1. 寒热偏嗜

饮食寒热指食品性质的寒性或热性，也包括饮食温度的寒热。若嗜食生冷寒凉之品，损伤脾胃阳气，导致寒湿内生，发生腹痛泄泻等。若多食辛温燥热之品，肠胃积热，发生口渴、腹满胀痛、便秘或酿成痔疮等。

2. 五味偏嗜

五味，指酸、苦、甘、辛、咸。五味与五脏，各有一定的亲和性，《素问·至真要大论》曰："夫五味入胃，各归所喜，故酸先入肝，苦先入心，甘先入脾，辛先入肺，咸先入肾。"若长期偏嗜某种性味的食物，就会导致相应所入之脏气偏盛，久之亦损其他脏腑，产生疾病。因此，饮食五味应适宜，不应有偏嗜，病时注意饮食宜忌。饮食与病变相宜，能辅助治疗，促进疾病好转；反之，则疾病加重。

3. 种类偏嗜

《素问·脏气法时论》曰："五谷为养，五果为助，五畜为益，五菜为充。"若专食某种或某类食品，或厌恶或不食某类食物，或膳食中缺乏某些营养物质等，久之也可成为导致某些疾病发生的原因，如瘿瘤（碘缺乏）、佝偻（钙、磷代谢障碍）、夜盲（维生素 A 缺乏）等。若过食肥甘厚味，可聚湿生痰、化热，易致肥胖、眩晕、中风、胸痹、消渴等病变。另外，偏嗜烟酒可损伤脾胃，生湿酿热，出现脘腹胀满、胃纳减退、口苦口腻、舌苔厚腻等。

第四节 情绪失控会生病

一、《三国演义》《儒林外史》探七情内伤

《三国演义》第 51 回 "曹仁大战东吴兵，孔明一气周公瑾" 中周瑜和诸葛亮约定，若周瑜夺取南郡失败，刘备再去取，周瑜第一次夺取失利受伤，又将计就计，打败了曹兵，但是诸葛亮却乘机夺取了南郡等地，既没有违约，又夺取了地盘。"气得周瑜金疮迸裂，摔下马来"。第 55 回 "玄德智激孙夫人，孔明二气周公瑾" 中 "周郎妙计安天下，赔了夫人又折兵"。气得周瑜金疮再次迸裂。第 56 回 "曹操大宴铜雀台，孔明三气周公瑾" 中刘备向东吴借取荆襄九郡，东吴怕养虎为患，三番五次要求其归还荆州，刘备和诸葛亮就以攻取西川后，必还荆州为由，但迟迟不攻取，此举令周瑜气急败坏，遂想出了过道荆州帮助刘备攻取西川，因为欲攻取西川必须途经荆襄，可是周瑜实则是为了攻取荆州，此计却被诸葛亮识破，使得周瑜被围，周瑜气急又加之旧伤复发，不治身亡。

《儒林外史》中的《范进中举》，当范进得知自己中了举人，"把两手拍了一下，笑了一声，道：'噫！好了！我中了！'说着，往后一跤跌倒，牙关咬紧，不省人事。""他爬将起来，又拍着手大笑道：'噫！好！我中了！'笑着，不由分说，就往门外飞跑"。"走出大门不多路，一脚踹在塘里，挣起来，头发都跌散了，两手黄泥，淋淋漓漓一身的水。众人拉他不住，拍着笑着，一直走到集上去了。众人大眼望小眼，一齐道：'原来新贵人欢喜疯了。'"

诸葛亮 "三气周瑜" 的故事众人皆知，周瑜因大怒而病，"过怒伤肝"，怒则气上，肝藏血，气逆迫血妄行，故周瑜口吐鲜血，"三气" 再加上原有的 "箭疮" 方致周瑜连叫数声而亡，死前叹了口气说："既生瑜，何生亮！"范进 20 岁开始应试，经过 34 年的考举不中，又常受岳父的奚落，在贫困交加的情况下，惊闻中举的消息，喜从天降，在当时可谓 "一步登天"。"过喜伤心"，致心气涣散不收而神不守舍。为什么情志可以致病？如何致病？除了 "过怒伤肝""过喜伤心"，其他情志会引起什么病理变化呢？由此，我们引出 "七情内伤"。

二、七情与七情内伤

七情，即喜、怒、忧、思、悲、恐、惊七种正常的情志变化，是人体对客观事物的不同反映，是机体的精神状态。一般情况下不会导致疾病。如果人的情志异常强烈持久，偏激过甚，超越了人体的生理和心理适应能力，或人体正气虚弱，脏腑精气虚衰，对情志刺激的调节适应能力低下，七情就会导致疾病发生或成为疾病发生的诱因，称为"七情内伤"。

七情内伤，是因七情过激引起脏腑气机失调而导致疾病发生的常见致病因素。七情内伤致病，因其直接损伤内脏，可导致或诱发多种情志病。

三、七情与内脏气血的关系

情志活动以脏腑精气为物质基础，故情志活动与五脏精气的关系最为密切。首先，五脏精气决定五脏情志变化。《素问·阴阳应象大论》曰："人有五脏化五气，以生喜怒悲忧恐。"可见情志活动必须以五脏精气为物质基础。又说肝"在志为怒"，心"在志为喜"，脾"在志为思"，肺"在志为忧"，肾"在志为恐"。怒、喜、思、忧、恐，简称为"五志"。五脏精气的盛衰、气血运行的通畅，在情志产生过程中发挥着重要作用。若五脏精气阴阳及气血失调，则可出现情志的异常变化。如《灵枢·本神》说："肝气虚则恐，实则怒。心气虚则悲，实则笑不休。"《素问·调经论》说："血有余则怒，不足则恐。"其次，情志变化影响脏腑功能。情志变化过于强烈、持久，也可引起脏腑精气阴阳及气血运行失调。如大喜大惊伤心，大怒伤肝，过度思虑伤脾，过度恐惧伤肾等。在情志活动的产生和变化中，心、肝发挥着尤为重要的作用。

四、七情内伤的致病特点

情志活动与机体内外环境变化密切相关，因此，生活、工作环境急剧变化，人际关系不良，以及内脏精气虚衰，气血失和，均可引起七情失常，影响相应脏腑功能，导致疾病发生。七情能否致病，除与情志本身反应强度、方式、持续时间有关外，还与个体的心理素质、心理特征、生理状态具有密切关系。七情内伤的主要致病特点有三方面：

（一）直接伤及内脏

1. 损伤相应之脏

七情内伤不同于六淫之邪从口鼻或皮毛入侵机体，而是直接影响相应的脏腑，导致脏腑气血紊乱而发病。肝"在志为怒"，过怒则伤肝；心"在志为喜"，过喜则伤心；脾"在志为思"，过度思虑则伤脾；肺"在志为忧"，过度悲忧则伤肺；肾"在志为恐"，过恐则伤肾。

2. 影响心神

七情内伤中"心"起主导作用。心主神明，为五脏六腑之大主。七情内伤均可损及心神。喜乐过度，可致精神涣散，神志失常；大怒可致气血逆乱；过于恐惧，可致神气散失，神不守舍。《素问·举痛论》曰"惊则心无所依，神无所归""思则心有所存，神有所归"，明确指出惊与思亦损及心神。

3. 易伤心肝脾

临床上，七情内伤又以心、肝、脾三脏功能失调为多见。如过喜、惊吓、思虑劳神导致心神不宁，可见心悸、失眠、健忘，甚则精神失常。郁怒伤肝，肝气郁结，可见两胁胀痛、胸闷太息、咽中如有异物梗阻，妇女可致月经不调、痛经、经闭等；或癥瘕、积聚等。思虑伤脾，脾失健运，见食欲不振、脘腹胀满、大便溏泄等。若过度思虑，伤及心脾，可致心脾两虚，可同时兼见心神不宁及脾失健运的见症。

4. 易损潜病之脏腑

潜病，指病变已经存在但尚无明显临床表现的病证。七情内伤不仅易损伤心、肝、脾三脏，而且还极易损伤潜病之脏腑。如曾患胸痹、真心痛、泄泻、头痛等的患者，虽临床症状已经消失，但遇有情志刺激，最易首先出现原病证的临床症状。如遇有情志刺激，胸痹患者，易首先出现胸闷、胸痛等症状；真心痛患者，则易出现心前区疼痛，甚至两臂疼痛；泄泻患者，易首先出现腹痛、腹泻等症状；头痛者，则易先发偏头痛等症状。

（二）影响脏腑气机

《素问·举痛论》说："百病生于气也，怒则气上，喜则气缓，悲则气消，恐则气下……惊则气乱……思则气结。"

怒则气上：过怒导致肝气横逆上冲，甚则血随气逆、并走于上的病理状态。常见临床表现：头胀头痛，面红目赤，甚则呕血、昏厥猝倒等。

喜则气缓：包括缓和紧张情绪和心气涣散两个方面。正常情况下，喜能缓和精神紧张，使心情舒畅。若过度喜乐伤心，导致心气涣散不收，重者心气暴脱、神不守舍的病理状态。临床可见精神不集中，神志失常，狂乱，或见心气暴脱的大汗淋漓，气息微弱，脉微欲绝等。

思则气结：指思虑劳神过度，伤神损脾导致气机郁结。过度思虑，脾失运化，则不思饮食，腹部胀满，便溏等。古人认为"思"发于脾，而成于心，故思虑过度不但影响脾气，也会耗伤心神，而成心脾两虚。

悲则气消：悲忧过度伤肺，使肺气抑郁，意志消沉，肺气耗伤。常见临床表现：精神不振，意志消沉，胸闷气短，懒言乏力等。

恐则气下：恐惧过度伤肾，使肾气不固、气泄于下。临床可见大恐引起的二便失禁，恐惧不解则伤精，则骨酸痿厥、遗精等。

惊则气乱：突然受惊，以致心无所倚，神无所归，虑无所定，惊慌失措。

（三）影响病情变化

七情变化对病情具有两方面的影响：一是有利于疾病康复。情绪积极乐观，七情反应适当，精神保持愉悦恬淡，有利于病情的好转乃至痊愈。二是加重病情。情绪消沉、悲观失望，或七情异常波动，不能及时调和，可使病情加重或恶化。如高血压患者，若遇事恼怒，则血压迅速升高，眩晕，甚则突然昏仆、半身不遂、口眼㖞斜。心脏病患者，若情志波动可使病情加重或恶化。

第五节　过劳过逸易成疾

随着经济的发展，越来越多的公司施行"996"工作制，网上有大量"996"工作者控诉"我才 20 出头，就已经秃了""头发在减少，体重在增加，健康越来越远"等。每天工作 12 小时，每周工作 72 小时，远远超过了人体所能承受的负荷，而过劳所导致的严重后果，在人们的身边，也并不少见。2016 年央视新闻做过一次盘点：2015 年 3 月，深圳 36 岁的 IT 男张某，被发现猝死在酒店马桶上，凌晨 1 点，他还发了最后一封工作邮件。据悉，为赶项目，他常常加班到早上五六点，又接着上班。去世前一天，他跟妈妈说"太累了"。2015 年 7 月，江苏省某演艺集团员工王某，被单位同事发现死在了宿舍，后公安机关认定为心源性猝死。王某去世前最后一次演出工作时间长达十余小时。

长时间的过度劳累会导致内脏功能损伤，耗伤气血，严重损害人体健康，导致疾病的发生，甚至发生猝死。

一、何为劳逸

劳逸是中医学中重要的致病因素之一，多归于"内伤病"范畴。对劳逸致病的研究始于《黄帝内经》。《黄帝内经》中说："久视伤血，久卧伤气，久坐伤肉，久立伤骨，久行伤筋，是谓五劳所伤。"劳逸，包括过度劳累和过度安逸两个方面。正常的劳动和体力锻炼，有助于气血流通，增强体质。必要的休息，可以消除疲劳，恢复体力和脑力，不会使人致病。只有比较长时间的过度劳累，包括体力劳动、脑力劳动及房劳过度，或过度安逸，完全不劳动、不运动，劳逸才能成为致病因素而使人发病。

（一）过劳

过劳是指过度劳累，具体可包括劳力过度、劳神过度、房劳过度三个方面。

1. 劳力过度

劳力过度主要指较长时期的不适当的活动和超过体力所能负担的过度劳力。劳力过度可以损伤内脏功能，致使脏气虚少，可出现少气无力、四肢困倦、懒于语言、精神疲惫、形体消瘦等，即所谓"劳则气耗"。

2. 劳神过度

劳神过度指思虑劳神过度。劳神过度可耗伤心血，损伤脾气，出现心悸、健忘、失眠、多梦及纳呆、腹胀、便溏等症，甚则耗气伤血，使脏腑功能减弱，正气亏虚，乃至积劳成疾。

3. 房劳过度

房劳过度是指性生活不节，房事过度。正常的性生活，一般不损伤身体，但房劳过度会耗伤肾精，可致腰膝酸软、眩晕耳鸣、精神萎靡，或男子遗精滑泄、性功能减退，甚或阳痿。

（二）过逸

过逸是指过度安逸，不参加劳动，又不运动。人体每天需要适当的活动，气血才能流畅，若长期不劳动，又不从事体育锻炼，易使人体气血不畅，脾胃功能减弱，可出现食少乏力，精神不振，肢体软弱，或发胖臃肿，动则心悸，气喘，汗出等症，或继发他病。

二、何为"五劳"

古人常说，"积劳成疾""五劳最易伤身"。所谓五劳，乃是人们平日里最为常见的五种不良的生活习惯，即"久视、久卧、久坐、久立、久行"，它们会对人体的五脏带来伤害，从而发生劳损性疾病。

1. 久视

久视，则伤害心所主管的人体的血脉；所谓"目受血则能视"，长时间地使用眼睛，看书、写字、看屏幕等，不仅会使双眼感到疲劳、视力下降，还常常导致人体内血的损耗，以致出现头晕、眼花、心慌心悸等症状。长此以往地耗用心血，容易发生"心劳"的危险，易忘事，什么事都提不起精神，感觉不到生活中的快乐，大便还易黏腻，嘴唇和舌头容易长疮，久久不能恢复；渐渐心劳波及肾，肾水干枯而不能滋养人的耳朵，耳朵则出现耳鸣、不能远听的状况，直至头发干枯。

2. 久卧

久卧，则伤害肺所主管的人体的正气；老是躺着不运动，气容易运行不畅，肺气受伤，易出现精神不振、身倦无力等症状，还容易感冒，或染上其他疾病。长期耗伤肺气，则有"肺劳"危险，变得如同林黛玉一般，身体逐渐消瘦，面无血色，而出现咳嗽、胸闷、背痛，甚至咳血等症状。

3. 久坐

久坐，则伤害脾所主管的人体的肌肉；所谓"脾主肌肉"，伤肉即是伤脾。久坐，则脾胃的消化、运转气血的能力下降，这样的人有一个最大的特点：懒得说话！他们总是一副有气无力的样子，总觉得站着不如坐着，坐着不如躺着。他们还常常吃饭没胃口，容易拉肚子。长期这样下去，则易出现"脾劳"的症状，手脚发凉，骨节酸痛，呕吐腹泻等。

4. 久立

久立，则伤害肾所主管的人体的骨骼；当人老是站着的时候，容易伤到腰、腿这些人体承重部位的骨头，从而耗散人体的肾精，甚至出现"肾劳"的症状，如腰酸腰痛，特别是早晨起来的时候，很难从床上坐起身来；阴部因潮湿而发痒；小便发黄，甚至出现尿血的症状；男人阴茎内部出现疼痛感，前列腺易肥大，女人腿脚和腹部一旦受寒，小腹容易出现坠胀而疼痛的感觉。一旦出现了上述症状，平日里一定要多加注意，站立要与坐、走等轮流交替进行，并锻炼筋骨肌肉，以强健身体。

5. 久行

久行，则伤害肝所主管的人体的筋脉。人在行走的时候，筋是发力、伸缩的关键点，而在五脏之中，肝主筋，筋的运动消耗的是肝的精气，所以一旦行走太过，则不仅伤筋，还易伤肝气。

三、预防调养

1. "久视"调养

"久视伤血"者关键是不可"久视"，可通过运睛远眺，运睛即眼珠运转，增强眼珠的营养和灵敏性，缓解眼疲劳，纠正近视和远视。具体做法：早晨醒后，先闭目，眼球从右向左，从左向右，各旋转 10 次；然后睁目坐定，用眼睛依次看左右、左上角、右上角、左下角、右下角，反复四五次。晚上睡觉前，先睁目运睛，后闭目运睛各 10 次左右。远眺即眺望远方，可调节眼球功能，避免眼球变形而导致视力减退。

一旦用眼伤到了心血，出现了视物模糊、眼睛干涩等情况，此时宜稍稍闭上眼睛大约 5 分钟的时间，给身体里气血的重新化生提供一点时间，以重新"灌溉"疲劳的眼睛。平时宜吃一些调养心血的食物，如大枣、桂圆、莲子、枸杞子、桑椹、黑木耳等。

2. "久卧"调养

"久卧伤气"者，可通过正确的睡眠时间及方法进行调理。要睡子午觉：子时，即 23：00～1：00，是一天当中自然界阴气最盛的时候，如果此时顺应天时好好睡觉，则可以补养体内阴气。建议 23：00 之前睡觉休息。午时，即 11：00～13：00，是一天当中自然界阳气最盛的时候，如果此时顺应天时午休大约 20 分钟，则可以补养体内阳气。要顺应四时，即春夏宜晚卧早起，秋季要早睡早起，冬天则早卧晚起。

3. "久坐"调养

"久坐伤肉"者，可通过食疗，补充脾胃动力：如在汤菜中加一些山药、薏米、党参、砂仁、茯苓等辅助性食材，饮食宜清淡，以助脾胃的消化与吸收。散步，以疏散气血：坐着工作的时候，或者坐得久了，需每隔50分钟，于室内或走廊缓步走5～10分钟，使筋骨活动，络脉通畅。饭后同样宜行走15～30分钟，走时宜闲散而缓慢，这样气血易输送到脾，且可帮助肠胃缓慢蠕动与散热，从而促进食物的消化与吸收。每天行走一万步，可以达到每天所需的运动量，有利于气血的通畅。注意：凡行走的时候，最好少与人说话；一旦说话，一定要停下脚步，否则易让人气散于外。

4. "久立"调养

"久立伤骨"，久立工作者可采取手搭在墙上，一腿弯曲后向前踢伸，反复多次，另一条腿可如法轮换进行。手搭在墙上，两腿交替做前后大幅度摆动动作。手扶柜台或桌沿，做下蹲动作。一脚放桌上，身体向前弯曲，努力使身体与大腿紧贴，做压腿运动。两脚开立，与肩同宽，上半身向下弯曲，在保持两脚绷直的状态下，手指努力触及地面，做身体前屈动作。两脚开立，与肩同宽，两臂平举带动腰部向左右转动。"肾劳"的人，平时宜服五加皮汤、来苏汤等，宜在医生的指导下服用。

5. "久行"调养

"久行伤筋"者，平时锻炼或训练时都要量力而行，适可而止。运动之前，做好热身运动、准备活动，注意放松全身，调匀呼吸。行走宜适度：当人在适当行走或散步的时候，可以使全身肌肉关节放松，有利于人体气血循环，提高机体的免疫能力。走时一旦有筋酸的感觉，则说明肝的精气已经供不应求了，此时宜坐下来休息一会儿，或从上到下，拍打放松大腿和小腿的肌肉，促进局部的气血循环。注意：养肝调肝宜在平时进行。一旦肝的力量使用过度，出现了面黑眼干、口苦、精神不能内守、指甲干枯、眼睛变盲等"肝劳"的症状，那么治疗调理起来就非常困难了。

第二讲
何为"治未病"

第一节　什么是"治未病"

一、《扁鹊见蔡桓公》探"治未病"

　　《扁鹊见蔡桓公》是战国时期思想家韩非创作的一篇散文，讲述了蔡桓公讳疾忌医，最后病入骨髓、体痛致死的寓言故事。扁鹊是春秋战国时期名医，经常出入宫廷，为君王治病。蔡桓公最初"疾在腠理"，并嘲笑扁鹊"医之好治不病以为功"到"病在肌肤""病在肠胃""在骨髓"，最后体痛而死。扁鹊曰："疾在腠理，汤熨之所及也；在肌肤，针石之所及也；在肠胃，火齐之所及也；在骨髓，司命之所属，无奈何也。今在骨髓，臣是以无请也"。意思是说，病在人体肌肤之间的空隙和肌肉、皮肤纹理时，汤药外洗、火热敷灸容易治愈；病在肌肉，针刺可以攻克；病在肠胃，服中药汤药具有疗效；病在骨髓，则无能为力。从中医"治未病"的角度看这则故事，其实体现了"已病早治，防其传变"的要义。正如《医学源流论》中说："病之始生浅，则易治；久而深入，则难治""故凡人少有不适，必当即时调治，断不可忽为小病，以致渐深；更不可勉强支持，使病更增，以贻无穷之害"。而蔡桓公嘲笑扁鹊"医之好治不病以为功"中"治不病"亦体现中医治"未病"中"防病于先、防微杜渐、欲病救萌"的要义。那么，什么是"未病"？什么是"治未病"？"未病"是否等于"没病""健康"或"亚健康"？既然"未病"是否就不用重视？为什么"未病"还用"治"呢？我们由《扁鹊见蔡桓公》这则故事引出"治未病"。

二、"未病"就是"健康"或"亚健康"吗

要明确"未病"的概念首先应明确"健康""亚健康""疾病"的概念。

健康：单纯生物医学模式的健康观将"健康"定义为人的生命活动中没有疾病时的状态。随着医学发展，1989年WHO对健康进行了定义，即健康不仅是没有疾病，而且包括躯体健康、心理健康、社会适应良好和道德健康。国医大师、中国工程院院士王琦教授在对中西医健康概念考察的基础上，重视生命过程性、个体差异性等内容，提出健康新概念，即健康是指人的不同个体在生命过程中与其所处环境的身心和谐状态，及其表现出的对自然及社会环境良好的适应调节能力。

亚健康：就是既不健康又没有疾病的状态。它是介于健康与疾病状态之间的一种中间状态，是一种动态过程，又是一个独立的阶段。在多数情况下，健康、亚健康、疾病是一个不间断的连续过程，亚健康居中，其上游部分过程与健康重叠，其下游部分又与疾病相重叠，在重叠部分可能与健康或疾病状态模糊而难以区分。《亚健康中医临床指南》中对亚健康进行定义：亚健康是指人体处于健康和疾病之间的一种状态。处于亚健康状态者，不能达到健康的标准，表现为一定时间内的活力降低、功能和适应能力减退的症状，但不符合现代医学有关疾病的临床或亚临床诊断标准。

疾病：体内遗传系统存在疾病基因或环境刺激因素等作用下引发或诱发人体正常形态和功能发生偏离，引发代谢、功能、结构、空间、大小的变化，表现为症状、体征和行为的异常。广义的疾病是与健康相对而言，只要不属于健康范畴，即可认为"疾病"。狭义的疾病针对国际疾病分类标准编码而言，需具备一定的诊断标准和具体病名。

现代医学认为生命曲线为"健康—亚健康—疾病"，中医学认为生命曲线为"无病—欲病—已病"，两者以不同方式表达了相同的健康与生命过程。

未病：根据中医历代医著的论述，结合现代关于健康、亚健康和疾病的概念，中医学所指"未病"包含无病、病而未发、病而未传三种状态。"未病"为"无病"，即机体尚未产生病理信息的健康人，没有任何疾病的健康状态。"未病"为"病而未发"，即健康到疾病发生的中间状态。此时机体内已有潜在的病理信息，但尚未有任何临床表现的状态，病理信息仍处于"潜伏"时期，还没有达到"显化"程度。"未病"为"病而未传"，即已出现病理状态，尚未进一步迁延、发展，即在变化转归上既未有脏腑经络间的相传，也未出现变证，对于将要被累及的脏腑来说，尚属"未病"。

三、中医"治未病"的内涵

（一）"治"的含义

要了解"治未病"的内涵首先要明确"治"的含义。《淮南子·说山训》云："良医者，常治无病之病，故无病。圣人者，常治无患之患，故无患也。"所谓"治"，不单纯指医疗，还含有管理、治理、研究等含义，可引申为防止；其实涵盖了"养、调、防、治"，也就是采用的不同干预、治理方法。"养"即养生，主要是养正气，保持正常的生长发育、功能状态。"调"即调理，主要是调和阴阳、调畅情志、调整体质，以及调节不合理的生活、饮食、作息方式，使机体与自然界、社会达到一个和谐的状态。"防"即有目的地提前干预，防止疾病的发生和传变，"防"为"治未病"的核心。"治"即将机体的失衡予以纠偏，达到新的平衡状态，在疾病的治疗上，提倡早治疗，防进展。

（二）"治未病"的含义

"治未病"的概念首见于《黄帝内经》，如《素问·四气调神大论》曰："是故圣人不治已病治未病，不治已乱治未乱。"《素问·刺热篇》曰："病虽未发，见赤色者刺之，名曰治未病。"《灵枢·逆顺》曰："上工治未病，不治已病，此之谓也。"又如《金匮要略·脏腑经络先后病脉证》曰："夫治未病者，见肝之病，知肝传脾，当先实脾。"唐代名医孙思邈又发展为"上工治未病，中工治欲病，下工治已病"。

"治未病"指遵循道法自然、平衡阴阳、增强正气、规避邪气、早期诊治、防病传变的基本原则。采取无病先防、欲病早治、已病防变、病后防复的措施，从而防止疾病的发生与进展。

治未病是中医学预防保健思想的高度概括，在疾病的预防和诊治上具有重要意义。从治病到治未病，一字之差，却蕴含着深刻的变革。治病与治未病均针对机体内环境的阴阳失调及机体与外环境之间阴阳失调的状态，以期使之趋于阴阳协调平衡的健康状态。治病针对的是已经明确的病证，注重解决当前的疾病状态；而治未病注重解决疾病的萌芽与趋势，是中医学预防保健思想的高度概括和独到之处。

第二节　"未病"为何还要"治"

一、从"三伏贴"探"未病"为何要"治"

三伏贴是将"冬病夏治"的中医"治未病"理论与"天灸"相结合，在夏季三伏天施行穴位贴敷用以预防和治疗虚寒性病证的一种中医外治法。天灸又称冷灸、发疱灸，是一种无须艾火的灸法，于人体相应的穴位敷贴某些对皮肤有刺激性的药饼，致使穴位局部皮肤泛红、发疱甚至化脓，激发人体免疫调节机制，以防治疾病的一种传统疗法。"冬病夏治"是中医学防治疾病的特色疗法，是根据"春夏养阳"的原则，结合夏季气温高，人体阳气充盛，体表经络气血旺盛的有利契机，通过适当地结合三伏贴疗法来调整人体的阴阳平衡，从而达到防治疾病的目的。哮喘、慢性支气管炎、过敏性鼻炎等病，多因正气虚弱，感受风寒而诱发，且好发于冬季，故称"冬病"；在人体腠理疏松开泄、荣卫通达、便于药物吸收的夏季进行扶正培本的治疗，以鼓舞正气，增加机体抗病能力，从而达到防治疾病的目的。那么，夏季时尚处于"未病"，为何还要"治"呢？

第一节已经讲了"未病""治""治未病"的含义。中医学所指"未病"包含无病、病而未发、病而未传三种状态。"治"，不单纯指医疗，还含有管理、治理、研究等含义，可引申为防止；其实涵盖了"养、调、防、治"，也就是采用的不同干预、治理方法。"治未病"指遵循道法自然、平衡阴阳、增强正气、规避邪气、早期诊治、防病传变的基本原则。采取无病先防、欲病早治、已病防变、病后防复的措施，从而防止疾病的发生与进展。这就不难理解"未病"要"治"。

二、如何"治未病"

（一）平素养生，防病于先

养生，即摄生，通过精神调摄、饮食调养、起居调摄、运动锻炼、穴位保健等多种方法，增强人体对疾病的防御能力，防止疾病的发生，保持身心健康，从而达到延年益寿的目的。无病先防是"治未病"的第一要义。

（二）防微杜渐，欲病救萌

见微知著，救其萌芽。即疾病尚未发生，却已经出现某些先兆，或疾病已经处于萌芽状态时，早发现、早诊断、早干预、防微杜渐，及时将疾病控制在欲发状态。临床上如哮喘，当出现先兆症状，或在缓解期，预先采取措施，可阻止其发作。哮喘、慢性支气管炎、过敏性鼻炎等易产生、复发或加重的疾病，在夏季进行"三伏贴"治疗，可预防冬季发病。中风之类病证，多有头晕、肢麻、手颤等先兆症状，若采取果断措施，可避免发病。欲病早治是"治未病"的第二要义。

（三）已病早治，防其传变

已病早治，即在疾病发生初期，应及时治疗，防止疾病传变，从而阻止其蔓延、恶化。首先，疾病初期，一般病位较浅，病情较轻，正气受损不重，早期治疗易解决问题。

《医学源流论》中说："病之始生浅，则易治；久而深入，则难治""故凡人少有不适，必当即时调治，断不可忽为小病，以致渐深；更不可勉强支持，使病更增，以贻无穷之害"。疾病早期即被"治愈"，就不会进一步发展、恶化。否则，等到病邪强盛，病情深重时再去治疗，就比较困难。《扁鹊见蔡桓公》的故事中，若蔡桓公"疾在腠理""病在肌肤""病在肠胃"时治疗，就不会致"在骨髓"，最后，体痛而死。其次，早治防传，提前安抚可能被殃及但尚未发病的脏腑。最后，慎治防变，指医者治病用药宜审慎，以防出现变证。"已病防变"是"治未病"的第三要义。

（四）病后调摄，防其复发

疾病初愈，或处于疾病尚未发作的间歇期，此时症状虽然消失，但邪气未尽，正气未复，气血未定，阴阳未平，仍应做好注意起居和饮食、勿劳累、适当运动的善后调治，巩固疗效，防止原有疾病复发或继发他病。病后防复是"治未病"的重要内容。

从根本意义上讲，人类医学应是关于"健康"的学问，而不是关于"疾病"的学问。治疗"已病"是疾病发生后不得已的应对措施，是"消极医学"。"治未病"是防患于未然，是积极主动的。预防为主，防重于治，是中、西医的共识。现代预防医学主要针对疾病在人群中的发生、发展规律，探索和分析环境中主要致病因素对人群健康的影响，并通过公共卫生措施达到促进健康和预防疾病的目的。中医"治未病"思想主张通过饮食、运动、精神调摄等个人养生保健方法和手段维系人体的阴阳平和，提高机体内的防病抗病能力。

第三节　治未病的重要性与时代意义

"治未病"体现中医学自身原创的先进和崇高的医学思想，当代开展中医治未病学理论研究和社会实践，在医学模式转变和中医药自身发展、为国民健康保驾护航、降低医疗费用、中医学术思想的传承与创新、中西医学对话与交流等方面具有重要的意义。

一、医学模式转变和中医药自身发展的需要

WHO 指出："21 世纪的医学，不应继续以疾病为主要研究对象，而应以人类健康作为医学研究的主要方向。"当今医学发展的趋势特征是生命与健康规律的认识趋向整体，疾病的控制策略趋向系统，正走向"4P"医学模式。"4P"医学模式即预防性（preventive）、预测性（predictive）、个体化（personalized）和参与性（participatory）。中医"治未病"策略应全球卫生医学模式的转变，对某些疾病的高危人群起到预测、预警作用，通过调节体质而预防相关疾病，起到预测性、预防性作用。中医"治未病"基于以人为本、因人制宜的

思想，强调个体化辨证施治，充分体现个体化。中医"治未病"在"未病"不同状态辨识过程中重视服务对象的主观感受和对治疗手段的反应，将其应用于公共卫生服务，可推动群体的积极参与。中医"治未病"昭示了当代预防保健的正确方向，当今社会开展"治未病"工作，是落实国家"人口与健康"战略，使疾病防治重心前移的重要举措。

中医"治未病"是继承发扬中医药学术思想，拓展服务领域的重要手段。对中医药自身发展来说，既是继承中医药学术、彰显中医药特色的重要体现，也是拓展中医药服务领域的重要途径，更是弘扬和传播中医药文化的重要载体。"治未病"历经两千多年的实践与探索，构建起了以"养生保健、延年益寿"为核心的理论体系，形成了如针灸、推拿、刮痧、中药熏洗、体疗、食疗等简便易行、疗效迅速、方法灵活的丰富多样的诊疗技术及干预手段。随着人们"绿色健康"意识的提高，如果能够有效发挥中医"治未病"思想在常见病、多发病中的预防作用，那么中医药的服务范围将会进一步扩大。因此，提倡"治未病"，既是保障我国医疗卫生工作从"以疾病为主导走向以健康为主导"的重大战略举措，也是彰显中医药特色优势，以及推动中医药学术发展，构建和谐社会的需要。

二、为国民健康保驾护航

《"健康中国2030"规划纲要》中明确指出"实施中医临床优势培育工程，强化中医药防治优势病种研究，加强中西医结合，提高重大疑难病、危急重症临床疗效。大力发展中医非药物疗法，使其在常见病、多发病和慢性病防治中发挥独特作用，发展中医特色康复服务，健全覆盖城乡的中医医疗保健服务体系"；并明确提出"发展中医养生保健治未病服务""实施中医治未病健康工程，将中医药优势与健康管理结合，探索融健康文化、健康管理、健康保险为一体的中医健康保障模式。鼓励社会力量举办规范的中医养生保健机构，加快养生保健服务发展"。具有中医特色优势的"治未病"预防保健体系的构建，能够充分发挥我国传统中医药所提供的理论基础和技术支撑，在疾病未生、未发、未传、未复之时，通过多种简便的个性化保障手段，阻止疾病的发生、发展、传变和复发，作为临床医疗体系的重要补充，能够更好地满足我国人民群众的健康需求。

三、降低医疗费用

目前，医疗资源地域分布仍不均衡，利用效率不高，尤其农村普遍缺医少药，用于疾病预防的经费过少，"看病难、看病贵"仍是当今社会的热点问题。医药费用也日益成为国民经济的沉重负担。随着我国老龄化社会的到来和慢性非传染性疾病在疾病谱中比重加大等因素的影响，我国将面临更大的压力和更加严峻的挑战。中医"治未病"以其"简、便、廉、验"的优势和特点，通过继承与发扬中医"治未病"的理念，运用疗效可靠、不良反应小的中药、针灸、推拿等手段与方法，能够减少高血压、冠心病、糖尿病等疾病的发病率，不仅能为群众减轻病痛，也能节省更多的医疗费用。建设以中医"治未病"为核心理念的中医预防保健服务体系，形成普及"治未病"理念、培养积极生活方式的长效机制，提高和维护人民群众健康水平，才是从根本上减少医疗费用的有效手段。

四、有利于中医学术思想的传承与创新

中医"治未病"思想是在中国古代朴素唯物主义和辩证法影响下形成的中医学独特的思维方法，这种思想以天人合一、形神一体的中医整体观念为指导，注重人与自然、社会和谐的健康模式，体现的是"以人为本"的科学发展观和崇尚自然的"绿色健康"理念，是一种以辨证论治为主的个体化诊疗模式。中医治未病包含的"平素养生，防病于先，防微杜渐，欲病救萌，已病早治，防其传变，病后调摄、防其复发"的理念贯穿在疾病发生发展的各个环节，体现了当今社会发展的客观需要和医学模式转变的必然要求，是对中医学理论的传承与创新。

五、有助于中西医学对话与交流

中西医学思维方式不同，常常成为西方人理解中医的障碍。随着时代的发展，当前医学模式已由生物医学模式转变为"生物-心理-社会"的新医学模式，实质上就是把影响人的健康的诸要素均纳入其范畴，全方位、多视角、立体化地进行医学研究，这与中医"治未病"所关注的人的生、老、病、死全过程的整体观互联互通，"治未病"的思想理念将成为中西医学对话的平台。在"预防学"的层面，中医"治未病"不仅有更深刻的内容，而且有系统的解决方法，有利于中西医学互相借鉴，取长补短，用两种医学优势为健康保驾护航。

第四节　中医治未病的基本原则

在中国古代历史上有很多中医治病的传奇故事，关于治未病方面，最为有名的就是扁鹊三兄弟的故事，春秋战国时期，有位神医被尊为"医祖"，他就是"扁鹊"。一次，魏文王问扁鹊说："你们家兄弟三人，都精于医术，到底哪一位最好呢？"扁鹊答："长兄最好，中兄次之，我最差。"文王又问："那么为什么你最出名呢？"扁鹊答："长兄治病，是治病于病情发作之前，由于一般人不知道他事先能铲除病因，所以他的名气无法传出去；中兄治病，是治病于病情初起时，一般人以为他只能治轻微的小病，所以他的名气只及本乡里；而我是治病于病情严重之时，一般人都看到我在经脉上穿针管放血，在皮肤上敷药等大手术，所以以为我的医术高明，名气因此响遍全国。"

从这个故事能看出，良医治未病，人们的病还没有表现出来他就已经诊断出来，并且为人家医治好了。《素问·四气调神大论》曰："是故圣人不治已病治未病，不治已乱治未乱，此之谓也。夫病已成而后药之，乱已成而后治之，譬犹渴而穿井，斗而铸锥，不亦晚乎！"随着社会的发展，人们的生活节奏在加快，生活压力在加大，过度劳累，很多人的身体出现了透支的情况，有的是严重透支，甚至有的猝死、英年早逝，更多的是出现了亚健康的情况。所以日常生活中，大家一定要注意自身健康的调理，防病于未患！知道中医治未病的重要性，我们要了解其思想原则及基本原则。

一、思想原则

（一）道法自然，平衡阴阳

中医"治未病"的根本目的就在于维护阴阳平衡，守之则健，失此即病。中医学非常重视天人相应，适应四时，顺乎自然的养生保健原则。讲究人的生活起居在四时季节中必须顺应春生、夏长、秋收、冬藏的自然规律，人体的生理活动才能保持正常。要"以自然之道，养自然之身"。《黄帝内经》还提出了"春夏养阳，秋冬养阴"的论点，提倡在春夏阳气旺的季节，摄养阳气；在秋冬阴气盛的季节，保育阴气来适应养生防病之道。"春夏养阳，秋冬养阴"这一精辟的论述今天仍有效地指导着人们的养生保健与疾病治疗。比如临床上对脾肾阳虚、夏缓冬剧的慢性咳喘患者，在春夏季节，适当采用温补脾肾之法治疗，往往能够收到更好的效果。这种"冬病夏治"的方法便是对"春夏养阳"原则的具体运用。再有，按照中医的说法，冬天属于"闭藏"的季节，肾主封藏，也就是说冬天是养肾的时节。冬天通过进补，可以使肾"精"更为充盈，从而使得明年身体更好，更少得病。

（二）精神内守，病安从来

由精神因素引起的身心疾病是当代社会的多发病。中医学的养生观脱胎于道、儒等诸子百家养性的思想。因此中医学历来重视心理保健在养生"治未病"中的作用。平素心情舒畅，精神愉快，有利于气血流通，阴阳和调，身体健康。因此，中医养生"治未病"强调养心守神，不论导引、太极拳，其关键在于收心、守神而能入静，进入一种"宠辱皆忘"的恬淡境界。中医治未病的根本应从"守神"做起。只要做到心情愉快、乐观豁达，气血自然和调，大有益于健康。现代医学认为，某些疾病，如高血压、溃疡病及月经不调可能与情绪不良有直接的关系。而中医学认为喜、怒、忧、思、悲、恐、惊七情活动与五脏有密切联系，因此指出"人有五脏化五气，以生喜怒悲忧恐"。情志活动失常，可以影响五脏功能，导致气机紊乱而发生病变。

（三）饮食调理，以资气血

这是"治未病"的上策。人体的营养物质都来源于饮食五味，而饮食不节又易损伤脏腑。所以，一方面饮食以适量为宜，不可饥饱不均；另一方面也要合理地调节饮食品种，使人体能获取所需的各种营养成分，不可饮食偏嗜。因为五味与五脏各有其一定的亲和性，各有其气味所偏，长期饮食偏嗜，就会导致体内阴阳失调或营养成分的失衡，因此容易发生疾病。即使因身体需要而多食某些饮食，也要适可而止，不可过量或过久地偏食，否则会影响健康。食物、药物均有四性五味，可以致病，也可以治病，如偏阳虚体质的人可以多吃辛味的食品以助阳气的生发，偏阴虚体质的人则可以多吃酸甘之品以养阴。医术高明的医生能用食物治愈疾病，解人忧愁，所以调摄饮食是防病祛病、延年益寿的上策，是最高水平的"治未病"之术。每个人的饮食应按其不同体质而有所取舍，不要片面追求一饱口福。

（四）强身健体，动静相宜

平时经常进行体育锻炼，可以促使血脉流通，气机调畅，从而增强体质，预防疾病的发生。动，包括适当的运动、脑力和体力劳动、社交活动等。在《黄帝内经》中有"和于术数""不妄作劳"两个原则。首先，应该适当地选择和运用锻炼身体的方法，诸如《黄帝内经》所列举的导引、吐纳等形式。导引的出现，为古人健身防病做出了积极的贡献。相传"尧"的时代，人们就知道跳舞能够增强体质。《吕氏春秋》曾提到远古居民由于居住环境缘故而易感寒湿之邪者，应"作为舞以宣导之"。后来，有些舞蹈逐渐发展成为具有良好健身作用的导引疗法。所谓作劳，即劳作，包括劳力、劳心、房劳等方面，"不妄作劳"是提醒人的劳作不要违背常规，应考虑季节、时间、年龄、体力及有无疾病影响等诸多因素，做到量力而行并注意调节，不可长时间从事某一种形式的劳作，以防止"久视伤血，久卧伤气，久坐伤肉，久立伤骨，久行伤筋"，从而影响健康。同时要做到劳逸结合，使活动有益于身心。

（五）增强正气，规避邪气

因为疾病的发生涉及正气和邪气两方面的因素，正气不足是疾病发生的内在基础，邪气侵犯是疾病发生的重要条件，所以预防疾病的发生也必须从这两方面着手：一是培养正气，提高机体的抗邪能力；二是采取多种措施防止病邪的侵袭。首先是增强正气。中医认为，生命的体现是"气"即元气，是构成机体、维持生命活动的最基本物质，是生命的原动力，具有抵御、驱除邪气，防止疾病发生，促进恢复健康的功能。所以，要想防止疾病发生，必须增强正气。培养正气，一方面要重视精神调养；另一方面还可以用药物及人工免疫等方法，增强体质，提高抗邪能力，预防疾病的发生。其次要规避邪气，《黄帝内经》提出："邪气发病。"因此，要想防止疾病发生就必须"避其毒气"。措施就是顺四时避六淫。六淫、疠气各有主时，春风、夏热（暑）、长夏湿、秋燥、冬寒。所谓"虚邪贼风，避之有时"。此外，还要注意饮食清洁，防止病从口入；药物预防，驱除邪气，提高免疫机能；爱护生态环境，保护生态平衡；维持环境卫生，防止污染等。通过采取以上内养和外防两方面的措施，我们就可以做到预防疾病的发生。

（六）早期诊治，防病传变

疾病发生后，各有自己的传变规律，应该根据其规律采取阻截措施。《黄帝内经》指出，外邪侵犯机体具有由表入里、由浅入深的发展趋势，因而主张治浅治轻。另外，内伤杂病也有自己的传变规律，或以气血津液为序，或以阴阳互根互制为次，或以五行生克为第等，最终都是体现局部与整体的彼此影响。在临床诊治疾病时，只是对已发生病变的部位进行治疗是远远不够的，还必须掌握疾病发展传变的规律，能够准确预测病邪传变趋向，对可能被影响的部位采取预防措施，以阻止疾病传至该处，终止其发展、传变。

二、基本原则

（一）未病先防

在中医"治未病"的基本原则中，未病先防为首要原则，同时也是中医学预防理论中的一个重要原则，该原则的内容主要以内养外防，即经各种内养措施的实施，对人体气血进行调养，安神定志和健康形体，以此固摄精气，通过内养正气，使正气保持旺盛，进一步使机体处于健康状态，即阴平阳秘和精神乃治。同时采取御邪调中的措施，比如避风寒、畅情志、慎起居及调饮食等，确保其长时间保持在健康状态中。

（二）欲病先防

在中医"治未病"的基础原则中，欲病先防是一个非常重要的原则，所谓欲病先防是指根据伏邪发病基本规律，结合机体微显的体征及症状表现，辨明机体的实际情况，基于此采取以养生调摄为主的治疗方法，将机体可能患上的疾病消除于开始阶段和诱发阶段。通过及时且合理的调护，使机体阴阳失衡状态得以快速恢复，以确保机体阴阳处于平衡的状态，保证气机顺畅，推动身心健康。

（三）既病防变

在中医对疾病进行的治疗中，既病防变为基本宗旨，即当机体患病后，尤其患病早期，根据疾病的发展规律、进展情况及可能出现的一系列病证，采取有效且合理的措施来予以治疗，且全面系统地进行调摄，经科学防治，有效控制和治疗疾病的发展及转变，使机体正气能够尽快恢复，消除疾病，使机体恢复至健康状态。人体作为一个有机整体，其中心为五脏，若某一脏腑或者某一部分发生改变，均有可能使人体阴阳失衡和失调，造成气血津液发生改变，对此，在治疗疾病期间必须要确保阴阳平衡，且生克制化必须要有节，严格按照气血津液互化基本规律来进行疾病的预防和治疗。

（四）愈后防复

所谓愈后防复指的是机体于病后初愈的时候，其正气处于较虚弱的状况下，采取相应的调养方法及治疗来补养正气，将没有清除干净的余邪及时地除去，以此使机体气血精神及脏腑功能尽快恢复，以便于机体尽早恢复到健康的状态，避免原病复发或者出现其他病变。愈后防复是机体在病后初愈时所实施的"未病先防"，同时也是避免机体病情反复发作和恶化所实施的"未病防变"。在中医预防思想中愈后防复作为一个重要的构成部分，对于愈后护理及康复有着非常重要的指导作用，为中医"治未病"的一个重要内容。

第三讲
"亚健康"与"未病"

第一节　什么是亚健康

　　城市的生活节奏越来越快，生活压力、工作压力、学业压力等向年轻人扑面而来，随着这些因素的出现我们听到了一个词"亚健康"。什么是亚健康？讲一个病例，小武最近总是感觉眼睛干涩、胀痛、视物模糊，特别是他在高强度的工作之余还在被窝里追了一部热播剧，不适感愈发强烈了。惴惴不安的他来到医院完善眼科各项检查，并未发现器质性病变，随后被医生告知，眼睛正处于亚健康状态。医生介绍说，由于不良用眼习惯，有"飞蚊症"，眼球充血，视物模糊，眼睛干涩、酸胀，频繁眨眼等症状的年轻人比例增高，20～40岁人群中八成有亚健康眼。那什么因素能引起双眼"亚健康"呢？生活环境、空气干燥、大气污染及城市大量的光污染会引起眼部各种不适，如干涩、疼痛、疲劳等。

　　对于长期在不良环境中生活、工作及缺乏锻炼的年轻人来讲，不光会有亚健康眼，还可能波及全身，出现多种不适症状，导致亚健康状态形成。

一、亚健康状态的定义

　　20世纪80年代中期，苏联学者N·布赫曼通过研究发现，人体除了健康状态和疾病状态之外，还存在着一种非健康、非疾病的中间状态，他将这种状态称为亚健康状态。亚健康又称第三状态、灰色状态、病前状态、亚临床期、临床前期、潜病期等。目前，世界卫生组织对于健康的定义是："健康不仅仅是没有疾病和虚弱，而且是身体、心理和社会适应能力的完好状态。"相对于这个健康的定义，提出了亚健康状态的定义："亚健康是一种既没有疾病，又不健康的状态，是介于健康与疾病之间的一种状态。"

亚健康到底是一种怎样的状态？只要有不适感，又查不出毛病就是亚健康吗？北京中医药大学王琦教授在长期临床实践的基础上，对这个健康状态进行了研究，认为亚健康包括很多内容，比如一些身心上的不适应感觉反映出来的种种症状，在一定时期内往往难以确诊的状况是亚健康的一种；某些代谢性疾病的症状，而尚未形成确凿的病理改变，在医学上不能定义为疾病的状态；一时难以明确临床病理意义的"症"，如疲劳综合征、神经衰弱、抑郁症、更年期综合征等，又如某些重病、慢性病已临床治愈进入恢复期，而表现为虚弱及种种不适；在人体生命周期中，衰老引起结构老化与生理机能减退所出现的虚弱症状。以上这些都属于亚健康的范畴，它们的共同特点是，患者有多种异常表现和体验，而通过常规的物理、化学检查方法不能检出阳性结果，难以做出疾病的诊断。

亚健康对于今天的都市人来说，已经不是什么新鲜词儿了。而亚健康带来的直接后果是工作效率低下、创造价值减少，进而导致各类疾病的发生，更是大大增加了医疗成本，这不仅是个人的损失，更是整个社会的损失。当今社会，处在亚健康状态的人口在许多国家和地区呈上升趋势。在这样的工作生活环境中，如何自测是否有亚健康状态，在表 3-1 所列的 38 个症状表现中，如果你占了 11 条或以上，那么你可能就该注意自己的身体了，因为你已经处于亚健康状态了。

二、亚健康自我评估

亚健康是由于生活方式不合理而渐渐形成对身体有害而无益的一种状态，它介于健康与疾病之间，亚健康会不知不觉使机体进入疾病状态，影响工作效率。城市的生活节奏越来越快，生活压力、工作压力、学业压力等使得"亚健康"广泛存在。据调查统计，符合健康定义的人群仅有 5%，他们没有疾病，身体、心理及社会适应能力都非常好；20%的人则处在疾病中；而 75%的人群处于亚健康状态。亚健康状态容易导致肿瘤、心血管疾病、呼吸系统疾病、消化系统疾病及代谢系统疾病，这些疾病的形成均是缓慢的发展过程，开始时表现为亚健康，如不注意很容易发展为真正的疾病。而治疗亚健康的关键就是"早发现、早预防、早治疗"。健康作为人生命中最重要的基础，我们必须重视。只有当人拥有健康后，人生的好运才会不断地积攒，不断出现在你的面前。健康是事业之基础。提前了解自己的健康状况，了解自己是否处于亚健康状态，提前处理和预防危害健康的因素，无论对自己生活质量的提高，还是工作效率的提高都有一定的益处。下面请对照亚健康自测表，如果总分超过 30 分，表明已处于亚健康状态；如果总分超过 50 分，那么需要积极就医，通过专业、系统的科学检查手段，进行全面系统的身体检查，好好休息一段时间，调整心理状态。

1. 早上起床时有持续的头发掉落。（5 分）

2. 感到情绪有些抑郁，会看着窗外发呆。（3 分）

3. 昨天想好的事，今天怎么也想不起来了，近些天经常出现这种情况。（10 分）

4．害怕走进办公室，觉得工作令人厌倦。（5分）

5．不想面对同事和上司，有自闭症式的渴望。（5分）

6．工作效率下降，上司已表达了对你的不满。（5分）

7．工作1小时后，就感觉身体疲倦，胸闷气短。（10分）

8．工作情绪始终无法高涨，最令人不解的是无名火很大，但又没有精力发作。（5分）

9．一日三餐，进餐甚少，排除天气因素，即使非常符合自己口味的菜，也食之无味。（5分）

10．盼望早早逃离办公室，为的是能回家躺在床上休息片刻。（5分）

11．对城市的污染和噪声非常敏感，比常人更渴望清幽、宁静的山水和休息身心。（5分）

12．不再像以前那样热衷与朋友的聚会，有种强打精神，勉强应酬的感觉。（5分）

13．晚上经常睡不着，睡着了也老是做梦，睡眠质量低。（10分）

14．体重有明显的下降趋势，早上起来发现眼眶深陷，下巴突出。（10分）

15．感觉免疫力下降，春秋流感一来，自己"首当其冲"，难逃"流"运。（5分）

16．性能力下降，经常感到疲惫不堪。（10分）

表 3-1 亚健康自测表

序号	症状	是	否	序号	症状	是	否
1	神疲乏力	○	○	20	反应减退	○	○
2	困倦	○	○	21	工作效率低	○	○
3	精神不振	○	○	22	头发早白	○	○
4	少气懒言	○	○	23	牙齿松动	○	○
5	闷闷不乐	○	○	24	手足发冷	○	○
6	急躁易怒	○	○	25	手足心热	○	○
7	头昏或眩晕	○	○	26	手足麻木	○	○
8	头痛	○	○	27	口干咽痛	○	○
9	胸闷不舒	○	○	28	脘腹痞满	○	○
10	心慌心悸	○	○	29	食欲不振	○	○
11	失眠	○	○	30	面色萎黄或㿠白	○	○
12	多梦	○	○	31	担心自己的健康	○	○
13	注意力不集中	○	○	32	性欲减退	○	○
14	记忆力减退	○	○	33	月经先后不定期	○	○
15	关节肌肉疼痛	○	○	34	月经量时多时少	○	○
16	腰腿酸软	○	○	35	易感冒	○	○
17	气短	○	○	36	大便稀溏	○	○
18	盗汗或多汗	○	○	37	大便秘结	○	○
19	易受惊吓	○	○	38	小便增多或清长	○	○

第二节　亚健康的常见表现与类型

亚健康状态是机体在无器质性病变情况下发生的一些功能性改变，因其主诉症状多种多样，且不固定，也被称为"不定陈述综合征"。亚健康状态可分为三种类型。

一、躯体性亚健康状态

躯体性亚健康状态表现为躯体性疲劳。虽然不像癌症、心脏病那样直接而迅速地威胁人们的生命，但已严重影响了人们的工作和生活，可视为一种危害现代健康的隐形杀手，需要引起高度重视。中青年知识分了、企业家等由于长期超负荷工作，劳累过度，不能及时消除疲劳，致使积劳成疾，表现为机体抵抗力下降，慢性病多等。各生理系统主要表现为：

神经系统——头晕、头痛、失眠、多梦、记忆力减退、精神不振等。

循环系统——心悸、胸闷、胸部隐痛、临界高血压、高血脂等。

消化系统——食欲不振、胃部隐痛、腹部膨胀、消化不良、便秘。

呼吸系统——憋气、气短、喉部干涩或有堵塞感。

感官系统——耳鸣，听力减退，眼干涩、酸胀。

代谢系统——体重超标、肥胖或偏瘦、无汗或自汗。

免疫系统——抵抗力下降、易感冒或易患其他疾病。

运动系统——动作迟缓、肌肉酸痛、关节运动欠灵活。

内分泌系统——临界甲状腺功能亢进、高血糖或低血糖。

综合体能——工作效率低、极易疲劳、体力透支、手足冰冷、体质虚弱、性功能减退、自然衰老加速。

这种身体上的异常表现和体验，往往原因不明或者能够排除疾病原因，是亚健康的重要表现之一。

二、心理性亚健康状态

亚健康的发生，与个性、性格等心理因素有关。不良个性的人往往有不合理的信念和认知方式。由于心理不健康，往往对社会变化的适应能力较差，敏感、内向、多疑的人出现亚健康的概率较高；最常见表现是焦虑、担心、恐慌。担心和恐惧是一种发自内心的不安，这种精神状态若持续存在，无法自我解脱和控制必定会产生心理障碍。表现为烦躁、易怒、睡眠不佳等。因此，常常觉得生活中危机四伏、没有能力解决某些难题。严重者感到心慌、心悸、不安、胃绞痛,处理事情慌乱、手足无措、无所适从。这些可怕的心理疾患,可诱发心脏病、癌症。我们说:"体壮曰健,心怡曰康。"一个人如果心理不健康,那么就不能称为健康人,就是一种心理亚健康。如果不及时疏导心理障碍,亚健康会进一步发展为各种心理、精神疾病。

三、人际交往性亚健康状态

当今,日益加剧的生存压力,使得人的生存发展与社会压力之间的系统平衡出现失调。本来,社会压力是人类进步发展的内在动力,但是当这种压力超出了人的承受能力时,压力就会成为破坏力,破坏健康,破坏人类的发展。长期处于这种高压环境之下,对身心两方面都会产生负面影响,其结果是导致亚健康甚至疾病。这种亚健康状态表现为社会适应能力下降、人际关系不协调、家庭关系不和睦等。由于男性在社会生活中扮演的特定角色,使其承受着较大的工作、生活压力,所以男性较女性易出现这种情况。在亚健康人群中,中青年男性的比例高达 50%以上,特别是中年男性,处在上有老,下有小的"三明治"时期,稍不注意,亚健康很容易上身。症状较为严重的甚至已经出现对工作的轻度恐惧。

人际交往性亚健康状态主要表现为与他人之间的心理距离加大、交往频率下降、人际关系不稳定等。随着社会的进步,竞争日益激烈,人际交往复杂。初步研究发现,人们受教育程度的提高、独立意识和自我意识的增强,信息接收来源的广泛及时和量的扩充,个性发展的多样化,最终导致人际关系的淡化。孤独、冷漠、自卑、猜疑、自闭,在人与人之间筑起了一道道屏障,这是现代人心理障碍又一个重要因素。尤其是年纪较大的人容易患上情感综合征和社会不适应症,产生一种被社会抛弃和遗忘的强烈孤独感。

第三节 亚健康的调理原则

对于亚健康状态的治疗,中医药方面有得天独厚的优势,中医"治未病"思想对亚健康防治包括两层含义:从健康到亚健康的预防和从亚健康到疾病的预防,此即所谓"未病先防"和"既病防变"。

中医学认为,健康的生活、行为、工作方式是提高生命质量,预防"亚健康"的根本方法;饮食有节、起居有常、情志调畅、劳逸适度等养生之术是平素自我防治亚健康的有效手段;调整阴阳失衡状态,是治疗亚健康总的指导原则;益气养心、疏肝解郁是中医药干预亚健康的治疗大法。

下面我们具体从四个方面讲述一下亚健康的调理原则:

一、养精调神

精神状态是衡量一个人健康状况的首要标准。中医学认为"恬淡虚无，真气从之，精神内守，病安从来"，喜、怒、忧、思、悲、恐、惊等情志的刺激是百病之源。因此，中医始终把心理调治作为防病健身、治病疗疾的第一步。

在生活中，我们经常听见有人说"真郁闷"，"郁闷"这个词，中学生会说，成年人的使用频率也挺高。为什么现代人喜欢把"郁闷"挂在嘴上？因为，现代人的追求越来越高，他们容易对自己不满，或者对周围环境不满，久而久之就形成了郁闷的感觉。其实郁闷不过是一次心理"感冒"，如果某一天，大家对待心理问题，就像对待感冒、发热一样，当你心情不好，做事提不起精神时，找医生看看，那就达到了心理咨询的理想状态。有位心理医生每天都要面对人们痛苦的表情，工作非常辛苦，于是他每个周末都要邀人打牌，因为他感到把别人打得稀里哗啦时，得到了宣泄。学会将自己的精神状态调整到最佳，哪里还会有什么亚健康和疾病呢？

二、合理饮食

中医学认为，气血是人体生命活动的物质基础，人的气血、津液、精血均来源于脾胃的生化。饮食合理则不病或病轻；反之，则多病或病重。因此，中医养生要以食为本，食在药先。

饮食最大的危险是什么？不一定是蔬菜里的农药，肉里的瘦肉精，水产里的激素，面粉里的漂白剂，辣椒酱里的苏丹红。如果蔬菜当中完全不含农药，辣椒酱中完全不含色素，人们的饮食果真就会远离不健康的因素吗？答案是否定的。最大的危险在于人类自身的饮食习惯不合理。科学家早就警告过，烧烤煎炸食品当中含有有毒致癌物质，甜饮料、甜食糕点、小食品当中有多种不利于心血管健康的因素，然而人们仍然对烤肉和炸鸡情有独钟，仍然对饮料、零食爱不释口。民以食为天，合理饮食才是健康的基石。与其对苏丹红之类污染物质草木皆兵、惊慌失措，不如把心态放平和一些，选择天然、新鲜、多样化的食品原料，注重一日三餐的营养平衡，因为这些才是守护健康的最大秘诀。

三、强身健体

华佗的五禽戏、孙思邈的导引术和现代的各种健身方法无不是增添健康动力的砝码。"运则立，动则健"，机体正气的强弱、血液循环状况的好坏、新陈代谢质量的高低、抗病能力的大小、疾病治疗和恢复程度的快慢等，都与运动的不断积累及其效果有关。

根据人的体质、年龄、性别的差异，可以制定出适合各种人群的运动方法，以适应健身和疗疾的不同需要。如调整睡眠的处方为早晨慢跑、打太极拳，睡前散步、摩擦脚心；调整呼吸的处方是晨起深呼吸，拉长声音喊嗓子；预防和治疗老年性痴呆的处方是双手反叉腰倒步走，把大拇指按在双侧肾俞穴（腰眼）上，一边有节奏地走，一边左右扭转脖子等。

运动可以活动一身肌肉、筋骨、关节，能舒筋活络、振奋阳气、畅行气血，适量的运动是预防和消除疲劳的重要手段，同时还可以使人心情舒畅。长期运动可促进新陈代谢，增强体质。

四、科学用药

是药三分毒，科学、合理用药也是保障健康的方法之一。中医讲"凡药有毒也，非止大毒小毒谓之毒，虽甘草、人参，不可不谓之毒，久服必有偏胜"，中医对药物毒副作用和药源性疾病的认识，是非常超前和科学的，同样是"治未病"思想的延伸和拓展。适宜、适时的药物干预，能够起到维护脏腑生理功能的作用，反之亦可致病或加重病情。可见，对于亚健康的防治，应以中医理论为指导，培养一种健康的生活、行为和工作方式，具体表现为合理的膳食结构，性情开朗，起居有常，劳逸结合，从而远离亚健康，创造并维持一种高质量的健康生活状态。

第四节 常见亚健康状态的中医调理

一、睡眠障碍

对于睡眠障碍应采取综合措施，如心理疏导、体育疗法、足浴疗法、音乐疗法等。应忌饮浓茶、浓咖啡，忌吸烟，忌饮白酒，晚餐勿过饥过饱。某些中药对睡眠障碍有良好效果，可选择宁心安神类的中药服用。

茯神奶：将茯神粉10g用少量凉开水化开，再将煮沸的鲜牛奶200g冲入即成。早、晚分服。《药品化义》云：茯神，"其体沉重，重可去怯，其性温补，补可去弱。戴人曰，心本热，虚则寒。如心气虚怯，神不守舍，惊悸怔忡，神魂恍惚，劳怯健忘，俱宜温养心神，非此不能也。"现代药理研究表明，茯神具有镇静作用，实验动物用茯神10～20g/kg灌胃后，即进入安静欲睡状态。

酸枣仁茶：将酸枣仁15g放入茶杯中，沸水冲泡，加盖焖10分钟。代茶，频频饮用。可与柏子仁同服。《本草纲目》云：酸枣"味酸性收，故主肝病，寒热结气，酸痹久泄，脐下满痛之证。其仁甘而润，故熟用疗胆虚不得眠、烦渴虚汗证；生用疗胆热好眠，皆足厥阴、少阳药也。今人专以为心家药，殊昧此理。"现代药理研究证实，酸枣仁有抑制中枢神经系统而呈现镇静和催眠作用。

远志茶：将炙远志 10g 洗净切成薄片，放入茶杯中，沸水中泡，加盖焖 30 分钟。代茶，频频饮用。《神农本草经》云：远志"味苦，温。主治咳逆伤中，补不足，除邪气，利九窍，益智慧，耳目聪明，不忘，强志，倍力。久服轻身不老。"现代药理研究证实，远志具有镇静催眠、抗衰老、抗肿瘤的作用。

甘麦大枣汤：浮小麦 30g，大枣 10g，炙甘草 5g。同入锅中，加水适量，煮成稠汤。早、晚分服。《金匮要略》载："妇人脏躁，喜悲伤、欲哭，像如神灵所作，数欠伸，甘麦大枣汤主之。"

夜交藤丹参蜜饮：夜交藤 30g，丹参 30g，蜂蜜 15g。将夜交藤、丹参切段，晒干，入锅，加水适量，煎煮 30 分钟，去渣取汁，待滤汁转温后调入蜂蜜即成，临睡前顿服。本方具有宁心安神功效，适用于睡眠障碍等亚健康状态人群，对兼有心慌者尤为适宜。

柏子仁合欢茶：柏了仁 15g，合欢花 6g。将柏子仁、合欢花放入茶杯中，沸水冲泡，加盖焖 10 分钟。代茶，频频饮用。本茶具有安神催眠功效，适用于睡眠障碍等亚健康状态人群。

柏子仁炖猪心：柏子仁 15g，猪心 1 个，精盐适量。先将猪心洗净，剖开，纳入洗净的柏子仁，盛入砂锅内，加清水适量，再将砂锅置于大锅中，隔水蒸炖 1 小时，直至猪心熟烂，加精盐调味即成，当菜佐餐，随意食用。柏子仁同时嚼食。具有养心安神功效，适用于睡眠障碍等亚健康状态人群，对兼有心慌者尤为适宜。

百合红枣莲子汤：百合 15g，红枣 10 枚，莲子 50g，红糖适量，将莲子用水泡胀剥皮，百合洗净与红枣同放入锅中，加两大碗水，小火炖 1 小时，加红糖调味后食用。当甜点，随意食用。具有益气养阴、宁心安神之功，适用于睡眠障碍等亚健康状态人群，对兼有口干、心慌者尤为适宜。

二、情绪忧郁

当人们遇到家庭纠纷，或升学、就业、婚姻等方面的问题，或股票下跌，或职位变化等不愉快的事情时，便会感到情绪低落，心情忧郁，少言寡欢。这种情绪忧郁是一种亚健康状态的表现，如果不及时纠正，会导致抑郁症这一精神疾病或其他心身疾病。

对于情绪抑郁，中医学认为与肝气郁结、疏泄功能失职有关，除进行心理调节外，采用疏肝理气解郁的中药，有事半功倍之效。

佛手茶：鲜佛手 12～15g（干品用 6g），开水冲泡，代茶饮。《本草纲目》曰：佛手"煮酒饮，治痰气咳嗽。煎汤，治心下气痛。"现代药理研究证实，佛手具有解除胃肠痉挛、降压的作用。

橘皮饮：橘皮 30g，可与橘核 50g，橘络 10g，蜂蜜 30g 同服。先将橘皮、橘络分别拣杂，洗净，橘皮晾干后切成细丝，与橘络同放入砂锅中，加水浸泡片刻，待用。再将橘核择洗干净，晾干后敲碎，倒入砂锅，搅拌均匀，视需要再加清水适量，煎煮 30 分钟，用洁净纱布过滤，去渣，取滤汁放入容器，趁其温热时，调入蜂蜜，拌匀即成。上、下午分服。《本草图经》曰：橘皮"主气滞，下食，破积结及膈气。"现代药理研究证实，橘皮具有促进胃肠蠕动、消炎、抗溃疡、抑菌、利胆的作用。

玫瑰花茶：将玫瑰花 6g 用沸水冲泡，加盖焖 10 分钟即可饮用。代茶，频频饮服，可冲泡 3～5 次。《食物本草》云：玫瑰花"主利肺脾，益肝胆，辟邪恶之气，食之芳香甘美，令人神爽。"现代药理研究证实，玫瑰花含有挥发油、苯乙醇、橙花醇、有机酸、红色素、黄色素、蜡质、胡萝卜素等几十种对人体有益的成分，具有促进血液循环、消除疲劳、保护肝脏和胃肠、养颜美容的功能。

双花茶：绿梅花 3g，玫瑰花 3g，黄连 2g。将绿梅花、玫瑰花、黄连同入杯中，用沸水冲泡，加盖焖 10 分钟即可饮用。代茶，频频饮服，可冲泡 3～5 次。具有疏肝、理气、解郁之功，适用于情绪忧郁等亚健康状态人群。

金橘叶绿茶：金橘叶（干品）30g，绿茶 2g。秋季金橘成熟采摘后，收集金橘叶，洗净，晒干或烘干，贮存备用，或从中药店购买，经拣杂、洗净、晾干后切碎，与绿茶同放入砂锅，加水浸泡片刻，用中火煎煮 30 分钟，以洁净纱布过滤，去渣，取汁放入容器即成。早、晚分服，以温热饮用为宜。具有疏肝、理气、解郁之功，适用于情绪忧郁等亚健康状态人群。

玫瑰花糕：面粉 500g，食用碱 5g，鲜玫瑰花 100g，白糖 200g，葡萄干、青梅各30g。将面粉用温水调匀，倒入盆内，和成面团发酵。将鲜玫瑰花洗净搓碎，青梅切成小丁与葡萄干拌在一起，备用。待面团发起后，加碱揉匀，再加入鲜玫瑰花和白糖，揉均匀，然后擀成 3cm 厚的四方形面片，待用。将面片逐个擀好后，放在屉上，将青梅、葡萄干均匀地撒在上面，稍按一下，用大火蒸 30 分钟即熟，取出晾凉，切成块即成。当点心，随意食用。具有疏肝、解郁功效，适用于情绪忧郁等亚健康状态人群。

橘皮海带丝：橘皮 25g，干海带 150g，香菜 30g，白糖、酱油、醋、麻油、味精各适量。将海带放进锅内，蒸 20 分钟，取出，投入热水中浸泡，洗净泥沙，沥干切丝。将海带丝放入盘中，加入酱油、白糖、麻油、味精，拌匀。将橘皮放入开水中，换两次水，洗净，沥干，剁末，放碗中加醋拌匀，倒入海带盘中搅拌均匀，然后将香菜洗净，切段后撒上即成。当菜佐餐，随意食用。具有疏肝解郁、理气散结之功，适用于情绪忧郁等亚健康状态者，对兼有乳腺小叶增生者尤为适宜。

三、畏寒怕冷

畏寒怕冷指人体排除因外在因素、病毒性感染及身患疾病等情况下，出现比正常人更为畏惧寒冷、手足发凉的现象，多见于老年人及妇女。主要原因是饮食不当、营养缺乏、衣着不当、缺乏运动、好静少动，此类人多属于阳虚体质。选择使用如下一些具有温壮元阳作用的药物，可以消除畏寒怕冷症状。

鹿角胶奶：将牛奶 150ml 放入锅中加热，煮沸前即兑入鹿角胶 10g，以小火缓慢加热，并用筷子不停搅拌，促使烊化，煮沸并待鹿角胶完全烊化后停火，晾温后兑入蜂蜜 30ml，搅拌均匀即成。上、下午分服。《玉楸药解》云：鹿角胶"温肝补肾，滋益精血，治阳疼精滑，跌打损伤。"现代药理研究证实，鹿角胶具有增加血红蛋白含量、抗疲劳、增加胸腺重量、提高机体免疫功能等作用。

肉苁蓉煎：肉苁蓉 20g，水煎，每日早、晚各服 1 次。《神农本草经》云：肉苁蓉"味咸。主治五劳七伤，补中，除茎中寒热痛，养五脏，强阴，益精气，多子，妇人癥瘕。久服轻身。"现代药理研究证实，肉苁蓉具有调节神经内分泌系统功能、调节免疫、抗氧化、增强体力、抗衰老、抗肝炎等作用。

冬虫夏草胶囊：冬虫夏草 3g，入胶囊或浸酒服用。《本草备要》云：冬虫夏草"甘、平，保肺益肾，止血化痰，止劳咳。"现代药理研究证实，冬虫夏草含有丰富的蛋白质、多种氨基酸、糖类、醇类、核苷类、维生素、微量元素、有机酸、胆甾醇软脂酸、麦角甾醇过氧化物、麦角醇及生物碱、二十烷等成分，具有平喘、镇咳、祛痰、抑菌、抗病毒、消炎、镇静、抗惊厥、提高细胞免疫功能、减慢心率、降血压、抑制血栓形成、降低胆固醇和三酰甘油、抗衰老、抗癌等作用。

肉苁蓉羊肾粥：肉苁蓉 15g，羊肾 1 具，薏苡仁 20g，粳米 100g，精盐、麻油各适量。将肉苁蓉洗净，加水煎取药汁，羊肾去脂膜切细条后与洗净的薏苡仁一同放入锅中，入药汁，先用大火煮沸，再转用小火熬煮成粥，加精盐调味，淋上麻油，搅匀即成。早、晚分食。具有温补脾肾、益气散寒之功，适用于畏寒怕冷、手足发凉等亚健康状态者。

姜蒜炒羊肉丝：净羊肉 250g，嫩生姜 50g，青蒜苗 50g，甜椒 30g，黄酒、精盐、酱油、湿淀粉、甜面酱、植物油各适量。将羊肉洗净，切成粗丝，放在碗中，加黄酒、精盐拌匀。嫩生姜切丝，甜椒（去籽、蒂）切丝，用湿淀粉、酱油放入碗内调成芡汁。炒锅置于大火上，油热后煸炒甜椒丝至熟，盛入碗内。锅内再放入油，烧至七成热，加入羊肉丝炒散，再加嫩姜丝、甜椒丝及切段的青蒜苗炒数下，加甜面酱炒匀，放入芡汁，颠翻数下即成。当菜佐餐，随意服食。具有温补脾肾、温胃散寒之功，适用于畏寒怕冷、手足发凉等亚健康状态者，对兼有性欲减退者尤为适宜。

四、反复感冒

反复感冒是指感冒过于频繁，有的人每个月要感冒几次。反复感冒（或称反复呼吸道感染）属于亚健康状态的一种表现。可以由多种病原体（主要是病毒和细菌）诱发，但根本原因是机体免疫功能不足，也与人体缺乏多种微量元素有关。

中医学认为，反复感冒者多为气虚体质，因肺气虚弱或肺脾气虚，表卫失固，抵御外邪侵犯的能力减弱所致。补益肺气、益气健脾的中药具有提高免疫力的作用，但需较长时间服用才能收效。

党参煎：党参 20g，水煎服，每日 2 次。《医宗必读·本草征要》云：党参"味甘，性平，无毒，入脾、肺二经。补中益气，脾肺均宜……中气微弱，气短心悸，食少便溏，体倦易疲，鼓舞清阳，常服有济……功同人参，而力量较薄，但能久服，可无大弊。"现代药理研究证实，党参能增强网状内皮系统的吞噬功能，提高机体的免疫功能和抗病能力，并且具有抗疲劳、抗高温等作用。

黄芪饮：黄芪 10～15g，水煎服，每日 2 次。《神农本草经》云：黄芪"味甘，微温，主痈疽久败疮，排脓止痛，大风痢疾，五痔鼠瘘，补虚，小儿百病。"现代药理研究证实，黄芪具有增强机体免疫功能、抗衰老、抗应激、提高机体抗病能力、保持机体内环境平衡等作用。

玉屏风散：黄芪、白术、防风的用药比例为 2∶2∶1，可用黄芪 10g，白术 10g，防风5g。3 味药物共碾为细末为 1 剂，混合均匀，早、晚各 1 次，温开水送服，1 天服完。具有益气固表、预防感冒之功。

参术红枣蜜饮：党参、白术、茯苓各 10g，陈皮 5g，红枣 5 枚，生姜片 3 片，蜂蜜20g。将党参、白术、茯苓、陈皮、红枣、生姜分别洗净，入锅，加适量水，大火煮沸，改小火煎煮 30 分钟，去渣取汁，待药汁转温后加入蜂蜜，搅匀即成。上、下午分服。具有益气固表、补肺健脾之功，适用于反复感冒的亚健康状态者。

白参豆浆：白参 3g，豆浆 200ml。将白参洗净，晒干或烘干，研成极细末，备用。将豆浆放入锅中，煮沸后，拌入白参末，搅匀，用小火煨煮 10 分钟即成。早、晚分服。具有益气固表、养阴生津之功。适用于反复感冒的亚健康状态者，对兼口干、咽干者尤为适宜。

黄精玉竹豆奶：鲜黄精 30g，玉竹 15g，黄豆 50g，糖适量。将鲜黄精、玉竹（或从中药店购买干品，其黄精、玉竹用量各为鲜品量的 1/2）去除根须，洗净，置沸水中略烫。黄豆洗净，用冷水浸泡过夜（6～8 小时），次日早晨与鲜黄精、玉竹同放入家用粉碎机中粉碎，过滤取汁，入砂锅，用中火煮沸后加少量糖，待糖溶化即成。早、晚分服。具有益气固表、养阴生津之功。适用于反复感冒的亚健康状态者，对兼口干咽干者尤为适宜。

白参防风茶：白参薄片 2g（或参须 3g，或参叶 3g，或参花 2g），防风 5g。将白参薄片（或参须、参叶、参花）与防风同放入有盖茶杯中，用沸水冲泡，加盖焖 10 分钟即成。代茶，频频饮用，可连续冲泡 3～5 次。具有益气补肺、健脾固表之功，适用于反复感冒的亚健康状态者。

黄芪炖乳鸽：黄芪 30g，乳鸽 1 只，精盐、味精、麻油各适量。将乳鸽宰杀，去除毛及内脏，洗净，将黄芪洗净后切片，与乳鸽共入炖锅内，加水适量，隔水炖蒸 2 小时，加精盐、味精、麻油等调味品即成。当菜佐餐，吃鸽肉喝汤。具有益气补脾、养肺固表之功，适用于反复感冒的亚健康状态者。

五、长期便秘

通过饮食调节来防治大便秘结是简单易行的方法。多食富含纤维素的蔬菜，如韭菜、芹菜等。多喝水，早饭前或起床后喝杯水有轻度通便作用。多食富含油脂的食品，如核桃仁、花生米、芝麻、菜籽油、花生油等，它们都有良好的通便作用。古代曾用导引术来防治便秘。《杂病源流犀烛》曰："《保生秘要》曰，以舌顶上腭，守悬壅，静念而液自生，俟满口，赤龙搅动，频漱频吞，所降直下丹田，又守静咽数回，大肠自润，行后功效。"对于年高体弱之人尤宜。一些润肠通便的中药经常服用，可以防止大便秘结。

麻子仁粥：麻子仁、紫苏子各10～15g，捣烂如泥，加水慢研，滤汁去渣，再用粳米100g煮粥食用。《药品化义》云：麻子仁"能润肠，体润能去燥，专利大肠气结便秘。凡年老血液枯燥，产后之血不顺，病后之气未复，或禀弱不能运行者皆治。"现代药理研究证实，麻子仁含有脂肪油、蛋白质、挥发油、维生素、卵磷脂、植物甾醇、亚麻酸、葡萄糖酸等。服后，其所含的脂肪油在肠中遇碱性肠液便产生脂肪酸，可刺激肠壁，使分泌物增多、蠕动增快而起缓下作用。

何首乌煎：何首乌10g，黑芝麻10g，煎水服用。《开宝本草》云：何首乌"味苦、涩、微温，无毒。主瘰疬，消痈肿，疗头面风疮、五痔，止心痛，益血气，黑髭鬓，悦颜色。久服长筋骨，益精髓，延年不老。亦治妇人产后及带下诸疾。"现代药理研究证实，何首乌中的蒽醌类物质，具有降低胆固醇、降血糖、抗病毒、强心、促进胃肠蠕动等作用，还有促进纤维蛋白溶解活性作用，对心脑血管疾病有一定的防治作用。何首乌中所含卵磷脂是脑组织、血细胞和其他细胞膜的组成物质，经常食用何首乌可延缓衰老，强身健体，并对心脏具有保健作用。何首乌还有强壮神经的作用，可健脑益智，促进脑细胞的生长和发育，有显著的抗衰老作用。

桃仁煎：桃仁20g，水煎服，每日2次。《珍珠囊补遗药性赋》云："味苦、甘，平，性寒，无毒。降也，阴也。用有二：润大肠血闭之便难，破大肠久蓄之血结。"现代药理研究证实，桃仁具有抗菌、抗过敏、抗炎、镇痛等作用，还能改善血液流动性，解除血液浓黏凝聚的状态。

决明子茶：决明子20g，开水冲浸20分钟后即可饮用，可反复冲泡2～3次。《神农本草经》云：决明子"味咸平。主治青盲，目淫肤，赤白膜，眼赤痛泪出。"现代药理研究证实，决明子含大黄酚、大黄素甲醚、决明素、芦荟大黄素、大黄酸、大黄素、决明子内酯、维生素A类物质，具有降低血压和明显降低血清胆固醇的作用，有缓和的泻下作用，对金黄色葡萄球菌和皮肤真菌有抑制作用。此外，尚有收缩子宫和利尿作用。

五仁粥：芝麻、松子仁、胡桃仁、桃仁（去皮、尖，炒）、甜杏仁各10g，粳米200g。将五仁混合碾碎，入粳米共煮稀粥。食用时，加白糖适量，每日早、晚服用。具有滋养肝肾、润燥滑肠之功，适用于中老年气血亏虚引起的习惯性便秘。

桃花粥：鲜桃花瓣 4g（干品 2g），粳米 100g。将粳米煮粥，粥熟，放入桃花瓣，稍沸即可。隔日服 1 次。具有消肿满、下恶气、利宿水、消痰饮积滞之功，适用于肠胃燥热便秘。通便即停，不宜久服。

松仁粥：松仁 15g，粳米 30g。先煮粳米粥，后将松仁和水研末做膏，入粥内，煮二三沸。空腹食，每日 3 次。具有润肠通便功效，适用于老年人气血不足或热病伤津引起的大便秘结。

柏子仁粥：柏子仁 10～15g，粳米 50～100g。柏子仁去皮捣烂，粳米加水适量，煮粥。待粥成后，兑入蜂蜜适量，再稍煮一二沸即可。具有润肠通便功效。

六、慢性疲劳

（一）"疲劳"从何而来

邓小姐近 8 个月不明原因感觉倦怠乏力，多次到医院就诊，检查未见明显器质性病变，考虑诊断为"慢性疲劳综合征"，就诊时已值夏暑炎热之季，主要表现为乏力、四肢困重，健忘，身热，头痛，口渴，自汗，不思饮食，大便溏薄，小便短赤，苔腻，脉虚。辨证：元气亏虚，清阳不升，暑湿困脾，暑热伤津。治法：益气健脾，升发清阳，佐清暑生津，除湿醒脾。采用清暑益气汤加减治疗。二诊后病证基本消失。那什么是慢性疲劳综合征呢？慢性疲劳综合征的病因是什么？又如何预防和治疗呢？

20 世纪 80 年代，医学界提出了"慢性疲劳综合征"这一概念，指出疲劳也是一种病。其主要临床表现以身体性疲劳为主，常伴有头痛、咽喉痛、肌肉及关节疼痛、记忆力下降、低热、情绪低落等，易发于 30～50 岁的人群，病程持续数月至数年不等，许多人虽能继续工作，但工作能力和效率明显下降，疲劳症状并不因休息而缓解。慢性疲劳综合征已成为 21 世纪困扰人类健康的主要问题之一。WHO 的一项全球性调查表明，真正健康的人只占 5%，患有疾病的人占 20%，75%的人则处于亚健康状态。慢性疲劳综合征在儿童及青少年中的发病率正呈现上升趋势，值得我们警惕和重视。

（二）慢性疲劳综合征的定义

慢性疲劳综合征是一组原因不明、持续存在或反复发作的严重疲劳症候群，充分休息后疲劳不能缓解，并持续 6 个月以上，主要表现为严重的疲劳，并可伴有认知或神经功能损害、睡眠障碍、肌肉骨骼疼痛、内分泌或免疫功能障碍等，可能与感染免疫异常、内分泌代谢紊乱、精神神经疾病有关。现代医学主要以对症处理为主，尚无特效疗法，短时间内可改善患者某一方面的症状，但存在整体和远期效果差、不良反应明显等问题。

（三）慢性疲劳综合征的病因病机

慢性疲劳综合征的病理机制依然是个谜。尽管在病毒感染、免疫系统功能下降、神经内分泌紊乱、自主活动异常及营养代谢和神经精神障碍、遗传倾向等多方面进行了广泛的研究，但临床上的物理检查和实验室检查都没有特异性表现，医学界也尚未对其病因达成共识。由于慢性疲劳综合征涵盖不同的临床症状和功能变化，众多学者倾向于认为其与"生物-心理-社会"医学模式相关。研究表明，长期工作紧张、竞争压力大、情绪不稳定和负性生活事件容易诱发此病。

慢性疲劳综合征的中医学病机主要为各种因素导致的三焦瘀滞不通，少阳枢机不利，使人体气血津液、阴阳不调，出现上下内外不通的多种错综复杂的症状。中医药治疗既强调整体辨证施治，又重视个体化调治，在改善症状、提高生活质量等方面优势突出。本病的突出特点是持续存在、反复发作的疲劳，患者感到体能下降，力不从心，生活质量和社会能力下降。就诊时患者常有多个主诉，而患者全身不适的主诉使医者治疗时无从下手，故本病可归于内科疑难杂症范畴。

（四）慢性疲劳综合征的诊断标准

1. 现代医学

目前，医学界公认的慢性疲劳综合征的诊断标准是 1994 年由美国疾控中心 Fukada 等修订的，主要内容：经临床评价后无法解释的持续或反复发作的严重慢性疲劳；病史不少于 6 个月；疲劳是新发生或有明确的开始时间；疲劳不是由于正在从事的劳动引起的，经过休息不能得到缓解。症状方面，患者需同时具备下列 8 项中的至少 4 项，即可诊断。

（1）记忆力或注意力下降，其严重程度导致职业能力、接受教育能力、社会活动能力及个人生活等各方面较患病前有实质性下降。

（2）咽痛。

（3）颈部或腋窝淋巴结触痛。

（4）肌肉疼痛。

（5）不伴有红肿的多关节疼痛。

（6）头痛，但其发作方式、类型及严重程度等与以前的头痛不同。

（7）睡眠后不能恢复精力。

（8）劳累后肌肉痛超过 24 小时。

2. 传统医学

慢性疲劳综合征就其病因与临床症状而言，在中医学上可归属"郁证"与"虚劳"的范畴。

（1）郁证：多由七情——喜、怒、忧、思、悲、恐、惊引起。其病机多为气机郁滞。临床上常见的辨证有肝郁气滞证、痰扰心神证等。

（2）虚劳：又可被称为"虚损"，历代医家认为多由先天禀赋不足、后天失养，或久病后体虚失调损伤正气、虚久不复，又或是劳累过度、情志失调、饮食不节等而引起的脏腑不合、气血失调。脏腑不合通常可分为五种：肺劳损气、脾劳损食、心劳损神、肝劳损血、肾劳损精。历代大家认为，心脾两虚则疲劳倦怠，健忘，少寐；心肾不交则虚烦不眠，疲劳乏力，腰膝酸软，耳鸣；脾虚及肺则纳呆便溏，倦怠乏力气短；肺肾两亏则腰膝酸软，动则气促；肾虚土衰则神疲形寒，肢软无力。肝脾不合则不思饮食，短气乏力，肌肉疼痛；肝肾阴虚则面色憔悴，腰膝酸软无力，五心烦热。张景岳在《景岳全书·杂证谟·虚损》中写道："凡劳伤虚损，五脏各有所主，而惟心脏最多。"心主神明，长期因紧张、忧思过度而导致阴阳失调、神气亏虚，从狭义上而言，与现代医学所称的慢性疲劳综合征最为相似。气血失调通常可分为气血不足或气虚血瘀。即"夫人之虚，不属于气，即属于血，五脏六腑，莫能外焉"。

（五）慢性疲劳综合征的治疗

1. 现代医学

现代医学对于慢性疲劳综合征尚未有有效的治疗方法。目前临床上，常采用药物疗法和免疫疗法。

（1）药物疗法：类固醇药物小剂量使用时，只在一定程度上能短期缓解患者的不适症状，停药后疗效即消失。且一旦大剂量使用，则会产生肾上腺机能抑制的副作用。抗抑郁药物被发现只是在某种程度上，仅对慢性疲劳综合征的并发症产生作用，而副作用易表现为口干、恶心，对长期服用的女性患者容易造成月经紊乱等。停药后可能会出现情绪不稳，包括自杀意念、自杀企图、神经质等恶性不良反应。

（2）免疫疗法：研究表明，采用 IgG 免疫疗法效果甚微，同时还伴有副作用的产生。

2. 传统医学

（1）对于"虚劳"患者，汪绮石在《理虚元鉴·治虚有三本》中有言："治虚有三本，肺、脾、肾是也。肺为五脏之天，脾为百骸之母，肾为性命之根。"肝肾亏虚证：滋补肝肾为主，可用六味地黄丸、左归丸加减。心肾亏虚证：一者，滋阴降火、交通心肾为主，可用黄连阿胶汤、清心莲子饮加减；二者，温阳益气为主，可用参附汤合苓桂术甘汤加减。心脾亏虚证：健脾益气、养心安神为主，可用归脾汤加减。

（2）王旭高在《西溪书屋夜话录》中提出治虚补肝阴和补肝血之法。五脏中脾益气、通血、主四肢肌肉，肝藏血、调情志。因此，脾气的充盈与否，肝气的舒畅条达对慢性疲劳综合征的发展有重要的影响。现代社会中充斥着各个方面的压力，故临床中证属肝脾不调者较为多见。作为调和肝脾的经典方剂，通过逍遥散加减、柴胡疏肝散加减、香砂六君子汤加减，来达到疏肝解郁、调畅气机、养血健脾的效果。可有效缓解因肝郁血虚脾弱引起的神疲乏力、两胁不舒、头痛、口干、月经不调、乳房胀痛等症。

（3）除草药治疗之外，针灸、针刺、脐疗等中医特色的"内病外治"的传统疗法，也是慢性疲劳综合征的一种重要治疗手段。其既可单独使用，也可配合草药方剂进行治疗，以达到阴阳平衡、脏腑平和、经络畅达而提高机体自身功能的作用。目前临床上开展的整体经络针刺法、针刺与脐疗同用、阴阳气血配穴法、梅花针叩刺背俞穴疗法、针刺配合背部走罐疗法等，均取得了显著效果。

（六）慢性疲劳综合征的预防

慢性疲劳综合征重在预防。对高危人群而言，应避免长时间劳累和精神负担过重；调整生活习惯，推荐有规律、有计划的日常生活安排。对于慢性疲劳综合征而言，及时发现并给予患者早期治疗非常重要，病程越长临床疗效越差。随着时间的推移，患者自觉症状会有所好转，但大多数功能失调将持续数年。

"不治已病，而治未病"，预防胜于治疗。预防慢性疲劳综合征在于身心的放松。睡眠：保证充足睡眠，是解除疲劳的重要方法之一。在保证睡眠时间的同时要注重睡眠质量。运动：美国和英国的专家们都认为"阶梯运动法"是有效的慢性疲劳综合征防治方法之一，能有效地帮助身体机能从疲劳中恢复。饮食：合理分配、均衡膳食，能有效帮助人体维持正常神经功能、消除疲劳、减少压力、安定神经。爱好：培养广泛的兴趣爱好，不仅能宣泄并交流内心情感、修身养性，同时能辅助治疗一些心理疾病。学会正确面对压力，树立正确的处世观。

在临床工作中发现，推拿对缓解慢性疲劳综合征患者的疲劳、记忆力减退、睡眠障碍、疼痛等症状具有良好的效果。推拿具有疏通经络、行气活血的作用，可以提高动脉血流速度，改善微循环，促进代谢产物的清除，有利于肌纤维的再生和肌力的恢复，进一步改善肌肉组织的力学特性。如果您出现全身疲乏，休息后不能缓解，或者记忆力减退、工作效率差，头昏头重，失眠、肌肉关节疼痛等症状，宜尽快到医院接受咨询治疗，切忌自我感觉病情不严重而忽视它，耽误了早期治疗。

七、糖耐量异常

（一）什么是糖耐量异常

如果我告诉你有这样一个人，昨天才刚刚做完体检，血糖正常，糖化血红蛋白正常，体检报告单上"生化检测"一栏写着"未见明显异常，请定期复查"。但是美美地睡了一觉后，第二天一早却出现了多饮多尿，空腹血糖 9.0mmol/L，餐后 2 小时血糖 14mmol/L，并经反复确认，成了一名糖尿病患者。你作何感想？是否感到很不真实甚至有些荒谬？——我也是这么认为的。

任何疾病的发生都不是一蹴而就的，从一个血糖正常的健康人到血糖明显超出正常范围，罹患糖尿病，甚至出现各种糖尿病并发症，需要经历"从无到有""由轻到重"的演化过程。而在身体健康的正常人（即空腹血糖小于 6.1mmol/L，餐后 2 小时血糖小于 7.8mmol/L），与血糖超标的糖尿病患者（即空腹血糖大于 7.0mmol/L，餐后 2 小时血糖大于 11.1mmol/L）之间，存在一类特殊的"隐性糖尿病患者"。如果及时进行运动、饮食干预，或者适当的治疗，他们完全可以恢复正常血糖。而如果不加以重视，放任自流，其最终会发展为标准的糖尿病患者。这一个"灰色"地带，我们就称其为"糖耐量异常"。也就是说，糖耐量异常属糖尿病前期，为糖尿病发生、发展的中间过程，其转归具有双向性，既可发展成糖尿病，也可转为正常。

现代医学将空腹血糖大于 6.1mmol/L 但小于 7.0mmol/L，或者口服 75g 葡萄糖后 2 小时血糖大于 7.8mmol/L 但小于 11.1mmol/L，诊断为糖耐量异常。其中，空腹血糖异常又称为"空腹血糖受损"。简单来讲，糖耐量异常就是介于正常人与糖尿病患者的中间地带，也可称为"糖尿病前期状态"。据 2007～2008 年流行病学调查，估计我国 20 岁以上成年人糖耐量异常的患病率为 15.5%，而 2013 年中国成人糖尿病患病率为 10.9%，糖尿病前期患病率为 35.7%。由此可见，糖尿病前期人群十分庞大。

糖耐量异常并非只出现在糖尿病中，更多见的是与肥胖、高尿酸血症、高血压、高脂血症等疾病共同出现。胰岛 B 细胞分泌功能减弱和胰岛素抵抗是糖尿病发生发展的两个重要的因素，而胰岛素抵抗，是糖耐量异常发生的核心机制。

什么是胰岛素抵抗呢？假设我们的胰腺是一个巨大的工厂，这个工厂里的生产线，也就是胰岛细胞，每天总共生产 100 吨胰岛素，然后这些胰岛素被输送到肝脏、肌肉、脂肪组织中，参与葡萄糖的分解与利用。这 100 吨的胰岛素正好可以处理 100 吨的葡萄糖，使得我们的血糖水平稳定在正常范围内。然而，由于遗传、病毒感染或长期过量摄入高糖高脂饮食等原因，肝脏、肌肉、脂肪组织不再像往常一样利用胰岛素了，这 100 吨的胰岛素只能分解 90 吨的葡萄糖，最终导致血糖水平出现异常。但在以上整个过程中，胰腺内的胰岛细胞是没有"偷懒"的，它们仍然像往常一样足量地生产出胰岛素。

也就是说，人体内的胰岛素没有绝对的数量减少，而是机体运用胰岛素的能力出现问题，导致胰岛素"相对不足"，使得血糖升高。而在这个过程中，不仅仅是血糖升高，与其代谢相关的脂肪、肌肉、肝脏组织，由于糖代谢不完全，随即发生了各种病理变化，导致肥胖、高脂血症、高尿酸血症的出现。

综上所述，糖耐量异常就是介于正常人与糖尿病患者之间的"灰色地带"，其以空腹血糖大于 6.1mmol/L 且小于 7.0mmol/L，或口服 75g 葡萄糖 2 小时后血糖大于 7.8mmol/L 且小于 11.1mmol/L 为诊断标准。多与肥胖、高脂血症、高尿酸血症等同时出现。如不尽早干预，会逐渐进展为糖尿病。

（二）糖耐量异常的临床症状

糖耐量异常属于糖尿病的早期阶段，会出现餐后 2 小时血糖异常升高，一般超过 7.8mmol/L，但小于 11.1mmol/L。从现代医学来看，糖耐量异常除了上述的血糖异常外，没有其他特异性的症状出现。

但是人体是一个复杂的系统，正常的生理功能需要各脏腑阴阳平衡协调。就血糖来讲，其来源于我们日常进食的食物、饮料等，也就是中医统称的"水谷"。这些物质首先要通过脾胃运化，将水谷化为精微物质，其中质地轻盈的在肺脏和水液运行的特殊管道——三焦系统作用下向上运输。精微物质输送到头面部，脑府得养，则神清语明、思维清晰；精明得养，则视物清晰；耳窍得养，则可听声音；口舌得养，则唇润齿净，味觉敏锐；鼻窍得养，则可分香臭。水谷精微中质量沉重的也在肺脏和三焦系统作用下向下沉降，滋养肝肾，肝肾阴液充足，则女子月经如期、质量均正常，男子生育功能也处于旺盛状态。人体内的水谷精微物质经过代谢后，也产生各种废弃物，它们在肺脏、脾胃、三焦的共同作用下聚集在肾脏，通过肾脏的气化作用，转化为尿液排出体外。

对于糖耐量异常的患者，中医学认为其根本为脏腑功能虚弱。《灵枢·本脏》指出五脏"脆则善病消瘅"，《灵枢·五变》云："五脏皆柔弱者，善病消瘅。"《灵枢·邪气脏腑病形》也指出：五脏之各脉"微小为消瘅"。清代张志聪《灵枢集注》注云："盖五脏主藏精者也，五脏皆柔弱，则津液竭而善病消瘅矣。"指出素体虚弱、先天不足者，容易患消瘅。消瘅，即消渴病。而消渴病本身的病机又以"阴虚燥热"为核心病机。

当阴虚燥热的程度逐渐加重时，得不到精微营养的各个器官就会出现相应的病变。临床观察所见：糖尿病患者常可表现为胃肠结热、脾胃湿热、肝经郁热，或痰火，或瘀热，或表现为心火、肝火、胃火等不同形式。例如，脑府失养则头晕头沉、整日如梦；精明失养则视物不清；耳窍失养，则听力下降，耳鸣耳聋；口舌失养则口舌干燥，常欲饮水；鼻窍失养，则鼻干不适。如果阴虚更重，燥热更甚，可能肾阴不足，而出现月经量少，精液质量下降等表现。

（三）发现糖耐量异常，该做哪些检查

如果你的父母有糖尿病，亦即有家族糖尿病史，或你有肥胖、高脂血症等表现时，应至少每年一次至医院进行完整的口服葡萄糖耐量试验（oral glucose tolerance test，OGTT），以早期诊断糖耐量异常。

在进行 OGTT 试验前需要注意以下几点：

（1）试验前 3 天，每天进食足量的碳水化合物，不能少于 200～300g。碳水化合物包括馒头、米饭等。如果摄入的碳水化合物不足，可能使结果出现假阳性。对于营养不良者，上述饮食应延长 1～2 周后才能做试验。

（2）OGTT 试验前应禁食 10～16 小时，可以喝水，但在试验前一天及试验当天，不能喝咖啡、喝茶、饮酒和抽烟。

（3）试验前避免剧烈体力活动，至少应静坐或静卧半小时，并避免精神刺激。

（4）如遇急性心肌梗死、脑血管意外、外科手术等应激状态，或有感冒、肺炎等急性病，都可使糖耐量减低，需等病情完全恢复后再做试验。

（5）许多药物如水杨酸钠、烟酸、口服避孕药、口服降糖药等，均可使糖耐量降低，在试验前应至少停用3～4天。

（6）应停用可能影响血糖的药物一段时间，如影响血糖测定的利尿剂、糖皮质激素（可的松一类药物）及口服避孕药等。

（7）实验过程中要严格于相应时间点抽血。

OGTT试验具体流程：WHO推荐成人75g葡萄糖，孕妇100g，儿童每公斤体重1.75g，总量≤75g，用250ml水溶解，5分钟内口服。服糖前抽空腹血，服糖后30分钟、1小时、2小时、3小时取血，共4次，根据各次血糖水平绘制糖耐量曲线。

OGTT试验结果：口服葡萄糖后2小时血糖检测结果大于7.8mmol/L，但小于11.1mmol/L，即为糖耐量异常。

（四）治疗

1. 饮食治疗

《中国2型糖尿病防治指南（2020年版）》将糖尿病的治疗分为三个层次，即三级预防治疗。一级预防的目标是控制2型糖尿病的危险因素，预防2型糖尿病的发生；二级预防的目标是早发现、早诊断和早治疗2型糖尿病患者，在已诊断的患者中预防糖尿病并发症的发生；三级预防的目标是延缓已发生的糖尿病并发症的进展、降低致残率和死亡率，并改善患者的生存质量。

而饮食治疗不仅属于糖尿病的一级预防，且对糖耐量异常有明确的治疗作用。多项随机对照研究显示，糖耐量异常人群接受适当的生活方式干预可延迟或预防2型糖尿病的发生。被誉为"糖尿病一级预防里程碑"的三大研究之一的"大庆研究"证实，通过增加蔬菜摄入量、减少酒精和单糖的摄入量，鼓励超重或肥胖患者（BMI≥24kg/m²）减轻体重，增加日常活动量，每天进行至少20分钟的中等强度活动，生活方式干预6年，可使之后14年的2型糖尿病累计发生风险下降43%。

《中国2型糖尿病防治指南（2020年版）》提出对于糖耐量异常等糖尿病前期患者，除了定期检查血糖和关注其他心血管危险因素之外，应给予适当的干预措施。具体包括对脂肪、碳水化合物、蛋白质等日常的摄入要求。

（1）碳水化合物：膳食中的碳水化合物，即馒头、米饭、面条等主食，它们的数量、质量是血糖控制的关键环节。一般来说，低血糖指数食物有利于血糖控制，但应同时考虑血糖负荷。对于碳水化合物，应将其每日提供的能量调整至总能量的50%～65%。对于糖耐量异常患者，应做到定时定量进餐，尽量保持碳水化合物均匀分配，控制添加糖的摄入，不喝含糖饮料。

（2）脂肪：膳食中由脂肪提供的能量应占总能量的20%～30%。饱和脂肪酸摄入量不应超过饮食总能量的7%，尽量减少反式脂肪酸的摄入。单不饱和脂肪酸是较好的膳食脂肪酸来源，在总脂肪摄入中的供能比宜达到10%～20%。多不饱和脂肪酸摄入不宜超过总能量摄入的 10%，适当增加富含 n-3 脂肪酸的摄入比例。

（3）蛋白质：糖耐量异常患者的蛋白质摄入要求较糖尿病患者更宽松。推荐蛋白质摄入量约 0.8g/（kg·d），过高的蛋白质摄入，如＞1.3g/（kg·d），与蛋白尿升高、肾功能下降、心血管疾病及死亡风险增加有关。蛋白质来源应以优质动物蛋白为主，必要时可补充复方 α-酮酸制剂。需注意，推荐摄入范围内，单纯增加蛋白质不易引起血糖升高，但可能增加胰岛素分泌反应。

（4）膳食纤维：豆类、水果、蔬菜和全谷物食物均为膳食纤维的良好来源。提高膳食纤维摄入对健康有益。糖耐量异常患者可参考《中国 2 型糖尿病防治指南（2020 年版）》建议的糖尿病患者每日推荐摄入量，即 10～14g/1000kcal。

（5）钠：食盐摄入量限制在每日 6g 以内，每日钠摄入量不超过 2000mg，合并高血压的患者更应严格限制摄入量。同时应限制摄入含钠高的调味品或食物，如味精、酱油、调味酱、腌制品、盐浸等加工食品等。

（6）微量营养素：糖尿病患者容易缺乏 B 族维生素、维生素 C、维生素 D，以及铬、锌、硒、镁、铁、锰等多种微量营养素，可根据营养评估结果适量补充。不建议长期大量补充维生素 E、维生素 C 及胡萝卜素等具有抗氧化作用的制剂，其长期安全性仍待验证。

2. 药膳

药膳是中医治疗学的重要组成部分，是中医学知识与烹饪经验相结合的产物。不同于日常实物和单纯药物，而是以药物和食物为原料，经过烹饪加工制成的一种具有食疗作用的膳食。既将药物作为食物，又赋食物以药用，既有营养价值又可防病治疗。

中医很早就开始了药食同源的临床实践。《素问·脏气法时论》所言："毒药攻邪，五谷为养，五果为助，五禽为益，五蔬为充，气味合而服之，以补精益气。"而消渴病，以"阴虚燥热"为核心病机，在先天禀赋不足、素体阴虚、饮食不节、情志失调、劳欲过度等诸多影响因素下，导致脏腑功能失调，气血运行失常，而通过选取益气养阴、清热降火中药制成药膳，扶正祛邪，标本兼顾，可有效防治糖尿病。

在实际应用中，多采用益气养阴药，如党参、红参、太子参、灵芝、西洋参、黄芪、黄精等；滋阴润燥药，如生地黄、玉竹、知母、石斛、百合、麦冬、天冬、沙参、银耳、百合等；补益肝肾药，如枸杞子、女贞子、山萸肉、黑芝麻等；健脾补肾药，如山药、芡实、茯苓、薏苡仁等。同时配合一定比例的清热降火药，如桑叶、葛根、天花粉、玄参、地骨皮、大黄等；活血化瘀药，如山楂、丹参等，起到药食同源、标本兼治的目的。

虽然糖尿病以阴虚燥热者为多，但从临床来看，任何体质患者都有发生糖尿病的可能。因此，在早期"辨病"食疗的基础上，可以结合患者体质，选用不同的药膳。平和质患者选用枸杞子、白芍、玉竹、百合、黄芪；气虚质患者选用人参、党参、山药、山萸肉；阴虚质患者选用沙参、麦冬、石斛、百合、生地黄；阳虚质患者选用杜仲、补骨脂、益智仁、蛤蚧；痰湿质患者选用茯苓、陈皮、薏苡仁、陈皮、白术、苍术；湿热质患者选用菊花、金银花、淡竹叶、黄芩、黄连、知母；瘀血质患者选用川芎、丹参、红花、三七;气郁质患者选用玫瑰花、佛手、柴胡、郁金;特禀质患者选用人参、党参、西洋参、太子参。

3. 运动治疗

运动锻炼与饮食管理一样,在糖耐量异常的防治过程中占有重要地位。规律运动有助于控制血糖,减少心血管危险因素,减轻体重,提升幸福感,而且对糖尿病高危人群一级预防效果显著。无论是具有糖尿病家族史的高危人群,还是糖耐量异常患者,甚至是糖尿病患者,都应当将运动治疗作为血糖管理的基础方式。也就是说,无论是选择饮食治疗、药物治疗还是胰岛素治疗,都必须将运动治疗作为基础。

相关研究发现,对于糖耐量异常患者,采用快步走结合仰卧起坐的有氧运动训练,6周及12周后,其BMI、腰围、糖耐量水平、腹壁脂肪厚度均有明显改善。对于糖尿病患者,规律运动8周以上可将2型糖尿病患者HbA1c降低0.66%;坚持规律运动12～14年的糖尿病患者病死率显著降低。

糖耐量异常患者的运动可参考2型糖尿病患者的运动原则:①每周至少150分钟中等强度的有氧运动。中等强度的运动指运动时有点用力,心跳和呼吸加快但不急促。若每周5天均有运动,可每次运动30分钟。如果没有成段的运动时间,可每次进行10分钟运动,每天运动3次,效果相同。②中等强度的体育运动包括快走、打太极拳、骑车、打乒乓球、打羽毛球和打高尔夫球。较大强度的运动包括快节奏舞蹈、有氧健身操、慢跑、游泳、骑车上坡、踢足球、打篮球等。③如果没有禁忌证,每周最好进行2～3次抗阻运动(两次锻炼间隔≥48小时),锻炼肌肉力量和耐力。锻炼部位应包括上肢、下肢、躯干等主要肌肉群,训练强度为中等。联合进行抗阻运动和有氧运动可获得更大程度的代谢改善。④养成健康的生活习惯,培养活跃的生活方式。如增加日常身体活动,减少静坐时间,将有益的体育运动融入日常生活中。

4. 生活方式的改变

早期进行改善生活方式干预能有效延缓糖耐量异常转变为糖尿病,具体包括健康教育、饮食疗法、运动疗法三个方面。在目前的医疗条件下,改善生活方式,可以说是最行之有效的阻止糖耐量异常进展为糖尿病的方法了。

健康教育的内容主要指对心脑血管疾病、糖尿病及相关危险因素的预防知识,涉及饮食控制、运动、戒烟戒酒、心理调节等。饮食疗法主要指控制膳食热量,给予合理膳食,每日摄入热量不超过35kcal/(kg·d),每日脂肪摄入量不超过总热量的30%,其中动物性脂肪不超过10%。鼓励摄入富含维生素、膳食纤维、微量元素的食物。运动疗法要求至少每周活动3天,以动用大块肌肉群的有氧运动为主,结合上下肢抗阻运动。

5. 药物治疗

目前治疗糖耐量异常的药物包括二甲双胍、噻唑烷二酮类药物,以及治疗肥胖的奥利司他等。相关研究表明,二甲双胍可使糖尿病发生率下降31%,使糖耐量异常进展为糖尿病的时间延迟约2.8年。二甲双胍的这种治疗作用与患者的地域、种族无关。噻唑烷二酮类药物作为胰岛素增敏剂，主要通过促进机体对血糖的利用来发挥作用，并有一定保护胰岛细胞的作用。研究证实，糖耐量异常患者连续使用噻唑烷二酮 9 年后，每年糖尿病发生率是 3.0%，低于同期使用二甲双胍和生活方式干预的患者。肥胖患者是糖尿病的高危人群，有研究表明，服用特异性胃肠道脂肪酶抑制剂奥利司他，在改变生活方式的同时，不仅能有效降低体重，还能明显降低肥胖患者发生糖耐量异常或糖尿病的可能性。

中医以"治未病"理论为指导，将传统中医脏腑津液气血理论与现代糖耐量异常理论结合，进行了大量临床探索研究，已经取得了不少成果。目前普遍认为消渴病分为脾瘅（肥胖型）和消瘅（消瘦型）两大类型，脾瘅多以过食肥甘、久坐少动为始动因素，以中满内热为核心病机，包括大部分的 2 型糖尿病；消瘅多以脏腑柔弱、情志怫郁或卫分郁热为始动因素，以气分热盛为核心病机，包括 1 型糖尿病及部分 2 型糖尿病转为消渴者。糖尿病全程分为郁、热、虚、损四个自然演变分期。"郁"阶段多见于糖尿病前期，"热"阶段多见于糖尿病早期，"虚"阶段多见于糖尿病中期，"损"阶段多见于糖尿病晚期。与现代医学比较，中医药防治糖耐量异常具有明显优势。

糖耐量异常气阴两虚证较轻者，可在生活方式干预的基础上，联合口服天芪降糖胶囊；糖耐量异常气阴两虚证较重者，在二甲双胍疗效不佳的基础上，建议加用口服津力达颗粒；糖耐量异常肠道湿热证者，建议口服葛根芩连汤；糖耐量异常肝胃郁热证者，建议口服大柴胡汤。此外，还可根据病情选用六味地黄丸、知柏地黄丸、参芪降糖胶囊等药物。

第四讲
治未病：因"质"而异

第一节　你了解体质吗

不知道在日常生活中，大家有没有发现过这样的现象：天气炎热的夏季，和朋友们喝完冷饮，有些人就拉肚子了；台风来了，雨还没下呢，有些人就得感冒了；同样的咳嗽，有的人吃点消炎药就好了，而有些人非要去医院输液才管用；同样吃了峻补的食材，有的人就咽喉肿痛、流鼻血，苦不堪言，而有些人却津津乐道，没有任何的不适症状。其实这就是"体质"的差别了！不同体质，在同一作用因素下，因人而异而产生了不同的反应而已。

一、何为体质

中医学对体质的研究已经有很长的历史了。《黄帝内经》中就提出了"阴阳二十五人"的说法，后世历代医家如张仲景、钱乙、刘完素、李东垣、朱丹溪、张景岳、叶天士、徐大椿、章楠等对体质现象均有大量论述，提供了丰富的理论资源。在国外，自古希腊希波克拉底"体液说"创立以来，德国康德的"血质说"、克瑞都麦的"体型说"，俄国巴甫洛夫的"高级神经类型说"，日本古川竹二的"血型说"，以及韩国的"四象医学"等，均显示体质研究是世界医学共同的认知范畴。

什么是体质呢？中医体质学认为，体质现象是人类生命活动的一种重要表现形式，是人体生命过程中，在先天禀赋和后天获得的基础上所形成的形态结构、生理功能和心理状态方面综合的、相对稳定的固有特质，是人类在生长、发育过程中所形成的与自然、社会环境相适应的人体个性特征。其表现为结构、功能、代谢及对外界刺激反应等方面的个体差异性，表现为对某些致病因子和疾病的易感性，以及疾病传变、转归中的某种倾向性。

二、体质的生理特点

1. 遗传性

个体体质的特点，都是以先天遗传因素为基础，在后天成长过程中，经过自然、社会、境遇、饮食等诸多因素的影响而逐渐形成的。由遗传背景所决定的个体差异性是维持个体体质特征相对稳定的重要内在因素。

2. 稳定性

一般情况下，个体体质一旦形成，在一定时期内不易发生太大的改变，所以体质具有相对稳定性。体质的稳定性由相似的遗传背景形成，年龄、性别等因素也可使体质表现出一定的稳定性。然而，由于环境、精神、营养、锻炼、疾病等后天因素均参与并影响体质的形成，从而使得体质只具有相对的稳定性。

3. 可变性

体质形成于先天，定型于后天。体质的稳定性是相对的，而不是一成不变的，这就是说，体质具有动态可变性。每一个体在生、长、壮、老的生命过程中也会因内外环境中诸多因素的影响而使体质发生变化，表现为与机体发育同步的生命过程。后天生活环境对体质的形成始终起着重要的制约作用，生活条件、饮食构成、地理环境、季节变化以及社会、文化因素等都可对体质产生重大影响，有时甚至起决定性作用。

4. 多样性

体质的形成与先、后天多种因素相关。遗传因素的多样性和环境因素的复杂性使个体体质存在明显的差异；即使是同一个体，在不同的生命阶段其体质特点也是动态可变的，所以体质除具有明显的个体差异性之外，还呈现出多样性特征。

5. 趋同性

处于同一历史背景、同一地方区域，或饮食、起居条件比较相似的人群，由于其遗传背景和外界条件的类同性，往往使特定人群的体质呈现类似的特征，这就是群类趋同性。在相同的时空背景下，体质的趋同性会导致某一人群对某些病邪的易感性及其所产生的病理过程具有倾向性。因此，体质可以客观分类，同种体质类型的人其发病具有共性，这也使群体预防和群体治疗成为可能。

6. 可调性

体质的形成是先、后天因素长期共同作用的结果，它既是相对稳定的，又是动态可变的，这就使体质的调节成为可能。在生理情况下，针对各种体质及早采取相应措施，纠正或改善某些体质的偏颇，减少体质对疾病的易感性，可以预防疾病或延缓发病。

讲了这么多我们用俗语简单总结一下，俗语说："一样米养百种人。"中国还有句古话：

"人心不同，各如其面。"其实体质也是如此。体质就是"身体的差异""身体的性格"，中医学认为这是人体气、血、阴、阳的不同造成的，体质的不同，根本原因是气、血、阴、阳、虚、实的变化。而这一变化，主要取决于先天禀赋和后天调养。体质的形成是一个缓慢而渐进的过程，形成后相对稳定，但在一定的条件下也可发生变化。

第二节　趣话体质的形成

了解了体质的定义，再解释一下个体的体质形成因素有哪些，我们还是举例说明一下以便于理解。

从小我们就知道中国四大名著的内容，并且每部都搬上银幕广为流传，尤以《红楼梦》中有大量中医药内容的描写，涉及中医药的各个方面和环节，而其中所描述的中医药知识均合乎中医理法方药之道，颇有神圣工巧之妙。作为中医重要内容之一的中医体质学也在书中体现得淋漓尽致。说一下我们最为熟悉的两个人物林黛玉与史湘云，为什么提及这两位人物，因为她们出身及才华相近，但是命运却大不相同。黛玉、湘云都是孤儿，寄居在亲戚家里。而才华上，湘云也是才思敏捷，在中秋赏月可诵出"寒塘渡鹤影，冷月葬花魂"的佳句，才气可与黛玉比肩。但是黛玉却咳血泪枯而亡，湘云虽嫁了个暴病而亡的才貌仙郎，却立誓守寡，坚强生活。

体质的差异现象是先天因素与多种后天因素共同作用的结果。林黛玉首先从先天便禀赋不足，其家史"可惜这林家支庶不盛，子孙有限，其时林如海年已四十，只有一个三岁之子，偏又于去岁死了。"黛玉父母相继去世，使其成为寄居姥姥家的孤女，林家支庶不盛，其原因可能就是家族体质均不足，有先天性遗传基因缺陷，黛玉出场格格便是极羸弱，身体面庞弱不胜衣，有不足之症。"从会吃饮食时便吃药，到今日未断，请了多少名医修方配药，皆不见效……只怕一生也不能好得了。"后天则主要因其个人气郁敏感性情。黛玉初到贾府尚在孩提，却牢记母亲嘱咐："步步留心，时时在意，不要多说一句话，不可多行一步路，恐被人耻笑了去。"一开始便受到心理上的压抑。她诗思敏捷，常触景生情，更由于她寄人篱下的处境，使她变得非常敏感。一日黛玉卧病在床，听到园子里的老婆子骂人，实则是骂她的外孙女儿，黛玉却认为是在骂自己，竟气得昏厥过去。因为体质原因黛玉是《红楼梦》中有名的药罐子，因平素患有咳嗽之疾，且经常因宝玉为芥豆之事而烦恼，眼泪空流，肝气郁结，招致肝郁化火，肝火犯肺，咳血不止，终在宝玉、宝钗大婚之夜一病而亡。

史湘云在襁褓中时父母双亡，寄居叔婶家，生活非常艰苦，做针线活常过半夜，史家大小姐徒有虚名，书中很少看到史湘云和别人提及过和哭过；相对讲，黛玉的条件优越得多，事实上贾母安排她的待遇，等同于宝玉，在贾家小姐三春之上，但黛玉遇事乃至触景，悲戚、感伤、抹泪成为常态。湘云曾宽慰黛玉说："你是个明白人，何必作此形象自苦。我也和你一样，我就不似你这样心窄。何况你又多病，还不自己保养。"可对比两者性情体质明显的不同，湘云在《红楼梦》里体健貌端、爽朗豁达、心直口快、不拘小节、割腥啖膻、烧烤鹿肉，全不当一回事，甚至敢于醉酒后在大观园的冰冷青石凳上睡大觉，才有了"憨湘云醉眠芍药裀"的经典一幕。

体质形成的因素主要与先天、后天不同有关：

一、先天因素

先天因素是体质形成的基础。

父母的体质对子女的体质形成影响很大。父母身体的强弱、胖瘦与肤色，父母的性格与气质都对子女有很大的影响，父母的先天生理缺陷和遗传性疾病，也很可能传给后代。就胎儿而言，父母的身体健康状况、是否有血缘关系、结婚及生育的年龄、怀孕的时机等，均与胎儿未来的体质状况密切相关，所以优生优育很重要。

二、后天因素

后天因素包括饮食营养、生活起居、精神情志等也可以使体质发生变化。

饮食营养：膳食是人体后天摄取营养、维持机体生命活动、完成各种生理功能所不可缺少的物质，不同的膳食含有不同的营养成分，人们长期的饮食习惯和相对固定的膳食结构均可影响体质，从而对人体形成相对稳定的体质产生重要作用。

生活起居：是人类生存和保持健康的必要条件，适度的劳动或体育锻炼，可以强壮人的筋骨肌肉，通利关节；适当的休息，则有利于消除疲劳，恢复体力和脑力，维持人体正常的生理功能。

精神情志：精神状态的好坏对体质的影响很大。精神情志，归于调和。情志舒畅、精神愉快，就会使机体体质强健。如果长期受到强烈的精神刺激，持久不解的情志异常波动，超过了人体的生理调节能力，就会给人体造成不良影响从而形成某种特定的体质。

三、自然环境

自然环境能影响体质。俗语称"一方水土养一方人"。人们生活在不同的地理环境条件下，由于受不同水土性质、气候类型、气象因素、生活条件的影响，就会形成不同的体质。一般而言，恶劣的气候环境可培养人健壮的体魄和强悍的气质；舒适的气候环境可使人形成娇弱的体质和温顺的性格。就我国而言，南方地区多湿热，北方地区多寒燥，东部沿海地区为湿润的海洋性气候，西部地区则为大陆性气候。因此，西北方的人，形体多壮实，腠理偏致密，容易感受风邪、寒邪、燥邪，阳虚体质更加多见；东南部的人，体质多瘦弱，腠理偏疏松，容易感受风邪、热邪、暑邪、湿邪，阴虚体质较多见。

人类在生产、生活过程中产生的有害物质，如噪声、废气等不仅会引起环境质量下降，还会危害人类健康，从而影响人的体质。环境污染对体质的危害，一是致敏作用，可形成"敏感个体"；二是致变作用，使体质类型的相对稳定性发生根本改变，如致畸、致癌等；三是致病作用，如铅中毒、地方性氟骨症等均与环境污染有关。

四、社会环境

社会环境也能影响体质。随着经济水平的提高、生活条件的改善，人们得以摄取大量脂肪饮食，出行有汽车和飞机，生病有药物迅速解除病痛，夜晚有人工照明驱除黑暗，天热有空调降温，这些人类历史上前所未有的新环境和生活条件，极大地改变了人类的生存环境，同时也对人类体质的形成、疾病的发生产生了一定的影响。

由于生活条件改善，人们普遍缺少运动，摄取热量过多，致使大量肥胖者出现，造成了痰湿体质和湿热体质类型的人群增多。随着城市化和现代化进程的加快，人们大多生活在人工营造的恒定环境之中，这将会给人们带来一些不可忽视的时代新病。电气化进入工作区及家庭，使夏季室外酷暑炎热，室内冷气习习；冬季户外冰雪凛冽，屋内暖气融融。温度悬殊使人体腠理汗孔骤开骤闭，开闭无常，日久人体正常生理功能遭到破坏，失去其特定的内环境稳定性，久之亦能影响体质。

在社会活动中，人与人之间的关系是心理性的。人体不断接受各种外界信息的刺激，就会出现一定的心理感知和反应，像情感上的、工作上的压力，社会生活的改变等，都会形成或多或少的精神刺激，从而影响或改变着体质。

第三节　九种体质的分类

进行体质的辨识，就要先进行体质的分类。国外至今有 30 多种体质分类方法，比较著名且流传较广的有西方医学鼻祖——古希腊希波克拉底的体液说，其认为人体内的体液有 4 种——血液、黏液、黄胆汁、黑胆汁，根据这 4 种体液在人体内所占优势的不同，分别对应人的 4 种类型——多血质、黏液质、胆汁质和抑郁质；日本古川竹二的血型说，根据血型把人体区别为 A、B、AB、O 4 种类型；还有一些现代学者的体型说，根据外形将人分为矮胖型、瘦长型、中间型 3 类；等等。

我国对体质分类的研究历史悠久，现存最早的医学典籍《黄帝内经》即对体质进行了较为全面、系统的阐述，初步形成了中医体质分类的理论框架。其中《灵枢·阴阳二十五人》诸篇是世界医学史上最早对体质类型进行观察、总结并做出分类的重要文献，如篇中云："先立五行金、木、水、火、土，别其五色，异其五形之人，而二十五人具矣。"为后世关于体质分类的研究奠定了基础。

2009 年 4 月 9 日《中医体质分类与判定》标准正式发布，该标准是我国第一部指导和规范中医体质研究及应用的文件，旨在为体质辨识及与中医体质相关疾病的防治、养生保健、健康管理提供依据，使体质分类科学化、规范化。该标准应用了中医体质学、遗传学、流行病学、心理测量学、数理统计学等多学科交叉的方法，经中医体质专家、临床专家、流行病学专家多次讨论论证而建立，并在全国范围内进行了 21 948 例流行病学调查，显示出良好的适应性、可行性。该标准将体质分为平和质、气虚质、阳虚质、阴虚质、痰湿质、湿热质、血瘀质、气郁质、特禀质 9 个类型。

一、平和质（A 型）

总体特征：阴阳气血调和，以体态适中、面色红润、精力充沛等为主要特征。

形体特征：体形匀称健壮。

常见表现：面色、肤色润泽，头发稠密有光泽，目光有神，鼻色明润，嗅觉通利，唇色红润，不易疲劳，精力充沛，耐受寒热，睡眠良好，胃纳佳，二便正常，舌色淡红，苔薄白，脉和缓有力。

心理特征：性格随和开朗。

发病倾向：平素患病较少。

对外界环境适应能力：对自然环境和社会环境适应能力较强。

二、气虚质（B 型）

总体特征：元气不足，以疲乏、气短、自汗等气虚表现为主要特征。

形体特征：肌肉松软不实。

常见表现：平素语音低弱，气短懒言，容易疲乏，精神不振，易出汗，舌淡红，舌边有齿痕，脉弱。

心理特征：性格内向，不喜冒险。

发病倾向：易患感冒、内脏下垂等病；病后康复缓慢。

对外界环境适应能力：不耐受风、寒、暑、湿邪。

三、阳虚质（C 型）

总体特征：阳气不足，以畏寒怕冷、手足不温等虚寒表现为主要特征。

形体特征：肌肉松软不实。

常见表现：平素畏冷，手足不温，喜热饮食，精神不振，舌淡胖嫩，脉沉迟。

心理特征：性格多沉静、内向。

发病倾向：易患痰饮、肿胀、泄泻等病；感邪易从寒化。

对外界环境适应能力：耐夏不耐冬；易感风、寒、湿邪。

四、阴虚质（D型）

总体特征：阴液亏少，以口燥咽干、手足心热等虚热表现为主要特征。

形体特征：体形偏瘦。

常见表现：手足心热，口燥咽干，鼻微干，喜冷饮，大便干燥，舌红少津，脉细数。

心理特征：性情急躁，外向好动，活泼。

发病倾向：易患虚劳、失精、不寐等病；感邪易从热化。

对外界环境适应能力：耐冬不耐夏，不耐受暑、热、燥邪。

五、痰湿质（E型）

总体特征：痰湿凝聚，以形体肥胖、腹部肥满、口黏苔腻等痰湿表现为主要特征。

形体特征：体形肥胖，腹部肥满松软。

常见表现：面部皮肤油脂较多，多汗且黏，胸闷，痰多，口黏腻或甜，喜食肥甘甜黏，苔腻，脉滑。

心理特征：性格偏温和、稳重，多善于忍耐。

发病倾向：易患消渴、中风、胸痹等病。

对外界环境适应能力：对梅雨季节及湿重环境适应能力差。

六、湿热质（F型）

总体特征：湿热内蕴，以面垢油光、口苦、苔黄腻等湿热表现为主要特征。

形体特征：形体中等或偏瘦。

常见表现：面垢油光，易生痤疮，口苦口干，身重困倦，大便黏滞不畅或燥结，小便短黄，男性易阴囊潮湿，女性易带下增多，舌质偏红，苔黄腻，脉滑数。

心理特征：容易心烦急躁。

发病倾向：易患疮疖、黄疸、热淋等病。

对外界环境适应能力：对夏末秋初湿热气候，湿重或气温偏高环境较难适应。

七、血瘀质（G型）

总体特征：血行不畅，以肤色晦暗、舌质紫暗等血瘀表现为主要特征。

形体特征：胖瘦均见。

常见表现：肤色晦暗，色素沉着，容易出现瘀斑，口唇暗淡，舌暗或有瘀点，舌下络脉紫暗或增粗，脉涩。

心理特征：易烦，健忘。

发病倾向：易患癥瘕及痛证、血证等。

对外界环境适应能力：不耐受寒邪。

八、气郁质（H型）

总体特征：气机郁滞，以神情抑郁、忧虑脆弱等气郁表现为主要特征。

形体特征：形体瘦者为多。

常见表现：神情抑郁，情感脆弱，烦闷不乐，舌淡红，苔薄白，脉弦。

心理特征：性格内向不稳定、敏感多虑。

发病倾向：易患脏躁、梅核气、百合病及郁证等。

对外界环境适应能力：对精神刺激适应能力较差；不适应阴雨天气。

九、特禀质（I型）

总体特征：先天失常，以生理缺陷、过敏反应等为主要特征。

形体特征：过敏体质者一般无特殊；先天禀赋异常者或有畸形，或有生理缺陷。

常见表现：过敏体质者常见哮喘、风团、咽痒、鼻塞、打喷嚏等；患遗传性疾病者有垂直遗传、先天性、家族性特征；患胎传性疾病者具有母体影响胎儿个体生长发育及相关疾病特征。

心理特征：随禀质不同情况各异。

发病倾向：过敏体质者易患哮喘、荨麻疹、花粉症及药物过敏等；遗传性疾病如血友病、唐氏综合征等；胎传性疾病如五迟（立迟、行迟、发迟、齿迟和语迟）、五软（头软、项软、手足软、肌肉软、口软）、解颅、胎惊等。

对外界环境适应能力：适应能力差，如过敏体质者对易致过敏季节适应能力差，易引发宿疾。

十、体质的判定方法

（一）计算公式

回答《中医体质分类与判定表》中的全部问题，每一问题按 5 级评分，计算原始分及转化分，依标准判定体质类型。

原始分=各个条目的分数相加。

转化分=［（原始分−条目数）/（条目数×4）］×100。

（二）判定标准

平和质为正常体质，其他 8 种体质为偏颇体质。判定标准见表 4-1。

表 4-1　平和质与偏颇体质判定标准表

体质类型	条件	判定结果
平和质	转化分≥60 分	是
	其他 8 种体质转化分均<30 分	
	转化分≥60 分	基本是
	其他 8 种体质转化分均<40 分	
	不满足上述条件者	否
偏颇体质	转化分≥40 分	是
	转化分 30～39 分	倾向是
	转化分<30 分	否

（三）转化积分

表格内标有*的条目为逆向计分，即 1→5，2→4，3→3，4→2，5→1，再用公式计算转化分。

1. 平和质

请根据近一年的体验和感觉，回答以下问题	没有（根本不）	很少（有一点）	有时（有些）	经常（相当）	总是（非常）
（1）您精力充沛吗？	1	2	3	4	5
（2）您容易疲乏吗？*	5	4	3	2	1
（3）您说话声音无力吗？*	5	4	3	2	1
（4）您感到闷闷不乐吗？*	5	4	3	2	1
（5）您比一般人耐受不了寒冷（冬天的寒冷，夏天的冷空调、电扇等）吗？*	5	4	3	2	1
（6）您能适应外界自然和社会环境的变化吗？	1	2	3	4	5
（7）您容易失眠吗？*	5	4	3	2	1
（8）您容易忘事（健忘）吗？*	5	4	3	2	1
判断结果：□是　□ 倾向是　□否					

2. 气虚质

请根据近一年的体验和感觉，回答以下问题	没有（根本不）	很少（有一点）	有时（有些）	经常（相当）	总是（非常）
（1）您容易疲乏吗？	1	2	3	4	5
（2）您容易气短（呼吸短促，接不上气）吗？	1	2	3	4	5
（3）您容易心慌吗？	1	2	3	4	5
（4）您容易头晕或站起来眩晕吗？	1	2	3	4	5
（5）您比别人容易患感冒吗？	1	2	3	4	5
（6）您喜欢安静、懒得说话吗？	1	2	3	4	5
（7）您说话声音无力吗？	1	2	3	4	5
（8）您活动量稍大会容易出虚汗吗？	1	2	3	4	5

判断结果：□是　□ 倾向是　□否

3. 阳虚质

请根据近一年的体验和感觉，回答以下问题	没有（根本不）	很少（有一点）	有时（有些）	经常（相当）	总是（非常）
（1）您手脚发凉吗？	1	2	3	4	5
（2）您胃脘部、背部或腰膝部怕冷吗？	1	2	3	4	5
（3）您感到怕冷、衣服比别人穿得多吗？	1	2	3	4	5
（4）您比一般人耐受不了寒冷（冬天的寒冷，夏天的冷空调、电扇等）吗？	1	2	3	4	5
（5）您比别人容易患感冒吗？	1	2	3	4	5
（6）您吃（喝）凉的东西会感到不舒服或者怕吃（喝）凉的东西吗？	1	2	3	4	5
（7）您受凉或吃（喝）凉的东西后容易腹泻（拉肚子）吗？	1	2	3	4	5

判断结果：□是　□ 倾向是　□否

4. 阴虚质

请根据近一年的体验和感觉，回答以下问题	没有（根本不）	很少（有一点）	有时（有些）	经常（相当）	总是（非常）
（1）您感到手脚心发热吗？	1	2	3	4	5
（2）您感到身体、脸上发热吗？	1	2	3	4	5
（3）您皮肤或口唇干吗？	1	2	3	4	5
（4）您口唇颜色比一般人红吗？	1	2	3	4	5
（5）您容易便秘或大便干燥吗？	1	2	3	4	5
（6）您面部两颊潮红或偏红吗？	1	2	3	4	5
（7）您感到眼睛干涩吗？	1	2	3	4	5
（8）您活动量稍大就会出虚汗吗？	1	2	3	4	5

判断结果：□是　□ 倾向是　□否

5. 痰湿质

请根据近一年的体验和感觉，回答以下问题	没有（根本不）	很少（有一点）	有时（有些）	经常（相当）	总是（非常）
（1）您感到胸闷或腹部胀满吗？	1	2	3	4	5
（2）您感到身体不轻松或不爽快吗？	1	2	3	4	5
（3）您腹部肥满松软吗？	1	2	3	4	5
（4）您有额部油脂分泌多的现象吗？	1	2	3	4	5
（5）您有上眼睑比别人肿（仍轻微隆起）的现象吗？	1	2	3	4	5
（6）您嘴里有黏黏的感觉吗？	1	2	3	4	5
（7）您平时痰多，特别是咽喉部总感觉有痰堵着吗？	1	2	3	4	5
（8）您有舌苔厚腻或者舌苔厚厚的感觉吗？	1	2	3	4	5

判断结果：□是 □ 倾向是 □否

6. 湿热质

请根据近一年的体验和感觉，回答以下问题	没有（根本不）	很少（有一点）	有时（有些）	经常（相当）	总是（非常）
（1）您面部或鼻部会有油腻感或油亮发光吗？	1	2	3	4	5
（2）您容易生痤疮或疮疖吗？	1	2	3	4	5
（3）您感到口苦或嘴里有异味吗？	1	2	3	4	5
（4）您大便黏滞不爽、有解不尽的感觉吗？	1	2	3	4	5
（5）您小便时尿道有发热感、尿色浓（深）吗？	1	2	3	4	5
（6）您带下色黄（白带颜色发黄）吗？（限女性回答）	1	2	3	4	5
（7）您的阴囊部位潮湿吗？（限男性回答）	1	2	3	4	5

判断结果：□是 □ 倾向是 □否

7. 血瘀质

请根据近一年的体验和感觉，回答以下问题	没有（根本不）	很少（有一点）	有时（有些）	经常（相当）	总是（非常）
（1）您的皮肤在不知不觉中会出现青紫瘀斑（皮下出血）吗？	1	2	3	4	5
（2）您两颧部有细微红丝吗？	1	2	3	4	5
（3）您面色晦暗或容易出现黄褐斑吗？	1	2	3	4	5
（4）您身体上有哪里疼痛吗？	1	2	3	4	5
（5）您容易有黑眼圈吗？	1	2	3	4	5
（6）您容易忘事（健忘）吗？	1	2	3	4	5
（7）您口唇颜色偏暗吗？	1	2	3	4	5

判断结果：□是 □ 倾向是 □否

8. 气郁质

请根据近一年的体验和感觉，回答以下问题	没有 （根本不）	很少 （有一点）	有时 （有些）	经常 （相当）	总是 （非常）
（1）您感到闷闷不乐吗？	1	2	3	4	5
（2）您容易精神紧张、焦虑不安吗？	1	2	3	4	5
（3）您多愁善感、感情脆弱吗？	1	2	3	4	5
（4）您容易感到害怕或受到惊吓吗？	1	2	3	4	5
（5）您肋部或乳房胀痛吗？	1	2	3	4	5
（6）您无缘无故叹气吗？	1	2	3	4	5
（7）您咽喉部有异物感，且吐之不出咽之不下吗？	1	2	3	4	5

判断结果：□是　□ 倾向是　□否

9. 特禀质

请根据近一年的体验和感觉，回答以下问题	没有 （根本不）	很少 （有一点）	有时 （有些）	经常 （相当）	总是 （非常）
（1）您没有感冒时也会打喷嚏吗？	1	2	3	4	5
（2）您没有感冒时也会鼻塞、流鼻涕吗？	1	2	3	4	5
（3）您有因季节变化、温度变化、气味等原因而咳喘的现象吗？	1	2	3	4	5
（4）您容易过敏（对药物、食物、花粉、气味或在季节交替、气候变化时）吗？	1	2	3	4	5
（5）您的皮肤容易起荨麻疹（风团、风疹块、风疙瘩）吗？	1	2	3	4	5
（6）您的皮肤因过敏出现过紫癜（紫红色瘀点、瘀斑）吗？	1	2	3	4	5
（7）您的皮肤一抓就红，并出现抓痕吗？	1	2	3	4	5

判断结果：□是　□ 倾向是　□否

第四节　漫话体质养生法

养生已是家喻户晓，人们也越来越重视养生之道。早在《素问·上古天真论》记载："上古之人，其知道者，法于阴阳，和于术数，食饮有节，起居有常，不妄作劳。"指出养生原则和方法 5 条。但养生方法用之不当则不能达到预防疾病，调养心神，修身养性的目的，甚至影响健康状况。

现在很多人走进养生怪圈，都觉得"保健品"有病能防病，没病能保健。但其实乱吃保健品吃出病的例子还真不少。很多人"注重养生"，但其实是在养病。比如有些人身体并不虚却去吃大量补药，导致脉搏又沉又紧，气血瘀滞。其实养生也是要根据不同体质，有分别地进补调养。对于健康的人群，某些补品反而会带来额外的负担，日常的饮食对身体就是最好的补品。大多长寿的人，都不会乱吃补药，平时就吃好三顿饭，从不乱吃，这样反而不容易得病。再者是要保持内心清静安宁，淡泊名利，不要过多关注身边琐事，尤其是不要有太多奢望，要活得悠然自得，体健神清。所以说养生之道要贴合个人体质，因人而异。

中医养生学作为一种实用学科，有着丰富的内涵和行之有效的理论与实践。在思想原则上，提出顺应自然、协调阴阳、形神共养、动静相宜、和调脏腑、通畅经络等理念；在具体内容上，包含精神养生、饮食养生、运动养生、房事养生等项目；在方法和手段上，拥有食养、药养、针灸、按摩、气功、武术等养生技术。凡此种种，不胜枚举。形成了以中医药基本理论为指导，具有中华民族特色的保健防病科学体系，也将成为 21 世纪最具魅力的新型科学。

由于养生旨在维护健康和促进健康，并且为人民大众所喜闻乐见，易于接受和实施，因此在"治未病"的实践中具有最基础、最广泛的作用。而养生又是一项系统工程和长久工程，贵在持之以恒、坚持不懈，才能达到预期的效果。

一、精神养生与"治未病"

有一首歌叫《最近比较烦》，这首歌之所以能够流行，就是因为现代人的共有情绪是很烦。的确，现代社会里尤其是在城市生活的人，或多或少有着不同的心理压力，如果压力长时间得不到有效解决，就可能引发心理问题。心理问题是产生和诱发亚健康及疾病的重要因素，如果不能妥善处理，就会发展为精神和心理疾病。精神养生，对于健康人来说，是要防止发生疾病；对于已经有病的人来说，就是要防止病情的恶化，而其中心理调节更为重要。

"淡泊明志，宁静致远"既是人生格言，也是精神养生大法。精神养生"治未病"的常用方法如下：

1. 节制法

节制法是调和、节制情感，和畅性情，防止七情过极，达到心理平衡的精神调摄方法。情欲为人的情感和需要。七情六欲，人皆有之。如能适当克制可以养生。如果放纵既可积久而引起体质偏颇，也可导致疾病，因此要加强修养，豁达开朗，清心寡欲。

2. 疏泄法

疏泄法是宣达、发泄不良情绪，防止情感过度压抑，以恢复心理平衡的方法。例如，痛痛快快地大哭一场，无拘无束地喊叫一阵，或者找朋友、亲戚等倾诉苦衷，把自己心中的苦闷写在日记中等，都可以达到消除不良情绪的目的。

3. 转移法

转移法是通过一定方式积极避开刺激源以转变情感投向，改变对不良情绪的注意力，使苦闷得以解脱的方法，可以变换环境，参观游览以陶冶身心。

二、饮食养生与"治未病"

2000 年前的《黄帝内经》就说:"今时之人不然也,以酒为浆,以妄为常,醉以入房,以欲竭其精,以耗散其真,不知持满,……故半百而衰也。"意思是说当时的人生活习惯、饮食方式不利于健康养生。但实际上,我们现在的情况又何尝不是如此。尤其在近二三十年里,我国的经济高速发展,绝大多数人已经解决了温饱问题,正在奔向小康,社会物质极大丰富,人们的饮食资源充足。在这样的条件下,我们关心的不再是填饱肚子。2003 年全国城乡居民人均酒的消费量分别为 9.39 千克和 7.67 千克,城乡居民每年消费酒 492 万吨和 589 万吨,合计 1081 万吨,这正是《黄帝内经》所说的"以酒为浆,以妄为常"啊!过度饮酒已成为人类健康的杀手之一。另外,现在很多人不注意控制饮食,导致越来越胖。2007 年 2 月,WIIO 发布了一项各国肥胖比例的调查报告。报告显示,当今 65 亿人口中,有 16 亿人超重,成为肥胖者。其中,中国排名第 148 位。尽管在该排名中中国较为靠后,但是形势却不容乐观,因为国人的发胖速度惊人,肥胖人数比 1992 年增长了 3 倍。从 1985 年至 2000 年,在年龄为 8~18 岁的中国儿童及青少年中,体重超标和肥胖人数增加了 28 倍。现在全球近 1/5 的体重超标者或肥胖者是中国人。专家预测,未来 10 年中国肥胖人群将超过 2 亿。肥胖已成为严重的公共健康问题,必须引起我们的高度重视。因为肥胖不但会导致糖尿病、高血压、癌症等诸多疾病,还会使人早逝(有数据表明,肥胖者早逝的危险是非肥胖者的 1.3~2 倍)。很多学者也将中国人迅速发胖的趋势归结为中国经济快速增长而引发的膳食结构和生活方式的快速改变。一位长期从事营养和食品安全研究的学者说,WHO 推荐的生活方式是合理膳食、适当运动,中国人恰恰在这点出了问题。因此,我们要关注吃什么、喝什么才能不生病,才能保持健康,是养生防病的一个关键问题,也如《黄帝内经》所说的,要"食饮有节,起居有常,不妄作劳",才能"尽终天年,度百岁乃去",达到健康长寿的目的。

总体来说,中医的食养是以阴阳平衡作为出发点的,饮食选择应有利于体质的阴阳动态平衡。比如老年人,体质相对偏虚,饮食上就得多加注意。正如苏轼《养老篇》中说:"软蒸饭,烂煮肉。温羹汤,厚毡褥。少饮酒,惺惺宿。缓缓行,双拳曲。虚其心,实其腹。丧其耳,忘其目。久久行,金丹熟。"其中"软蒸饭,烂煮肉"指老年人饮食应以多稀少稠、多软少硬、多熟少生为主,这样便于消化吸收,不仅可以保护肠胃,而且各种营养如维生素等也能够得到充分利用。特别是肉食,虽香美可口,但不易消化,应煮熟炖烂。"温羹汤"中的"羹汤"是一种滋补性很强的饮食,特别适宜中老年人服用。羹汤多种多样,如红枣莲子汤、银耳燕窝汤、通心粉面汤、鸡汤等,可根据自己的口味、身体状况加以选择。服用时要趁热温服,这样能温阳化阴,和畅气血,改善循环与微循环功能。"厚毡褥"是指在衣着床铺方面,要注意防寒保暖,被褥要松软绵厚,要常洗常晒,勤洗勤换,讲究卫生。"少饮酒,惺惺宿"中,"惺惺"即聪明清醒之意。现代医学研究认为,饮酒的原则是少则有益，多则有害，不饮最佳。

三、运动养生与"治未病"

运动是维持和促进人体健康的基本因素，运动锻炼可增强机体机能。适当的运动锻炼，可以达到增强体质和改善偏颇体质的目的。"流水不腐，户枢不蠹"，"生命在于运动"。《吕氏春秋·尽数》说："形不动则精不流，精不流则气郁"，说明运动可促进精气流通，气血畅达，增强抗御病邪的能力。

"动则不衰"是中华民族养生、健身的传统观点，早在数千年前，运动锻炼就已经成为强身防病的重要手段。如后汉名医华佗创立的"五禽戏"就是模仿五种不同的禽兽的动作，根据意守的部位不同，达到强壮不同脏器的作用。意守可以使精神宁静，神静可以培育真气；调息可以行气，通调经脉，动行可以强筋骨，利关节。

现代社会进步了，人们的工作方式发生了变化，越来越多的人坐在办公室里办公，而久坐对人体健康的伤害是很大的。近代研究表明，久坐容易引发多种疾病，如久坐不动则血液循环减缓，日久则会使心脏功能衰退，尤其是患有动脉硬化等症的中老年人，久坐血液循环迟缓，最容易诱发心肌梗死和脑血栓形成；久坐不动，气血不畅，缺少运动会使肌肉松弛，弹性降低，出现下肢浮肿，倦怠乏力，重则会使肌肉僵硬、疼痛麻木，引发肌肉萎缩；久坐缺乏全身运动，会使胃肠蠕动减弱，消化液分泌减少，日久就会出现食欲不振、消化不良及脘腹饱胀等症状；久坐颈肩腰背持续保持固定姿势，椎间盘和棘间韧带长时间处于紧张僵持状态，会导致颈肩腰背僵硬酸痛，特别是坐姿不当（如脊柱持续向前弯曲），还易引发驼背和骨质增生；久坐还会使骨盆和骨骼关节长时间负重，影响腹部和下肢血液循环，从而诱发便秘、痔疮，出现下肢麻木，引发下肢静脉曲张等。因此，进行适当运动，对于现代人来说是必须的。

另外，值得一提的是，运动养生还包括勤动脑。纵观中国上下5000年历史，长寿者都是勤于思考的人。孔子在人均寿命20岁的时期活到了72岁，孟子活到了83岁，唐代的药王孙思邈在当时人均寿命27岁的情况下活到了101岁。在古今中外的长寿者中，科学家、书画家、棋手占了多数，这些人都是善于思考的人。当然，多用脑虽然重要，但一定要适度。人的大脑分左右两个半球，左边分管抽象逻辑思维，右边负责形象思维。平时的读书、思考都用左脑，这样时间一长就会感到疲劳。这时可以看看花草，或是欣赏一下绘画作品，使两个半脑都得到调节。

运动养生可掌握如下原则和方法：

（一）积极主动，兴趣广泛

在运动锻炼时，要保持心情舒畅，自觉主动、积极愉快地长期参加锻炼。对运动兴趣的培养是形成运动习惯的关键。

（二）运动适度，不宜过量

一般体质的运动锻炼，多采用对人体有利的有氧运动，运动强度以中等偏小为宜，这种有氧运动具有易于长期坚持、安全性高、可以减少和降低各种运动危险因素等特性。

（三）循序渐进，适可而止

如果运动量、强度提高过快，超过机体适应程度，非但不能提高功能，反而会引起运动性疾病或损伤的发生。因此，以增强体质为目的的运动疗法，仍应坚持中等偏低的运动强度为主，可在机体完全适应原有运动量的基础上，通过适当延长运动时间来增加运动的刺激效果，但增加量一定要适可而止。

（四）经常锻炼，持之以恒

人体因缺乏运动而引起体质下降是缓慢发生的，要扭转这个局面，同样需要一段时间，才能收效。因此，要持之以恒，坚持不懈，而不是突击锻炼以求速成。运动锻炼必须经常、系统地进行，多次重复，才能使锻炼效果逐步积累，使机体各系统器官的形态和功能逐步改善，从而改善体质。

（五）全面锻炼，因时制宜

体育锻炼应使身体各个部位、各器官系统的功能，以及各种身体素质和活动能力得到全面、协调的发展，因此，身体锻炼要全面、多样、均衡。全面运动不仅能增强体质，增进健康，还能防止多种运动损伤的发生。

（六）顺应时节，符合自然规律

中医强调的运动健身是在"天人合一"整体观指导下进行的。在四季当中，亦要按照时令节气的阴阳变化规律，选择相应的运动健身方法进行锻炼。一般而言，要符合"春夏养阳，秋冬养阴"的原则，遵循春生、夏长、秋收、冬藏的物候规律。

四、中医"治未病"九种体质养生指导

（一）平和质

特征表现：体型匀称健壮，体态适中；精力充沛，目光有神，面色红润；饮食正常，二便正常；阴阳气血调和，舌色淡红，苔薄白，脉和缓有力；性格开朗，患病较少，对外界环境适应力强。

养生指导：这类人无疾病表现，按照《黄帝内经》五条养生原则，重在食饮有节、起居有常、不妄作劳，保持积极的状态，以乐观的心态面对生活。

（二）气虚质

特征表现：肌肉松软不实，体态瘦弱；元气不足，精神不振，易疲劳；常出现气短、自汗等气虚症状；舌淡红，舌边有齿痕，脉弱；性格内向，易患病，病后恢复慢，不耐受风、寒、暑、湿之邪。

养生指导：脾胃为气机升降之枢纽，在饮食上要健补脾胃，顾护中焦，比如山药等，要合理饮食，脾健则使气血生化有源；同时脾为后天之本，主运化，起居上要做到劳逸结合，睡眠充足，春冬两季注意保暖，防止寒邪伤及脾胃。

（三）阳虚质

特征表现：肌肉松软不实；阳气不足，畏寒怕冷，手足不温，精神不振，喜热饮食；舌淡胖嫩，脉沉迟；性格多沉静内向，易患痰饮、肿胀、泄泻，感邪易从寒化，易感风、寒、湿邪。

养生指导：阳气不足，卫外失固，易感外邪。在寒热交替之际，衣物更换幅度不要太大，注意身体保暖，冬季多运动，夏季不宜剧烈活动；饮食上多食性热的食物，如肉类熟食，少吃生冷食物；起居上保证充足睡眠，避免劳累过度，使阳气充盛、阴阳气血相合。

（四）阴虚质

特征表现：体型偏瘦；阴液亏少，口燥咽干，手足心热，易烦躁；喜冷饮，大便干燥；舌红少津，脉细数；性格外向，性情急躁、好动，易患虚劳、失精、不寐，感邪易从热化，不耐受暑、热、燥邪。

养生指导：素体阴虚，阴津亏耗。饮食上以清淡饮食为主，少食温燥之食，以滋阴生津；起居上保证充足睡眠、作息时间规律；精神上保持心情舒畅，少烦躁动怒，以免热邪伤津而致病态。若孕妇素体阴虚，可以用药物调理，则如《格致余论》中记载："予之次女，形瘦性急，体本有热"，嘱其女以"四物汤加减服之"，以滋阴降火。

（五）痰湿质

特征表现：体型肥胖，腹部肥满，面部皮肤油腻；痰湿凝聚，口黏腻，胸闷痰多；喜食肥甘甜黏；苔腻，脉滑；性格温和稳重，易患消渴、中风、胸痹，对湿重环境适应力差。

养生指导：肥者多痰湿，饮食上以清淡素食为主，多食健脾利水之品，如冬瓜，少食肥甘厚腻之品，以免助湿生痰，以"早餐吃好，午餐吃饱，晚餐吃少"为原则；生活中要多锻炼，至汗出为宜；起居上，环境以干燥清爽为宜，避免潮湿，防湿邪侵袭，易感身重困倦无力。

（六）湿热质

特征表现：体态中等或偏瘦，面垢油光；口干口苦，身重困倦；大便黏滞不畅或燥结，小便短黄；舌质偏红，苔黄腻，脉滑数；男性易阴囊潮湿，女性易带下增多，易患疮疖、黄疸、热淋，对夏末秋初湿热气候、湿重或气温偏高环境较难适应。

养生指导：湿热体质，易湿热蕴脾，在饮食上以清淡为主，可食甘寒之品，避免油腻温燥之品；生活中加强锻炼；起居上，环境要通风干燥，防湿热加剧。

（七）血瘀质

特征表现：体型胖瘦均见，肤色晦暗；血行不畅，口唇暗淡，易出现瘀斑；舌暗或有瘀点，舌下络脉紫暗或增粗，脉涩；性格烦躁，健忘，易患癥瘕、痛证、血证，不耐受寒邪。

养生指导：瘀血阻滞，会导致气机不畅，经脉阻滞，饮食上配伍使用活血行气的食物，如山楂、玫瑰，避免生冷之品；生活中多做有利于关节活动的运动，比如健美操、瑜伽等，防止瘀血阻滞经脉，关节疼痛不利。保持心情舒畅，少生闷气，少动怒，防伤肝致疏泄不利。

（八）气郁质

特征表现：体型多瘦；气机郁滞，神情抑郁，情感脆弱；舌淡红，苔薄白，脉弦；性格内向不稳定、烦闷不乐、敏感多虑，易患脏躁、梅核气、百合病、郁证，对精神刺激适应力差，不适应阴雨天气。

养生指导：气郁体质多肝郁脾虚，思虑过度，心情抑郁。饮食上有人建议多食芽类、绿叶类、行气类食物，如春芽、韭菜、陈皮粥等，以发散疏理气机。生活中注意胁肋部保暖，使肝脏生理功能正常，气机畅达、气血和调，则精神乃居，保持心境平和，调养心神。

（九）特禀质

特征表现：过敏体质者一般无特殊，常见哮喘、风团、咽痒、鼻塞、打喷嚏，易患哮喘、荨麻疹、花粉症及药物过敏；先天禀赋异常者或有畸形，或有生理缺陷，有遗传性、先天性、家族性特征，常有遗传性疾病、胎传性疾病；对外界适应能力差。

养生指导：此体质对外界抵抗力很弱，多是先天不足，饮食上注意荤素搭配，过敏体质者要避开辛辣、腥味等刺激性强的食物；生活中，过敏体质者要注意季节变化，尤其是春夏季，减少外出时间，防止花粉等异物过敏；身体缺陷者要有积极心态，以乐观心态对待生活，为避免一些疾病的发生，可采取中医"治未病"的思想，提前检查身体，做到及时预防，及时诊治，调养身心健康。

养生重在合理性、科学化，中医养生理论博大精深，结合九种常见体质，从体质特征出发，指导适合人们的科学的养生方法，以防养生方法不当，反伤人体，使人"形神俱备，颐养天年"。

第五讲

治未病：循"经"探"穴"

第一节　认识经络

"五号车厢有位旅客，连续高烧多日，服用退烧药及感冒药均无效果，列车上如果有医生朋友，请速与车厢乘务员联系……"2018年10月4日傍晚，在深圳开往兰州的K131次列车上，洛阳中州人民医院针灸科杨晓峰医生突然听到火车上寻医救人的广播，随即联系了乘务员。在五号车厢，她见到一名满头大汗、脸色发白的小伙儿。杨晓峰表明身份后赶紧询问患者情况，小伙儿家属告诉她，小伙儿身体一向很好，没想到生病后便高热不退，吃药也没什么效果。现场没有任何诊疗器械，但凭借20年的行医经验，杨晓峰判断小伙儿很可能是因为舟车劳顿患上了重度流感，再加上没有及时治疗，导致病情变得严重。了解完情况后，杨晓峰掏出针灸包，熟练地将一根根银针扎在小伙儿的手、脚、头顶、胳膊及小腿上，1分钟、2分钟……10分钟后，小伙儿气色好转，症状减轻。留针40分钟后，小伙儿已经基本退热。上文出自《洛阳晚报》的一则报道，这样运用针灸在火车、飞机上救治患者的案例还有很多。看过这类报道，人们在啧啧称奇的同时，不禁好奇它背后的机制。其实，不论针灸、推拿、拔罐、刮痧、刺络放血等中医治疗方式，其基础都与经络学说密不可分。

一、经络的定义

经络学说是祖国医学理论的重要组成部分，是针灸学的理论核心。经络是运行气血的通路。经和络既有联系又有区别。经指经脉，犹如路径，贯通上下，沟通内外，是经络系统中的主干；络为络脉，它譬如网络，较经脉细小，纵横交错，遍布全身，是经络系统中的分支。所谓经气即经络之气，概指经络运行之气及其功能活动。

二、经络的功能

（一）联络脏腑，沟通表里

《灵枢·海论》指出："夫十二经脉者，内属于腑脏，外络于肢节。"人体的五脏六腑、四肢百骸、五官九窍、皮肉筋骨等组织器官，之所以保持相对的协调与统一，完成正常的生理活动，是依靠经络系统的联络沟通而实现的。经络中的经脉、经别与奇经八脉、十五络脉，纵横交错，入里出表，通上达下，联系了人体各脏腑组织、经筋、皮部，联系了肢体筋肉皮肤，加之细小的浮络和孙络形成了一个统一的整体。

（二）运行气血，濡养全身

《灵枢·本脏》指出："经脉者，所以行血气而荣阴阳，濡筋骨，利关节者也。"气血是人体生命活动的物质基础，全身各组织器官只有得到气血的濡润才能完成正常的生理功能。经络是人体气血运行的通路，能将其营养物质输布全身各组织脏器，从而完成"和调于五脏，洒陈于六腑"的生理功能。

（三）抗御外邪，保卫机体

由于经络能"行血气而营阴阳"，营气行于脉中，卫气行于脉外，使营卫之气密布周身，外邪侵犯人体由表及里，先从皮毛开始，卫气充实于络脉，络脉散布于全身，密布于皮部，当外邪侵犯机体时，卫气首当其冲发挥抗御外邪，保卫机体的屏障作用。

（四）接受刺激，调整虚实

在皮部的腧穴或经脉线上施以针灸、推拿、激光、电脉冲等皆可通过经络内外联系，调整内在脏腑经络的虚实，起到通经活络、扶正祛邪的作用。

三、经络的运行特点

经气活动的主要特点是循环流注、如环无端、昼夜不休。人体通过经气的运行，以调节全身各部的机能活动，从而使整个机体保持协调和相对平衡。

四、经络的分类

经络	经脉	十二经脉	手三阴经	手太阴肺经	气血运行的通道，与脏腑有直接络属关系
				手厥阴心包经	
				手少阴心经	
			手三阳经	手阳明大肠经	
				手少阳三焦经	
				手太阳小肠经	
			足三阴经	足太阴脾经	
				足少阴肾经	
				足厥阴肝经	
			足三阳经	足阳明胃经	
				足太阳膀胱经	
				足少阳胆经	
		奇经八脉	任脉、督脉、冲脉、带脉、阴跷脉、阳跷脉、阴维脉、阳维脉		十二经脉之外，别道奇行的八条经脉，其作用：一是加强和沟通十二经脉之间的联系，二是对十二经气血起蓄积、渗灌的调节作用
		十二经别			由十二经脉别出，有加强十二经脉中相为表里的两经之间联系的作用
	络脉	别络	十二经脉及任督二脉各有一条，加上脾之大络，共十五支，有加强十二经脉表里两经在体表的联系和灌输气血的作用		
		浮络	浮现于体表的络脉		
		孙络	最细小的络脉		
	连属部分	外连	十二经筋		十二经脉之气结、聚、散、络于筋肉、关节的体系。有连缀四肢百骸，主司关节运动的作用
			十二皮部		十二经脉的机能活动反映于体表的部位
		内属	五脏六腑：十二经脉所属络者		

（一）十二经脉

十二经脉是经络的主体部分，所以又称为十二正经。十二经脉的命名是根据经脉起止点所在手或足而分为手、足；根据经脉循行四肢内侧为阴经，外侧为阳经，以及经脉所属的内脏，分为阴阳、脏腑，其中阴阳又分为三阴三阳，即太阴、少阴、厥阴和太阳、少阳、阳明。以手太阴肺经、手阳明大肠经为例：肺与大肠是互为表里的脏腑，而手太阴肺经与手阳明大肠经互为表里，肺经行于上肢的内侧，是阴经；大肠经行于上肢的外侧，是阳经。肺经归属肺脏，并以经脉分支与其互为表里的大肠（腑）相联络，简称"属肺络大肠"。而大肠经则归属于大肠，并借助于经脉分支与肺经相联络，简称"属大肠络肺"。十二经脉皆有这种"属脏络腑"，或"属腑络脏"的关系。因此，十二经脉的全称，是由手或足、阴和阳、脏或腑组成。例如，由胸至手，循行于上肢内侧，属于肺的经脉，称为手太阴肺经。阴阳可用以说明经脉之相互表里、相互制约、相互依存的关系。例如，十二经脉的三阴三阳，还包涵阴阳之气的盛衰程度。阳气（阴气）初生称少阳（少阴），阳气（阴气）旺盛称太阳（太阴），介于少阴、太阴两阴之间的称厥阴，阳气最旺盛的称阳明。三阴三阳的表里匹配关系是，阳明与太阴互为表里，太阳与少阴互为表里，少阳与厥阴互为表里。三阳经分布于肢体的外侧，阳明在前，太阳在后，少阳居中。三阴经分布于肢体的内侧，太阴在前，少阴在后，厥阴居中。综上所述，十二经脉中的足三阴经、手三阴经在体内皆有属脏络腑的关系，而足三阳和手三阳经在体内皆属腑络脏。此外，十二经脉在四肢的肘膝以下和头面部又都有相连的分支或通过络脉相通，而形成一个密布于周身的网络体系。中医的"脏"是指五脏（心、肺、脾、肝、肾），"腑"是指六腑（胆、胃、大肠、小肠、膀胱、三焦）。

（二）奇经八脉

奇经八脉是沟通和连接十二经脉的较大的支脉，共有任脉、督脉、冲脉、带脉、阴蹻脉、阳蹻脉、阴维脉和阳维脉八条。因为其循行路径与十二经脉不同，并与脏腑没有直接的络属关系，故称奇经八脉。

（三）十五络脉

十五络脉是从经脉分出来的斜行的支脉，即十二络脉（每条经都有一条络脉）加上任、督二脉的络脉和脾的一条大络，共十五条，它是所有络脉的主体。

五、经络学说的意义

经络学说是阐述人体经络系统的循行分布、生理功能、病理变化及其与脏腑相互关系的理论体系，对针灸、推拿、拔罐、刮痧等临床实践具有重要的指导作用。人们常说的"通则不痛，痛则不通"，即指经络而言。经络通畅，气血才能川流不息地营运于全身。只有经络通畅，才能使脏腑相通、阴阳交贯，内外相通，从而养脏腑、生气血、布津液、传糟粕、御精神，以确保生命活动顺利进行，新陈代谢旺盛。所以说，经络以通为用，经络通畅与生命活动息息相关。一旦经络阻滞，则影响脏腑协调，气血运行也受到阻碍。因此，《素问·调经论》说："五脏之道，皆出于经隧，以行血气，血气不和，百病乃变化而生。"

六、经络与治未病

据上文可知，畅通经络既是治病的准则，也是治未病的准则。经络与治未病的关系，可以理解为经络上出现的酸、胀、痛、冷、热、麻、木等异常感觉，是机体可能出现的包括经络、气血、脏腑层面的疾病的先兆，可以形象地理解为经络的异常就是治未病的前哨。

《黄帝内经》曰："圣人不治已病治未病。"凡事都讲究证据，"未病"是未成形的病，如何发现"未病"的证据？中医可通过"望闻问切"四诊合参，收集身体多方面信号，来判断脏腑的状况及疾病发展的趋势。在疾病成形的更早期进行干预、治疗是中医的优势。非专业人士能否经过指导，学会随时主动探查身体并通过自身现象的自我观察及时发现异常，及早采取恰当的干预措施，将疾病消除在萌芽状态，防患于未然呢？其实是可以的。中医讲究取象比类，城市拥堵，人流、物流不畅；河道拥堵，河水不能灌溉良田；网络拥堵，信息不能传递；生产线拥堵，资源浪费、产能下降；下水道拥堵，城市内涝；经络拥堵，势必造成气血运行阻碍，物资不能运送过来，垃圾不能及时排出，信息传递不畅，相应脏腑功能受到影响，久之疾病形成。经络上也存在类似于城市道路的固定堵点。每条经络有若干个容易堵塞的穴位，多分布在肘、膝、腕、踝附近，人们可以自己动手在特定线路上循经敲揉导引，这个点就以疼痛的形式表露出来。这些痛点的存在说明经络目前可能存在气血运行不够顺畅的问题，说明身体目前没有处在最佳状态。"通则不痛"，"痛则不通"，在探查到的痛点处敲揉、点按，可以促进经气的运行，从而改善瘀滞的状态，实现治未病的目的。

第二节　认识腧穴

一架航行于万米高空的航班，一位突感身体不适的男子，面对随时可能出现的昏厥，以及可能引发恐慌的局面，一个身影闻讯赶来，简单迅速地望闻问切之后，他在男子的合谷、内关等穴位施以点穴按摩，十余分钟后，男子的面色由苍白逐渐红润，危急的局面得到了控制。这不是科幻电影情节，而是发生在从沈阳飞往贵阳的一架航班上的真实事件。辽宁中医药大学附属第三医院党委书记张虹玺和同事正讨论着即将参加的学术会议，突然机舱广播："一位男性乘客身体不适，急需救助。"作为一名医生他没有半点迟疑，立即解开安全带冲过去："我是医生！我来看看！"张虹玺很快在空姐的带领下赶到机舱前排，只见一位50多岁的男乘客倒在座椅上，双目紧闭、脸色苍白、呼吸急促、头向侧垂，情况相当危急。张虹玺立即上前检查患者情况，一项项评估呼吸、脉搏等生命体征，并尝试与这名患者进行了简单交流。"你是不是没吃饭啊？"张虹玺发现患者手部发凉，整个人处于昏睡状态，结合向患者提出了疑问。"是，我没吃早饭，午饭也简单吃了一口"，患者的回答也印证了张虹玺对其号脉情况的判断。根据这名患者的症状，凭借22年的行医经验，张虹玺判断如果不及时处理，对方有可能会进入晕厥状态。但当时飞机上的急救条件有限，张虹玺只能徒手急救。在乘务人员的协助下，他将乘客调整到舒适体位，松开衣扣，给予吸氧，按压内关、合谷等中医急救要穴，同时辅助乘客喝下糖水。持续按压穴位十多分钟后，患病的男乘客慢慢睁开眼睛、呼吸也顺畅了，机舱里的人都放下心来，大家也纷纷为张虹玺的举动喝彩。

为什么按摩几个穴位能有如此神奇的功效？这要先从腧穴的概念和功用说起。

一、腧穴的概念

腧穴是人体脏腑经络之气输注于体表的部位，是针灸、推拿治疗疾病的刺激点与反应点。腧与"输"通，有转输、输注的含义；"穴"即孔隙。所以，腧穴的本义即是指人体脏腑经络之气转输或输注于体表的分肉腠理和骨节交会的特定的孔隙。

二、腧穴的分类

腧穴主要的分类有四：经穴、经外奇穴、阿是穴和耳穴。腧穴虽有分类，但它们之间又相互联系，构成了腧穴体系。

经穴，又称十四经穴。分布于十二经脉和任、督二脉上的腧穴，是全身腧穴的主要部分。

奇穴，又称经外奇穴。凡有一定的穴名，又有明确的部位及治疗作用，但尚未归入十四经脉系统的腧穴，称为奇穴。

阿是穴，又称压痛点。它既无具体的名称，又无固定的位置，是以压痛点或其他反应点作为腧穴用以治疗疾病的。

耳穴，就是分布于耳廓上的腧穴。也称反应点、刺激点。当人体内脏或躯体有病时，往往会在耳廓的一定部位出现局部反应，如压痛、结节、变色、导电性能等。利用这一现象可以作为诊断疾病的参考，或刺激这些反应点（耳穴）来防治疾病。

三、腧穴的功能

笼统地说，腧穴的功能是"输注脏腑经络气血，沟通体表与体内脏腑的联系"。具体地说，腧穴从属于经脉，通过经脉向内传导并且和脏腑之间有着不可忽视的重要联系，是脏腑和经络气血渗透、输注、出入的特殊部位。气血通过腧穴通行出入，脏腑和经脉之气在腧穴这一部位游行、出入，因此腧穴就具备了抵御外来疾病、反映机体病痛、感受刺激和传入疾病信息等功能。

四、腧穴的主治规律

近治作用：腧穴具有治疗其所在部位局部及邻近组织、器官病证的作用。这是一切腧穴主治作用所具有的共同和最基本的特点。如睛明穴可以治疗眼疾，中府穴、肺俞穴可以治疗肺部疾病等。

远治作用：腧穴具有治疗其远隔部位的脏腑、组织器官病证的作用。尤其是十二经脉中位于四肢肘膝关节以下的经穴，远治作用尤为突出。如合谷可以治疗面瘫口眼㖞斜，足三里可以治疗胃痛等。

特殊作用：某些腧穴具有双向的良性调节作用和相对的特异治疗作用。如内关可以治疗心动过速，也可以治疗心动过缓；至阴穴可矫正胎位，治疗胎位不正等。

五、腧穴与治未病

那么，回顾这次空中急救事件，张医生选择的腧穴是内关和合谷，内关穴从属手厥阴心包经，其作用是宁心安神、理气止痛，现代常用于治疗心绞痛、心肌炎、心律不齐、胃炎、癔症等。患者因低血糖出现的心律失常可以通过按摩内关穴得到改善。合谷穴从属于手阳明大肠经，其作用是镇静止痛，通经活经，清热解表。合谷为大肠经原穴，属阳主表，取清走衰，宣泄气中之热，升清降浊，疏风散表，有宣通气血之功，调气血通经络的"开四关"中就有合谷穴。因此取合谷以振奋阳气、宣通气血、镇静通络，以遏止患者进入昏厥状态。由此可见，腧穴的作用在"已病防变"的层面有着重要意义，既有明确的临床疗效，同时在一些危急时刻还可以派上大用场。

腧穴在未病先防、既病早治方面有什么意义呢？我们一起再来看下面的故事。《扁鹊仓公列传》记载："扁鹊过齐，齐桓侯客之。入朝见，曰：'君有疾在腠理，不治将深。'桓侯曰：'寡人无疾。'扁鹊出，桓侯谓左右曰：'医之好利也，欲以不疾者为功。'后五日，扁鹊复见，曰：'君有疾在血脉，不治恐深。'桓侯曰：'寡人无疾。'扁鹊出，桓侯不悦。后五日，扁鹊复见，曰：'君有疾在肠胃间，不治将深。'桓侯不应。扁鹊出，桓侯不悦。后五日，扁鹊复见，望见桓侯而退走。桓侯使人问其故。扁鹊曰：'疾之居腠理也，汤熨之所及也；在血脉，针石之所及也；其在肠胃，酒醪之所及也；其在骨髓，虽司命无奈之何。今在骨髓，臣是以无请也。'后五日，桓侯体病，使人召扁鹊，扁鹊已逃去。桓侯遂死。"

这是一个大家耳熟能详的历史故事。上学时老师说该文意在告诫世人不要讳疾忌医，特别是为政者，应该勇于正视现实，直面个人灾难、社会危机，及早采取救治措施。如果抛开哲学的思辨，单纯从医学角度审视这段文字，治未病的内涵就逐渐得以显现。首先，在桓侯发病前，桓侯是没有察觉身体有异样的，甚至还讽刺扁鹊喜欢无中生有，把治好莫须有的病当功绩。这就说明，很多疾病，在疾病未发生质变之前，漫长的蓄积的量变过程中，中医是可以通过望闻问切发现疾病的蛛丝马迹的，这也正是孙思邈提到的："上工治未病，中工治欲病，下工治已病"。那么，经络腧穴与治未病中"未病先防、既病早治"的层面，在上文中是如何体现的呢？正是在"疾之居腠理也，汤熨之所及也；在血脉，针石之所及也"这两句中。汤熨，即外用药热敷，针石，即针灸，都是通过刺激经络腧穴达到治疗作用的一种方式。这段话还常被解释为腧穴的运用只适合于疾病在表浅部位，病入脏腑非用汤药不能及。这里姑且不论对错，但腧穴的适用范围，绝不止疾病处于人体表浅部位，针对腧穴的针灸推拿也是很多脏腑疾病不可或缺的手段。

综上所述，腧穴是人体脏腑经络之气输注于体表的部位，是针灸、推拿治疗疾病的刺激点与反应点。腧穴对疾病的不同阶段：未病、欲病、已病、复发都有积极的预防和治疗作用。

第三节　常用保健要穴

常用的保健要穴按人体部位分介绍如下：

一、头颈部常用保健要穴

1. 太阳穴

【位置】在外眼角外上方 1 寸左右，用手摸有一个很明显的凹陷处。

【功效】清肝明目，通络止痛。

【主治】

（1）舒解偏正头痛、神经血管性头痛、三叉神经痛、眼睛疲劳等。

（2）缓解目赤肿痛、视神经萎缩等。

（3）解除疲劳、振奋精神、止痛醒脑、解除掉发危机等。

【按摩方法】两个拇指指腹分别压住左右两个太阳穴。顺时针方向，用力稍强揉 1～2 分钟，方向相反再揉 1～2 分钟。

【穴位解读】太阳穴属经外奇穴，是人体头部的重要穴位，《达摩秘方》中将按揉此穴列为"回春法"，认为常用此法可保持大脑的青春常在，返老还童。当人们长时间连续用脑后，太阳穴往往会出现重压或胀痛的感觉，这就是大脑疲劳的信号。这时施以按摩效果会非常显著。按摩太阳穴可以给大脑以良性刺激，能够解除疲劳、振奋精神、止痛醒脑，并且能继续保持注意力集中。需要特别注意的是，太阳穴也是最早被各家武术拳谱列为要害部位的"死穴"之一。少林拳中记载，太阳穴一经点中"轻则昏厥，重则殒命"。现代医学证明，打击太阳穴，可使人短暂晕倒或造成脑震荡，使人意识丧失。

2. 攒竹穴

【位置】在面部，眉毛内侧边缘凹陷处（当眉头陷中，眶上切迹处）即是。

【功效】清热明目，祛风通络。

【主治】

（1）头痛、口眼㖞斜、目视不明、目赤肿痛、迎风流泪、眼睛充血、眼睛疲劳等。

（2）特殊作用：腰扭伤、呃逆。

【按摩方法】用拇指按揉攒竹穴 100～200 次。

【穴位解读】攒竹穴归属足太阳膀胱经，《经穴探源》解释攒为聚集也，竹为山林之竹也。指膀胱经湿冷水气由此吸热上行。本穴物质为睛明穴上传而来的水湿之气，因其性寒而为吸热上行，与睛明穴内提供的水湿之气相比，由本穴上行的水湿之气量小，如同捆扎聚集的竹竿小头一般（小头为上部、为去部，大头为下部、为来部），以此得名。又名眉本穴。指本穴的气血强弱虚实直接关系到眉发的荣枯，就是说，攒竹气血亏虚的人，眉毛往往较为稀少。临床上本穴除了可以治疗头面部疾患，对于呃逆和腰扭伤有时也有特殊的疗效。本穴位与睛明穴均可改善眼肌疲劳，本穴取穴更易，操作更加方便。

3. 四白穴

【位置】位于面部，瞳孔直下，当眶下孔凹陷处。简便取法：食指、中指伸直并拢，中指贴于两侧鼻翼，食指指尖所按处有一凹陷处即是。

【功效】祛风明目，通经活络，疏肝利胆。

【主治】

（1）目赤痒痛、眼睑瞤动、口眼㖞斜、头痛眩晕、面神经麻痹、面肌痉挛、角膜炎、结膜瘙痒、角膜白斑等。

（2）特殊作用：胆道蛔虫病。

【按摩方法】使用双手的食指，略微用力进行按压；时间与次数：每次持续按压3秒，10次为1组；最佳刺激时间：早、中、晚，各一组。

【穴位解读】四白穴归属足阳明胃经，胃经经气吸收脾土之热，在四白穴气化形成白雾之状充斥四周，这个气化的作用其实有很实在的现实意义，在中小学眼保健操中，有一节是"揉四白穴"，很多人在认真按揉后，都会发现原本干涩疲劳的眼睛变得湿润明亮。因此，按揉这个穴位，对眼部保健极有好处。《针灸甲乙经》曰："目痛口僻，戾目不明，四白主之。"《圣济总录》曰："凡用针稳审方得下针，若针深，即令人目乌色。"这些记载，都说明了这个穴位的作用和特点。在电脑、网络等办公自动化系统普及的当下，除了给予适当的休息外，按摩四白穴进行刺激，也是舒缓疲劳的好方法。

4. 风池穴

【位置】在项部，当枕骨之下，与风府相平，胸锁乳突肌与斜方肌上端之间的凹陷处。最简单的取穴方法就是把我们的手大拇指、中指放在头的枕部两侧，轻轻地往下滑动，这样就会感觉到两边有个凹陷，即是。

【功效】壮阳益气，醒脑开窍，疏风清热，明目益聪，平肝息风，祛风解毒，通利官窍。

【主治】

（1）头面部疾病：头痛、眩晕、伤风感冒、鼻渊、鼻衄、目赤肿痛、迎风流泪、夜盲症、耳鸣、耳聋、颈项强痛、落枕、荨麻疹等。

（2）神志疾病：神经衰弱、癫痫、失眠等。

（3）脑血管疾病：高血压、脑供血不足、中风后遗症等。

【按摩方法】取端坐位，将双手拇指指腹放于两侧风池穴处，先点按0.5分钟，再向外按揉 2 分钟，力量由轻渐重。感冒头痛时，把四根手指头放在自己的头顶两边，大拇指按到风池穴，用大拇指来回地按揉。也可以四指弯曲并拢，用指尖叩打风池穴，这样可以祛风寒、祛风热，而且还能清醒五官，缓解症状。

【穴位解读】风池穴属足少阳胆经，是足少阳经、阳维脉的交会穴。风即风邪，池即池塘，此穴在枕骨下，局部凹陷如池，常为风邪侵入处，也是祛风之要穴，故名风池。本穴为治疗头、眼、耳、口、鼻、脑、神志疾患，以及上肢病的常用要穴。经常按摩会有消除黑眼圈，眼部减压，改善颈部僵硬，消除肩膀酸痛，缓解偏头痛等作用。需要注意的是，风池穴位置靠近延髓，切勿大力按揉叩击。

二、上肢常用保健要穴

1. 合谷穴

【位置】在手背，第一、二掌骨间，当第二掌骨桡侧的中点处。简易取穴：先以右手拇指内侧横纹，对应左手虎口，拇指下压所按之处即是，或食指、拇指并拢，虎口处出现隆起肌肉，状若山丘，往后走为山谷凹陷处，即是此穴。

【功效】疏风解表，通络镇痛，行血活气。

【主治】

（1）呼吸系统疾病：感冒、头痛、咽炎、扁桃体炎。

（2）五官科疾病：鼻炎、牙痛、耳聋、耳鸣。

（3）精神神经系统疾病：三叉神经痛、面肌痉挛、面神经麻痹、癔症、癫痫、精神病、中风偏瘫、小儿惊厥。

（4）运动系统疾病：腰扭伤、落枕、腕关节痛。

（5）妇产科疾病：痛经、闭经、催产。

【按摩方法】拇指指腹垂直按压穴位，至有酸痛胀感。有说法指压时应朝小指方向用力，而并非垂直手背的直上直下按压，认为可以更好地发挥此穴道的疗效。朝向小指方向按压，实际类似针灸透刺的概念，这样可以同时按揉到合谷穴和三间穴，增强了激发手阳明经经气的作用。

【穴位解读】合谷穴归属手阳明大肠经，又称"虎口穴"。"虎"，八卦中的寅木也，风也。口，出入之所也。虎口名意指穴内的气血物质运动形式为风木的横向运动，简单地说就是激发经气、行气活血之力颇大，因此特别需要注意孕妇应该避免按揉此穴位。合谷穴总治头、面各症，是齿、眼、喉咙（咽喉）等症之特效穴。因手阳明大肠经经过下牙龈，因此下牙疼痛时按合谷 3～5 分钟，疼痛会减轻。如果患牙龈炎，并且持续时间较长，反复发作，经常按压合谷也有效果。合谷还是一个急救穴。如因中暑、中风、虚脱等导致晕厥时，可用拇指掐捏患者合谷，持续 2～3 分钟，晕厥一般可缓解。如果同时用指尖掐按人中，醒脑回苏的效果更好。

2. 后溪穴

【位置】第 5 掌指关节后的远侧掌横纹头赤白肉际处。

【功效】清心安神，通经活络。

【主治】

（1）头痛项强，目赤肿痛，落枕，耳聋，耳鸣，鼻衄，癫痫，疟疾，黄疸，盗汗，腰背腿痛，肘、臂、手指挛急等。

（2）特殊用途：睑腺炎（麦粒肿）（多用灸法），急性腰扭伤。

【按摩方法】坐在桌子旁，可以把后溪穴放在桌子沿上，用腕关节带动双手，轻松地来回滚动，即可达到刺激的效果，每小时刺激 3～5 分钟即可。

【穴位解读】后溪穴归属手太阳小肠经，能促使清阳之气上行督脉，故为督脉手太阳之会，同时后溪是八脉交会穴中通督脉的重要穴位，有通督脉、泻心火、壮阳气、调颈椎、利眼目、正脊柱的功效。对于长期伏案工作的人群，间隔几小时把双手后溪穴放在桌沿上来回滚动 3～5 分钟，可以缓解长期伏案及电脑对人体带来的不良影响。

3. 外关穴

【位置】前臂伸侧面腕背横纹后 2 寸，尺骨与桡骨之间，当阳池与肘尖的连线上。屈肘俯掌时，在指伸肌桡侧凹陷处。

【功效】疏表解热，通经活络，清热解表。

【主治】

（1）五官科疾病：目赤肿痛、耳鸣耳聋、鼻衄、牙痛、三叉神经痛、腮腺炎。

（2）运动系统疾病：上肢关节炎、桡神经麻痹、急性腰扭伤、颞颌关节紊乱、落枕等。

（3）其他：热病、感冒、高血压、偏头痛、失眠、脑血管后遗症、遗尿。

【按摩方法】用大拇指指尖掐按外关穴 100～200 次。

【穴位解读】外关穴属手少阳三焦经，是手少阳三焦经的络穴、八脉交会穴之一，通阳维脉。外为内之对，关即关隘，此穴在前臂外侧要处，犹如关隘，故名外关。常用于治疗耳聋耳鸣、头晕头痛。因其属三焦经络穴，三焦目前认为与淋巴循环有密切的关系，因此外关穴对机体淋巴循环异常有一定治疗作用。

4. 内关穴

【位置】位于手掌面关节横纹的中央，往上约三指宽的中央凹陷处。

【功效】宁心安神，理气止痛。

【主治】心痛、心悸、胸痛、胃痛、呕吐、孕吐、晕车、手臂疼痛、呃逆、健忘、失眠、癫狂、痫证、郁证、眩晕、中风、偏瘫、哮喘、偏头痛、热病、产后血晕、肘臂挛痛、癔症、无脉症等。

【按摩方法】用大拇指指尖掐按内关穴 100～200 次。

【穴位解读】内关穴属手厥阴心包经，是手厥阴心包经的络穴、八脉交会穴之一，通阴维脉。内即内侧，与外相对，关即关隘，此穴在前臂内侧要处，犹如关隘，故名内关。内关穴对心率有双向良性调节作用，可使过快的心率减慢，使过慢的心率加快。有报道称，窦性心动过速者常于针刺或按摩内关穴后3～5分钟后逐渐恢复正常。另外，内关穴对预防过敏性休克的发生有一定作用；对神经性呕吐、手术麻醉引起的恶心呕吐，疗效较好；对癔症也有一定的治疗效果。

5. 手三里穴

【位置】在前臂背面桡侧，当阳溪与曲池连线上，肘横纹下2寸。

【功效】疏经通络，消肿止痛，清肠利腑。

【主治】

（1）运动系统疾病：腰痛、肩臂痛、上肢麻痹、半身不遂等。

（2）消化疾病；溃疡病、肠炎、消化不良等。

（3）五官科疾病：牙痛、口腔炎等。

（4）其他：颈淋巴结核、面神经麻痹、感冒、乳腺炎等。

【按摩方法】用大拇指指尖掐按揉手三里穴100～200次。

【穴位解读】手三里穴是手阳明大肠经的重要腧穴，因为它能通治上、中、下三部的疾病，因而得名。刺激手三里能够促进肠胃蠕动，从而改善大肠的运动动能，进一步调节消化系统功能；同时，针刺手三里还能够提高皮肤的痛阈值，即降低疼痛感，从而起到镇痛的作用。手三里除了对上肢酸痛有效外，因循行路线的特点，对颈肩不适也有良好的作用，对于伏案工作的人群，工作之余按揉手三里对缓解颈肩部疲劳十分有益。手三里还是治疗痈疮的特效穴，多用艾灸治疗。

6. 孔最穴

【位置】位于人体前臂掌面桡侧，当尺泽穴与太渊穴连线上，腕横纹上7寸。简易取穴：一手手臂前伸，于腕横纹处定太渊穴，再于肘横纹中定尺泽穴，两穴连线上，太渊穴上7寸即是。

【功效】清热止血，润肺理气，平喘利咽。

【主治】痔疮、气喘、咳血、咽喉肿痛、肘臂痛、热病、头痛、咯血、咳嗽、嘶哑失声、支气管炎、支气管哮喘、肺结核、肺炎、扁桃体炎、手指关节炎、肋间神经痛。

【按摩方法】每天用拇指指腹按压孔最穴1～3分钟，可以预防因长时间蹲坐而造成的痔疮，也可以调理肺气、清热止血。

【穴位解读】孔最穴属手太阴肺经，也是手太阴肺经的郄穴，功善止血、止痛，故有宣通肺气、开泄腠理、理气止血之功，可治疗外邪袭肺，肺脉壅遏所致诸症及出血症。现代人由于工作需要久坐，运动的机会较少，非常容易患痔疮，经常按压孔最穴不仅可以缓解痔疮的疼痛，也可以调理肺气、清热凉血。

7. 曲池穴

【位置】肘横纹外侧端，屈肘，当尺泽穴与肱骨外上髁连线中点。即在手肘关节弯曲凹陷处。

【功效】清热解表，散风止痒，消肿止痛，调和气血，疏经通络。

【主治】脑血管病后遗症、肩周炎、肘关节炎、高血压、皮肤病、流行性感冒、肺炎、扁桃体炎、咽喉炎、牙痛、睑腺炎、乳腺炎、甲状腺肿大、过敏性疾病等。

【按摩方法】用一手轻握另一手肘，弯曲大拇指以指腹垂直按揉穴位。

【穴位解读】曲池是人体腧穴之一，属于手阳明大肠经之合穴，清热解毒作用明显，除了上述主治病证之外，一些常见疾病也可以通过按摩刺激曲池穴来帮助缓解治疗，如青春痘、额头痘痘、眉心痘痘等。

三、胸腹部常用保健要穴

1. 膻中

【位置】在前正中线上，两乳头连线的中点。

【功效】宽胸理气，止咳平喘，通阳化浊，开郁散结，安神定惊，清心除烦。

【主治】胸闷、咳喘、吐逆、心悸气短、胸腹部疼痛、产妇少乳、乳腺炎等。

【按摩方法】按摩取穴时，可取仰卧位或端坐位，用中指指腹点揉穴位，可顺时针和逆时针交替点揉。点揉的力度要适中，手法均匀、柔和，不要过度用力。每天早晚各按摩1次，每次点揉3～5分钟即可。

【穴位解读】膻中穴位于人体的胸部正中，属于任脉经穴，为八会穴之气会，宗气之所聚处，是人体穴位当中的理气要穴。当人生闷气的时候，就会感觉有胸中憋闷的情况发生。此时，我们要做的就是把心态放平和，同时配合按揉膻中穴，不仅可驱散憋闷于胸中的怒气，还可以起到理气活血通络的作用，调顺人体正常的气，人的心情也就随之舒畅许多。膻中穴也是心包经的募穴，心包为心之外卫，心主神明，所以刺激膻中穴还具有安神定惊、清心除烦的作用，用于治疗心悸、心烦等病证。

2. 期门

【位置】在胸部，当乳头直下，第六肋间隙，前正中线旁开4寸。

【功效】疏肝清热，利胆和胃，降逆止痛。

【主治】胸胁胀满疼痛、呕吐、呃逆、吞酸、腹胀、泄泻、饥不欲食、胸中热、喘咳、奔豚、疟疾、伤寒热入血室、荨麻疹等。

【按摩方法】先用手掌轻擦双侧胁部至微微发热，然后用拇指指面着力于期门穴之上，由轻至重，待产生酸、麻、胀、痛、热和走窜等感觉后，再施以按揉的方式，让刺激充分达到肌肉组织的深层，持续数秒后，渐渐放松。如此反复操作，左右交替，每次每穴按压3～5分钟，每日2～3次。

【穴位解读】期门穴归属足厥阴肝经，是肝之募穴，足太阴、厥阴、阴维之会。本穴为肝经的最上一穴，由于下部的期门穴无物外传而使本穴处于气血物质的空虚状态。但是，本穴又因其位处于人体前正中线及侧正中线的中间位置,既不阴又不阳、既不高亦不低,因而既无热气在此冷降也无经水在此停住,所以,本穴作为肝经募穴,尽管其穴内气血空虚,但却募集不到气血物质,唯有期望等待,故名期门。简单地说,刺激期门可以有效激发肝经气血的运行。临床上,期门穴主要用于治疗腹胀、胸胀、打嗝、呕吐等肝部和胃部不适引起的病证。此外,它对肝脏排毒等问题引起的皮肤粗糙、肤色蜡黄等也有很好的治疗效果。经常按揉期门,除了能排毒养颜,还可丰胸、祛痛。因为期门穴位于乳下,按摩此穴位可促进女性胸部血液循环,具有疏经活血的功用,长期按摩,可促进乳房发育,改善因气血瘀积造成的乳房疼痛等症。

3. 章门

【位置】于侧腹部,在第十一肋游离端的下际。侧卧,举臂取之。

【功效】疏肝健脾,理气止痛。

【主治】腹痛、腹胀、肠鸣、泄泻、呕吐、神疲肢倦、胸胁痛、黄疸、痞块、小儿疳积、腰脊痛。

【按摩方法】用拇指按压在章门穴穴位上,先点按穴位 1 分钟左右,再分别沿着顺时针和逆时针方向旋转按揉章门穴 3~5 分钟即可,按揉本穴时穴位局部会有胀痛的感觉。

【穴位解读】章门穴属于足厥阴肝经,是脾经的募穴,八会穴之脏会,足厥阴、少阳之会。因此章门穴可以同时调理肝、脾二脏气血的运行,有善于调理脾之虚证、肝之实证的说法。章门又名脏会,指五脏的各种气血物质会合在该穴,因此章门一个穴位又有刺激五脏气血运行的作用,临床上常与期门配合按摩。

4. 带脉

【位置】位于人体侧腹部,当第十一肋骨游离端下方垂线与脐水平线的交点上,章门穴下 1.8 寸处。

【功效】健脾利湿,调经止带。

【主治】

(1)月经不调、带下、经闭、少腹痛等妇科病证。

(2)胁痛、腰痛。

【按摩方法】用双手从两边按捏、揉点、提拿穴位。

【穴位解读】带脉穴归属足少阳胆经,有排毒养颜,塑造腰线,缓解痛经、月经不调、腹痛等作用。带,指束带。可主治妇人经带疾病,故名带脉。人体奇经八脉中有一条带脉,如腰带一般,绕脐一周,犹如束带。带脉穴即足少阳胆经与带脉的交会之处,因此本穴位有类似带脉提拉诸脏腑组织、防止下垂的作用。

对带脉穴进行长时间的按摩,对于恢复带脉的约束能力、减除腰腹部的脂肪,作用明显。

5. 关元

【位置】身体前正中线上,脐中下 3 寸。

【功效】固本培元。

【主治】阳痿、早泄、月经不调、崩漏、带下、不孕、子宫脱垂、闭经、遗精、遗尿、小便频繁、小便不通、痛经、产后出血、小腹痛、腹泻、腹痛、痢疾等各种虚弱证候。

【按摩方法】用手掌根部推揉关元穴2～3分钟，长期按摩，可改善痛经、失眠等。另外，震颤法是刺激量更大的一种按摩手法：双手交叉重叠置于关元穴上，稍加压力，然后交叉之手快速地、小幅度地上下推动。操作不分时间地点，随时可做。注意不可以过度用力，按揉时只要局部有酸胀感即可。

【穴位解读】关元穴属于任脉经穴，是一个妇孺皆知的重要穴位，兼养生保健与疾病治疗于一身。众所周知，关元具有培元固本、补益下焦之功。因此，它可强身健体、延年益寿，同时，但凡遇到元气亏损之疾病也都可用此穴来治疗。关元在道家又称下丹田，是修炼的重要关卡。一般关元穴的保健手法以按摩中的摩法、艾灸中的间接灸（隔物灸）为主。摩法可参照上文掌根推揉的方式进行。间接灸可选择隔姜、隔蒜、隔盐等，或悬灸皆可。在古代，关元多推崇瘢痕灸，即直接灸，以灼破皮肤灼出瘢痕为度，认为效果最佳。现今不推荐瘢痕灸，因其皮肤发疱破溃若消毒不当容易感染，有一定风险。

四、腰背部常用保健要穴

1. 夹脊穴
【位置】夹脊穴的准确位置位于背部，从第一胸椎至第五腰椎，棘突下两侧，旁开0.5寸，一侧17个穴。

【功效】调节脏腑，舒经活络。

【主治】腰背痛、坐骨神经痛、胸闷憋气、喘咳、呃逆、反酸、胃痛胃胀、腹痛腹胀等、带状疱疹后遗神经痛。

【按摩方法】夹脊穴自己很难按揉到，可以由他人用双手拇指沿脊柱两侧由上至下反复推揉5分钟，长期按摩，可防治腰背疾病。

【穴位解读】夹脊穴属于经外奇穴，它不是一个穴位而是众多穴位的集合。它在人体的脊柱两侧，将脊柱夹在中间，所以被称为夹脊穴。相传华佗曾经通过夹脊穴将一个不能行走的患者治愈，所以人们又将夹脊穴称为华佗穴、华佗夹脊穴、佗脊穴、脊旁穴。夹脊穴对人体的作用非常大，能治疗多种疾病，包括各个脏腑的病变，以及调节自主神经功能等，对人体十分有利。常见的病证有血管性头痛、中风、高血压、肢端感觉异常症等。这些都是通过调节自主神经系统的功能从而起到治疗作用的，并且由于人体的自主神经是由内脏神经纤维中的传出神经组成的，所以它能调节许多脏腑疾病，包括消化系统疾病、心肺病、神经衰弱等一系列的慢性病。这样看来，夹脊穴是人体非常强大的治疗疾病的场所。

2. 秉风穴

【位置】位于人体的肩胛部，岗上窝中央，天宗穴直上，举臂有凹陷处。

【功效】散风活络，止咳化痰。

【主治】肩臂疼痛、肩胛痛、肩周炎、上肢酸麻、支气管炎等。

【按摩方法】秉风穴自己很难按揉到，可以由他人用大拇指指尖按揉穴穴 100~200 次。

【穴位解读】秉风穴归属手太阳小肠经，是小肠经、大肠经、三焦经与胆经的交汇处，这里极易受风邪入侵，久则气血运行受阻，不通而痛。秉是遭受的意思，秉风穴有遭受风邪的意思，因此本穴能缓解风邪造成的病证。经常按摩本穴也能提高人体对风邪的抗御能力，对于办公室一族来说益处颇多。

3. 命门穴

【位置】腰部脊柱区，当后正中线上，第二腰椎棘突下凹陷中。

【功效】温肾助阳，镇静止痛。

【主治】腰痛、遗尿、尿频、泄泻、遗精、白浊、阳痿、早泄、赤白带下、胎屡坠、五劳七伤、头晕耳鸣、癫痫、惊恐、手足逆冷等虚寒、虚劳疾病。

【按摩方法】用左手食、中、无名三指指腹搓，会有灼热感。最好先搓尾骨，把尾骨部位搓热后（此为一阳来复），再沿尾骨搓到命门，再搓命门 5 分钟。

【穴位解读】命门穴属督脉经穴，现代常用于治疗性功能障碍、前列腺炎、月经不调、慢性肠炎、腰部疾患。中医理论中，肾是先天之本，肾的活动就像水的流动一样，需要阳气的温煦，这里的阳气就是指命门之火。如果火力不足，就不能保证肾很好地运行水，导致肾水不温，表现出来的症状就是腰膝酸软、水肿、阳痿、宫寒、不孕等，也就是人们常说的肾阳虚，这时候就需要靠命门穴来发挥温肾补阳的功用。艾灸命门就是缓解阳虚症状、增补阳气的常用方法，能有效缓解女性手脚冰凉、老年人关节怕冷、男性尿频等症状。在平时可以经常用手掌心按摩命门穴，可以添加命门之火，壮大生命的火力。

4. 八髎穴

【位置】具体部位相当于骶骨上的四对骶后孔。

上髎穴：在骶部，当髂后上棘与中线之间，适对第一骶后孔处。

次髎穴：在骶部，当髂后上棘内下方，适对第二骶后孔处。

中髎穴：在骶部，当次髎下内方，适对第三骶后孔处。

下髎穴：在骶部，当中髎下内方，适对第四骶后孔处。

【功效】温阳利水，调经止痛。

【主治】腰痛、坐骨神经痛、下肢痿痹、小便不利、二便失禁、月经不调、小腹胀痛、盆腔炎等。

【按摩方法】双手手掌在八髎穴上下反复搓至腰骶部自觉发热；或用双手握空心拳叩击穴位，用力不可过猛。

【穴位解读】八髎穴，属足太阳膀胱经，是上髎、次髎、中髎、下髎之合称。八髎穴正对胞宫，而经脉之海的冲脉、主一身之阴的任脉和主一身之阳的督脉也都起源于胞宫，因此八髎穴对任、督、冲三脉都有调节作用，临床上常用于治疗女性生殖、泌尿系统疾病。时下很多女孩子爱穿低腰裤，导致腰腹部很容易受到风寒的侵袭，导致腰腹部脂肪肥厚，而且很硬，用手根本就捏不起来，一捏即酸痛难忍，正常这个区域的皮肉，应该是很松软，能捏起来的，如果不松软，说明经络肌肤之间有粘连，这种粘连，正是体内尤其是胞宫有毛病的外在表现，而妇科的疾病，都与胞宫紧密相联。

五、下肢常用保健要穴

1. 足三里

【位置】位于腿膝盖骨外侧下方凹陷往下约四指宽处。

【功效】健脾和胃，扶正培元，通经活络，升降气机。

【主治】胃肠功能紊乱、嗳气、腹泻、便秘、胃痉挛、急慢性胃炎、急慢性肠炎、胃下垂、尿路感染、脑血管后遗症、高血压、肥胖、口臭等。

【按摩方法】用手指指腹推按足三里穴 1～3 分钟，可改善消化不良、下肢痿痹。

【穴位解读】本穴属于足阳明胃经。治疗范围很广，包括循环系统、消化系统、呼吸系统等方面的疾病，为长寿第一保健要穴。民间有 "每天灸一灸足三里穴胜过吃老母鸡" 的说法，足以说明足三里的功效和它被广泛地认知。需要注意的是，小儿不宜刺激足三里，《类经图翼》说："小儿忌灸三里，三十外方可灸，不尔反生疾。"日本泽田健说："小儿灸三里，会妨碍成长。"《医宗金鉴》记载：小儿忌灸（三里穴），恐眼目不明。总体来说认为小儿刺激足三里过度会影响生长发育。

2. 阳陵泉

【位置】小腿外侧之腓骨小头稍前凹陷中。

【功效】疏肝利胆，舒筋活络，强健腰膝。

【主治】胁肋痛、口苦、呕吐、黄疸、便秘、半身不遂、下肢痿痹、膝肿痛；现代多用于治疗肝炎、胆囊炎、胆道蛔虫病、坐骨神经痛、膝关节炎、关节扭伤等。

【按摩方法】坐位微屈膝，腰微弯，以双手拇指指尖分别点揉两侧的阳陵泉穴。点揉的力度要均匀、柔和、渗透，使力量深达深层局部组织，以有酸胀感为佳，切忌用蛮力。

【穴位解读】阳陵泉位于足少阳胆经，历代针灸医家将之列为要穴，《灵枢·邪气脏腑病形》曰："胆病者，善太息，口苦，呕宿汁，心下澹澹，恐人将捕之，嗌中吩吩然数唾，在足少阳之本末，亦视其脉三陷下者灸之，其寒热者，取阳陵泉。"说明阳陵泉善治肝胆疾病。又阳陵泉为八会穴之筋会，主一身之筋。如《灵枢·邪气脏腑病形》有："……筋急，阳陵泉主之。"《马丹阳天星二十六歌》曰："膝肿并麻木，冷痹及偏风，举足不能起，坐卧似衰翁，针入六分止，神功妙不同。"因此临床上运动损伤多可取阳陵泉。

3. 阴陵泉

【位置】位于小腿内侧，膝下胫骨内侧凹陷中。

【功效】清利湿热，健脾理气，益肾调经，通经活络，行气消肿。

【主治】腹胀、水肿、小便不利或失禁、阴茎痛、妇人阴痛、遗精、阳痿、膝痛、黄疸、腹痛、食欲不振、消化不良、霍乱吐泻、泄泻、急性肠炎、慢性肠炎、细菌性痢疾、遗尿、尿潴留、月经不调、痛经、阴道炎、赤白带下、疝瘕、脚气、腹膜炎、尿路感染、肠疝痛、膝关节及其周围软组织疾患、膝关节炎、下肢麻痹、膝胫酸痛、痢疾、便秘、肾炎、腹水、失眠。

【按摩方法】两腿盘坐，以一手大拇指指腹点揉阴陵泉穴。点揉的力度要均匀、柔和、渗透，使力量深达深层局部组织，以有酸痛感为佳。早晚各按摩一次，每次点揉3～5分钟，两侧阴陵泉穴可交替点揉。

【穴位解读】阴陵泉穴位于足太阴脾经，有温运中焦、清利下焦之功，主治脾、肾二经病，凡由中焦虚寒、下焦湿热所致的病证多选用此穴施治。人体痰湿之邪多是由脾虚运化水湿不利引起，进而痰湿蕴藏体内导致肥胖。因此中医的减肥方法是找到"痰湿为患"的病因，祛除体内的痰湿。阴陵泉是全身祛除湿邪的要穴，凡是湿邪为患皆可取本穴祛湿，因此经常按揉阴陵泉穴，可以利水消肿，调整人体能量代谢，改善病态的脂肪堆积，从而达到减低体重的目的。

4. 委中

【位置】位于腘横纹中点，股二头肌肌腱与半腱肌肌腱中间，即膝盖里侧中央。

【功效】舒筋通络，凉血解毒，散瘀活血。

【主治】急性腰扭伤、坐骨神经痛、中暑、急性肠胃炎、膝关节炎、下肢瘫痪、腓肠肌痉挛、遗尿、尿潴留、湿疹、风疹、荨麻疹、牛皮癣、疔疮等。

【按摩方法】

（1）用两手拇指端按压两侧委中穴，力度以稍感酸痛为宜，一压一松为1次，连做10～20次。

（2）两手握空拳，用拳背有节奏地叩击穴位，连做20～40次。

【穴位解读】委中穴位于足太阳膀胱经，古有"腰背委中求"之语，出自《针灸大成·四总穴歌》，是指凡腰背部病证都可取委中治疗。委中穴还是人体解毒的要穴，因此多种皮肤病均可在此刺络放血治疗，但是刺络放血有一定技术难度，不适宜自行操作，其实，在家做提踵、压腿的运动可以有效地刺激委中穴包括下面讲到的承山穴，对于长时间在办公室伏案工作的人群，对腰腿疼痛和皮肤病有很好的预防作用。

5. 三阴交

【位置】在小腿内侧，当足内踝尖上3寸，胫骨内侧缘后方。

【功效】利水消肿，补益脾肾，疏肝理气，活血调经。

【主治】脾胃虚弱、肠鸣腹胀、大便溏泄、急慢性肠炎、细菌性痢疾、肝脾肿大、腹水、胆囊炎、水肿、尿路感染、尿潴留、尿失禁、乳糜尿、疝气、月经不调、功能性子宫出血、痛经、带下、盆腔炎、前阴瘙痒、子宫下垂、难产、阴挺、经闭、不孕、遗精、阳痿、阴茎痛等。

【按摩方法】拇指指尖用力向下按压，再揉，揉1分钟，间隔一会儿，再揉1分钟。

【穴位解读】三阴交穴归属足太阴脾经，三阴交穴名意指足部的三条阴经中气血物质在本穴交会。本穴物质有脾经提供的湿热之气，有肝经提供的水湿风气，有肾经提供的寒冷之气，三条阴经气血交会于此，故名三阴交穴。因而三阴交穴对肝、脾、肾的气血都有调节作用，故治疗作用甚广。临床上三阴交最常用于妇科疾病，同时对于延缓女性衰老有重要作用。需要注意的是，因为其活血行气力量较大，孕产妇不宜刺激本穴。

6. 公孙

【位置】足内侧缘，当第一跖骨基底的前下方，赤白肉际处。

【功效】健脾益胃，通调冲脉，散结除痞。

【主治】胃痛、呕吐、肠鸣、腹痛、泄泻、痢疾、心烦、失眠、腹胀、食不化、脚气、足踝痛、月经不调、颜面水肿等。

【按摩方法】用大拇指指尖用力掐揉公孙穴100～200次。

【穴位解读】公孙穴属足太阴脾经，是足太阴之络穴，联络沟通足太阴脾经和足阳明胃经，可以调理脾胃，是治疗消化系统疾病的主穴之一，对于脾胃虚弱引起的饮食不化、腹胀、泄泻、水肿等均有疗效。公孙穴还是八脉交会穴之一，通冲脉。歌诀有云：公孙冲脉胃心胸，指冲脉起于胞中，至胸中而散，足太阴脾经又上注于心，故可治疗脾胃、心胸部位的疾病，有理气宽胸、降痰除烦的作用。

第四节　急救穴位

"治未病"是中医治疗原则的核心之一，前面提到的保健穴位，是以未病先防为目的的。但是天有不测风云，人有旦夕祸福，一旦遇到危急情况，除了呼叫救护车，我们不能束手待毙。在当今社会，掌握心肺复苏，学会使用紧急除颤仪，已经是发达国家全民普及的一种急救技能。在现代医学的发展与普及下，中医的急症医学已经逐渐边缘化了。但是，中医急症医学，是有着悠久历史和切实疗效的。晋代葛洪的《肘后备急方》首次以急诊手册形式论述了常见急症的应急处理；隋代巢元方的《诸病源候论》创立了引流术，强调针灸在急救中的作用；唐代孙思邈的《千金方》首创导尿术；明清时期温病学派对瘟疫，即烈性传染病有系统的阐述，创制了急救三宝：安宫牛黄丸、紫雪丹、至宝丹等；近现代中医院成立急诊科，成立中风、真心痛、厥脱等危急重症的攻关组，取得了瞩目的成就。那么，在遇到危急情况时，有什么穴位可以起到一定的急救作用呢？下面我们从疾病的角度介绍一些急救的穴位供大家参考。

一、发热

发热，也就是发烧。一般的发热不需要急救的措施，但是遇到高热不退，有可能出现抽搐、神昏甚至出血的情况。因此面对高热不退，除了应当及时就医，遵从医嘱以外，在医生同意的情况下，可以尝试针刺十宣穴、少商穴、曲池穴，刺破皮肤后挤压释放出少量血液，一般地，如果血液颜色呈黑紫色，则放血直到血液颜色呈鲜红色。中医认为，十宣穴放血，即手指十个指尖部的穴位放血，可以迅速地通行气机，加速气血的运转和机体的代谢，调动正气来抗御邪气，对于高热、惊厥、抽搐都有十分显著的临床疗效。少商穴位于手指，拇指末端桡侧，指甲根角侧上方 0.1 寸，属于十二经脉中的井穴，井穴一共有 12个，多用于解热镇痛、开窍醒神。曲池穴在肘横纹外侧端，屈肘，当尺泽与肱骨外上髁连线中点，有清热解表、疏经通络的作用，是人体重要的清热解毒穴位。在紧急情况下，选择十宣穴、井穴和曲池穴放血，可不必区分患者虚实状态，因为实热证，选择这几个穴位放血是十分对症的，效果明显。如果是虚证的高热患者，在这几个穴位放血也能激发正气，虽然可能疗效不会立竿见影，但是至少不会使疾病加重，是一组比较安全可靠的急救组穴。

二、中暑

人们常说的中暑，其实多数是中暑先兆，即人在高温环境下，出现头痛、头晕、口渴、多汗、四肢无力发酸、注意力不集中、动作不协调等症状。往往这个阶段人们就会选择休息了。身体素质较差的人，除上述症状外，体温往往在 38℃以上，伴有面色潮红、大量出汗、皮肤灼热，或出现四肢湿冷、面色苍白、血压下降、脉搏增快等表现。这种轻症中暑的情形，大多数人都会选择休息或者就医，疾病也就得到了治疗，并不会出现危及生命的情况。真正危险的是重症中暑。它包括热痉挛、热衰竭和热射病。热痉挛是突然发生的活动中或者活动后痛性肌肉痉挛，通常发生在下肢背面的肌肉群（腓肠肌和跟腱），也可以发生在腹部。肌肉痉挛可能与严重的体钠缺失（大量出汗、饮用低张液体）和过度通气有关。热痉挛也可为热射病的早期表现。热衰竭是由于大量出汗导致体液和体盐丢失过多，常发生在炎热环境中工作或者运动而没有补充足够水分的人，也发生于不适应高温潮湿环境的人，其征象为大汗、极度口渴、乏力、头痛、恶心呕吐、体温高，可有明显脱水征如心动过速、直立性低血压或晕厥，无明显中枢神经系统损伤表现。热衰竭可以是热痉挛和热射病的中间过程，治疗不及时，可发展为热射病。热射病是一种致命性急症，根据发病时患者所处的状态和发病机制，临床上分为两种类型：劳力性和非劳力性热射病。劳力性者主要是在高温环境下内源性产热过多，多见于健康年轻人，常于重体力劳动、体育运动（如炎热天气中长距离的跑步者）或军训时发病。高热、抽搐、昏迷、多汗或无汗、心率快，可以迅速发生。其非劳力性者主要是在高温环境下体温调节功能障碍引起散热减少（如在热浪袭击期间生活环境中没有空调的老年人），它可以在数天之内发生。其征象为高热（直肠温度≥41℃），皮肤干燥（早期可以湿润），意识模糊，惊厥，甚至无反应，周围循环衰竭或休克。此外，劳力性者更易发生横纹肌溶解、急性肾衰竭、肝衰竭、弥散性血管内凝血（DIC）或多器官功能衰竭，病死率较高。那么本节针对的中暑的急救，是指人们处于轻症中暑阶段，因为血压下降出现的晕厥。同样可以采用十宣穴放血。但在日常生活中，有一些场景下，如有人在军训站军姿时晕倒，有人在地铁中过于闷热晕倒，有人在夏季露天工作时晕倒，遇到这些场景，手边很少有人会准备采血针、酒精棉。在这种情况下，可以采用指掐人中穴、合谷穴和十宣穴的方法。人中穴在面部，当人中沟的上 1/3 与中 1/3 交点处。合谷穴，在手背，第一、二掌骨间，当第二掌骨桡侧的中点处。十宣穴，在手十指尖端，距指甲游离缘 0.1 寸，左右共十穴。对于昏厥的患者，这组急救穴位有较好的开窍醒神的作用。

三、脱证

脱证，是中医的一种病名，类似现代医学的休克。中医经典《黄帝内经》中有云："精脱者，耳聋；气脱者，目不明；津脱者，腠理开，汗大泄；液脱者，骨属屈伸不利，色夭，脑髓消，胫痿，耳数鸣；血脱者，色白，夭然不泽，其脉空虚，此其候也。"临床表现是卒然仆倒，大汗淋漓，目合口开，二便失禁，昏聩不知人。急救穴位可以选用人中穴、素髎穴、内关穴、涌泉穴。素髎穴当鼻尖的正中央；涌泉穴位于足底部，蜷足时足前部凹陷处，约当足底第二、三跖趾缝纹头端与足跟连线的前 1/3 与后 2/3 交点上。这组配穴中，人中穴、素髎穴位于督脉，刺激此二穴可以激发督脉的阳气，有促醒的功效。内关穴位于手厥阴心包经，涌泉穴位于足少阴肾经，刺激此二穴可以激活心肾之气，促进心肾相交，降低中医所谓阴阳离决的严重后果的发生概率，四穴合用，有回阳固脱的作用。同时，对于有条件的患者，还可以在关元穴进行艾灸，扶助人体元阳，激发人体正气，配合现代医学的治疗手段，共同拯救患者于危难之际。

四、剧烈呕吐

呕吐，中医认为是时邪疫毒犯胃，导致胃气上逆而出现呕吐的一类症状。可以引发呕吐的病因有很多，外感、伤食、情志内伤等都会引起呕吐。本节讨论的是其中症状较为剧烈的呕吐。剧烈的呕吐容易引起电解质紊乱，严重者会诱发休克，因此在某些情况下需要等候治疗的间隔，可以按揉公孙穴、内关穴、足三里穴、梁丘穴。公孙穴，在足内侧缘，当第一跖骨基底的前下方，赤白肉际处；足三里穴，位于小腿外侧，犊鼻下 3 寸，犊鼻与解溪连线上；梁丘穴，在股前区，髌底上 2 寸，髂前上棘与髌底外侧端的连线上。其中公孙、内关属于八脉交会穴，通冲脉和阴维脉，这组配穴也是灵龟八法中的平冲降逆的重要配穴，足三里和梁丘是足阳明胃经的重要腧穴，对于胃脘疼痛，尤其是胃痉挛有良好的疗效。在剧烈呕吐的间歇期，按摩这组急救穴位，可以缓解呕吐的发作频率，降低危险证候的发生概率。

五、暴泻

泄泻是一种常见的中医病证，泄泻的原因多与外感六淫、饮食不节有关。暴泻是指泄泻程度重，突发的腹泻不止，次数增多，一日数次甚至数十次，粪质稀溏，或泻下如水，多伴有腹痛、肠鸣。病情严重时，可出现口渴思饮、两目下陷、皮肤枯涩、小便少或无尿、四肢厥冷等。与现代医学中的急性胃肠炎、痢疾相类似。为防止脱水过多出现严重的并发症，可以选择中脘穴、天枢穴、水分穴、气海穴、关元穴做艾灸或隔姜灸。中脘穴，在上腹部，前正中线上，当脐中上 4 寸；天枢穴，位于腹部，横平脐中，前正中线旁开 2 寸；水分穴，在上腹部，前正中线上，当脐中上 1 寸；气海穴，位于腹正中线脐下 1.5 寸。这几个穴位可以起到健脾利水、回阳固脱的作用。

六、卒腹痛

腹痛也是临床常见症状，卒腹痛是中医腹痛当中较为严重的一种类型。卒腹痛是指脏腑气机失和，气机不畅，血脉受阻，腹部脉络绌急，引起腹部突然疼痛的常见急症。常见的病因有外感时邪、饮食不节、情志失调。卒腹痛与现代医学中的急腹症相关。如果是急腹症发作，首选肯定是医院急诊就医。但在过去医疗条件不足的情况下，中医针灸在卒腹痛的治疗中发挥了至关重要的作用。过往有大量的报道讲述了银针治愈卒腹痛的案例。即使在当下的社会，仍然有机会听到一些老年人绘声绘色地讲述他们小时候见到或者亲身体会到的银针治腹痛的故事。这些急救穴位并不神秘，从古至今仍然在一些场合下不断地运用和传承。其中，最核心的穴位仍然是人们熟知的中脘穴、天枢穴、气海穴、关元穴、足三里穴、上巨虚穴、下巨虚穴、太冲穴等。太冲穴，位于足背，第一、二跖骨间，跖骨结合部前方凹陷中。上巨虚穴，在小腿前外侧，当犊鼻下 6 寸，距胫骨前缘一横指（中指）；下巨虚穴，在小腿前外侧，当犊鼻下 9 寸，距胫骨前缘一横指（中指）。这些穴位虽然耳熟能详，但是需要针刺才能起效，较为简单易行的方法是在神阙穴进行隔姜灸或者隔盐灸，如果艾灸也不方便，也可以把盐加热，放入布包，在不会烫伤的前提下热敷神阙穴，也能起到一定的疗效。

七、薄厥

"薄厥"一词出自《黄帝内经》"大怒则形气绝，而血菀于上，使人薄厥"。临床上常以突然剧烈头痛、眩晕耳鸣、恶心呕吐、两眼黑矇或短暂失明、失语、偏身麻木为主要表现。在现代医学中，本证与高血压脑病相近。薄厥发作时患者通常血压升高，虽然经过休息后可以缓解或自愈，但是这已经是中医中风，即西医的脑血管病的先兆表现，而脑血管病对家庭和社会的影响是不言而喻的，因此对薄厥的干预是必要的。而中医急救穴位中，十宣穴、委中穴、金津穴、玉液穴放血，对薄厥的恢复和预防复发有确切的疗效。金津穴和玉液穴属于经外奇穴，别名廉泉，舌下穴，位于舌下两侧，夹舌两边，正位于舌侧缘，左为金津，右为玉液，计两穴，在金津、玉液放血，可以清心火，降血压，对于中风失语有很好的疗效。同样地，对于中医中风（西医脑血管病）的患者，也可以对上述组穴点刺放血，对于醒脑开窍，改善预后有一定的作用。

八、心悸

心悸，指多种原因引起心脏体用受损，心神不宁，脉动不安的一种心脏急症。临床常见患者自觉心悸，心中动击如鼓，惊惕不安，可伴有神情紧张、胸闷气短、冷汗自出等自主神经症状。本病属于现代医学的心律失常范畴，通常可诊断出房性或室性期前收缩。发作较为轻微的心悸，患者多有一过性的不适，而频繁发作的心悸，容易诱发恶性心律失常，如室上性心动过速等。在发生较为严重的心律失常时，患者多会表现为心慌异常，头晕汗出，胸闷气短，四肢厥冷，甚至突发昏厥。在等待救护车到来之前，可以自行或由家人帮助按揉内关穴、间使穴、通里穴、神门穴。间使穴，在前臂掌侧，当曲泽与大陵的连线上，腕横纹上3寸，掌长肌腱与桡侧腕屈肌腱之间。通里穴，在前臂掌侧，当尺侧腕屈肌腱的桡侧缘，腕横纹上1寸，在尺侧腕屈肌与指浅屈肌之间。神门穴，位于腕部，腕掌侧横纹尺侧端，尺侧腕屈肌腱的桡侧凹陷处。这组穴位位于手少阴心经和手厥阴心包经，对于稳定心律，安神定悸有一定的疗效，为治疗争取时间，降低转为恶性心律失常的风险。

九、急惊风

急惊风是心热肝风窜扰经络，上犯脑髓，神机受扰，引起筋脉拘急、抽搐的常见儿科急症。临床表现为四肢抽搐，颈项强直，两目上翻，高热面赤，甚至角弓反张，神志不清。与现代医学小儿高热惊厥、新生儿惊厥相关。情况紧急下，可用重捏手法，捏人中穴、印堂穴、合谷穴、涌泉穴、中冲穴。有条件者可选择十宣穴、涌泉穴、印堂穴、人中穴放血。印堂穴，位于人体额部，在两眉头的中间。中冲穴，位于手指，中指末端最高点。这两组配穴均有开窍、解痉的作用。

第五节　美容减肥穴位

爱美之心人皆有之，马克思说过：人类对美的追求，是社会进步的象征。现在，随着社会的不断发展，人们对美的追求也在不断地丰富与革新。美容一词就是人们修饰和创造人体美的一种有着悠久历史的方式。美容有狭义与广义之分，狭义的美容是指颜面五官的修饰及美化；而广义的美容则包括须发、颜面、身体、四肢甚至心灵的多角度、全方位的美化。中医对"美容"的定义则属于广义上的美容，认为人们应该在健康的前提下，同时符合审美的标准，对人的颜面五官、须发、爪甲、肤色肤质、体态、精神面貌、气质等进行综合评价。健康状态包括身心两个层面，让人达到一个可以适应自然环境和社会环境的状态。中医追求的美既不反对现代的修饰美容，更提倡健康美容。修饰美容即化妆美容，它并不是现代独有的美容方式，它有着悠久的历史，古今中外、历朝历代都有各式各样的修饰美容的方式，它运用各种美容化妆品，使人体有缺陷的部分得到掩饰。此外还包括服饰美容，美发美容和皮肤、形体的美容养护。而中医美容作为广义美容的一部分，两者根本目的是一致的，都是为了提升人体美，两者区别在于中医美容以整体观念为指导原则，以辨证论治为基本方法，重视文质并重、形神俱美，强调神韵美、气质美、精神美的内外和谐统一。

那么，有什么穴位可以美容养颜、美体瘦身，甚至让人形神俱美呢？下面从人体十二经脉的角度，提供一些常用的美容、瘦身的穴位供大家参考。

一、手太阴肺经

手太阴肺经是人体十四正经之一，主要输布肺经的气血，实现肺与机体的沟通和联络。中医理论中，肺主皮毛，色白入肺，因此，肺的功能正常，肺气通利的人，皮肤不会过于油腻，也不会过于干燥，水嫩而有弹性，即使不施粉黛，也会让人觉得肤色鲜亮。

天府穴，位于臂内侧面，肱二头肌桡侧缘，腋前纹下 3 寸处。古时取穴，将手伸直，用鼻尖点臂上，所到处即是穴位。天，指上而言。府，为聚集处。肺借鼻外通天气，肺为人身诸气之府，此穴专治肺气不宣，咳喘气短一类的疾病。对美容而言，肺气不宣，那么皮肤毛发的代谢就会受阻，这也是肺热的人容易生痤疮的一种病机。每日适量按摩天府穴，可以宣发肺气，有助于皮肤毛发的新陈代谢。

尺泽穴，在肘横纹中，肱二头肌肌腱桡侧凹陷处，微屈肘取穴。取此穴位时应让患者采用正坐、仰掌并微曲肘的取穴姿势，尺泽穴位于人体的手臂肘部，取穴时先将手臂上举，在手臂内侧中央处有粗腱，腱的外侧即是此穴。刺激尺泽穴，可以加强肺经阳气向阴血的转化，简单地说就是有使肺更滋润的作用，因此，尺泽穴常用于治疗咽痛、咳嗽、咯血、荨麻疹等由肺热引起的疾病。常按摩此穴位，可以避免肺过于燥热，对皮肤有滋润、保养的作用。

鱼际穴，位于拇指本节（第一掌指关节）后凹陷处，约当第一掌骨中点桡侧，赤白肉际处。鱼际穴同样有清解肺热的作用，临床上也常用于治疗咽喉肿痛、咳嗽发热。尺泽穴与鱼际穴可协同清泻肺热，改善皮肤干燥、过敏、起痘的症状。

二、手阳明大肠经

手阳明大肠经，联络肺与大肠，其经气的输布与大肠功能密切相关。大肠运转正常时，大肠经气血运行也正常，经脉所过之处，如上肢、颜面部，功能也正常。但当大肠运转失常时，如便秘，热结肠中，大肠中的热无处可泄，输布于大肠经当中，首先口角、口唇、面颊部容易长痘生疮，若热积蓄过多，还能造成肺经燥热，进一步加重面部问题。

合谷穴，是一个十分重要的穴位，功用众多，可谓妇孺皆知，前面常用保健穴位就对本穴有过详细的介绍。因其疏风清热功效最强，故在美容方面，常用于改善面部风疹瘾疹、面肌痉挛、面目浮肿等因风邪为患的疾病。

曲池穴，类似于上文的尺泽穴，都有促进经脉中阳气向阴血转化的作用，因此有明显的清热作用，当大肠经中多余的热被清除后，大肠经的经气运转会更加流畅，肺与大肠间经气的流转也更加畅通，表里之气的流行，使人体外在的风邪与内在的热邪都得到清泄，因此曲池一穴运用得当的时候，有四两拨千斤的效果，故云曲池穴有清热解表、散风止痒、消肿止痛、调和气血、疏经通络的作用。因此适当按摩曲池穴，可以调节胃肠，使大肠中不易积累宿便而生热，达到所谓清除宿便而养颜的功效。

迎香穴，在鼻翼外缘中点旁开，当鼻唇沟中。迎香穴最大的功效是通利鼻窍，治疗鼻塞、不闻香臭。在美容养颜方面，有文献指出本穴也有改善面部皮肤皱纹的功效。

三、足阳明胃经

足阳明胃经，其经脉循行自眼眶下经面颊一路下行，与手阳明大肠经共同循行于面颊部。胃与大肠同属消化系统，同属于"腑"，《黄帝内经》有云："腑"以通为用，即"腑"气畅通是人体正常即无病的状态，一旦"腑"气不通，疾病就开始酝酿产生了。足阳明胃经在内联系胃腑，在外，经过人体面部、胸腹部、下肢至足趾为止，循行路线长，相关的身体部位众多。在美容、美体、减肥方面，本穴意义重大。

承泣穴、四白穴、巨髎穴、地仓穴，这四个穴位从眼眶直下至口角，覆盖了眼轮匝肌、上唇方肌、颊肌等面部主要的肌肉，因此，按摩这几个穴位，对于改善颜面部气血的运行、舒缓面部皱纹有确切的疗效。

乳根穴，位于第五肋间隙，乳头直下取穴。这个穴位通常用于治疗产后缺乳和乳腺增生，在美体丰胸方面，适量按摩此穴，可有增大乳房、改善下垂、预防萎缩的作用。

库房穴，在胸部，当第一肋间隙，距前正中线 4 寸，有报道称乳根穴与库房穴对于胃气不足的乳房扁平或下垂疗效明显。

天枢穴、伏兔穴、梁丘穴：天枢穴，位于腹部，横平脐中，前正中线旁开 2 寸；伏兔穴，在大腿前面，当髂前上棘与髌骨外侧端的连线上，髌骨上缘上 6 寸；梁丘穴，在股前区，髌底上 2 寸，髂前上棘与髌底外侧端的连线上。这三个穴位本身也是胃经重要的通行经气的穴位，同时也是减肥最常用的穴位。肥胖的原因众多，在中医看来，多与气滞、痰湿有关，这组穴位在行气活血、化痰利湿方面功效突出。

丰隆穴、下巨虚穴：丰隆穴位于小腿前外侧，外踝尖上 8 寸，条口穴外 1 寸，距胫骨前缘两横指；下巨虚穴在小腿前外侧，当犊鼻下 9 寸，距胫骨前缘一横指。这两个穴位在行气、化痰、利湿方面作用明显，对乳腺增生、乳痈、肥胖都有较好的疗效。

四、足太阴脾经

脾主运化，主要作用是提取水谷精微输送给肺，重在升清，简单地说就是把人体营养物质由有形的水谷转化为无形的气态，一旦气化的过程受阻，就容易化生湿气，就像夏天水蒸气在车窗上遇冷凝结成水滴。皮肤干燥、油腻、缺乏弹性、颜色暗淡，乃至肥胖，都与脾虚生湿密切相关。

商丘穴，位于内踝前下方凹陷中，当舟骨结节与内踝尖连线的中点处。本穴有很好的抗炎作用，是常用的保健穴之一，而文献记载，本穴还可用于面黄、面目浮肿、体重嗜卧、肥胖等症。

三阴交穴、地机穴、阴陵泉穴：三阴交穴位于内踝尖上直上 3 寸；地机穴在小腿内侧，当内踝尖与阴陵泉的连线上，阴陵泉下 3 寸；阴陵泉穴位于小腿内侧，胫骨内侧下缘与胫骨内侧缘之间的凹陷中，在胫骨后缘与腓肠肌之间，比目鱼肌起点上。这三个穴位均为足太阴脾经上的重要保健穴位，有健脾利湿、活血通经的功效。我国台湾地区倪海厦医师改良董氏奇穴的三皇穴，认为三阴交、地机、阴陵泉即为三皇穴，这组配穴利水作用极强，因此对于痰湿肥胖、面目浮肿的患者，长期按摩这组穴位会起到一定的保健效果。

血海穴，位于股前区，髌底内侧端上 2 寸，股内侧肌隆起处，在股骨内上髁上缘，股内侧肌中间；简便取穴方法：坐在椅子上，将腿绷直，在膝盖侧会出现一个凹陷，凹陷的上方有一块隆起的肌肉，肌肉的顶端就是血海穴。血海穴是足太阴脾经经气从阴陵泉穴向上汇聚之处，因经气汇聚而形成湿热的状态，刺激血海穴可以加强脾经阴血的气化，从而达到活血的作用。月经不调属于虚证的患者，往往伴有面色少华、口唇色淡、乏力畏寒等症状，即使作妆容上的修饰，也难以掩盖精气神上的不足。因此，适量按摩血海穴可以健脾、活血，对月经不调有一定的治疗作用，从而达到改善颜面气色的美容功效。

五、手少阴心经

手少阴心经，其作用在传输心经气血，心经气血运转正常，可使人心神安宁。当心经经气运转出现异常时，常会出现心慌心悸、心烦失眠、喜怒无常，严重者会有神志方面的异常。现代医学早已发现睡眠对人体的重要意义，对美容而言，长期失眠会导致面色晦暗、肤质变差、双眼无神、体态疲惫等。

通里穴，在前臂掌侧，当尺侧腕屈肌腱的桡侧缘，腕横纹上1寸，在尺侧腕屈肌与指浅屈肌之间。通里穴为络穴，有沟通内外的作用，古人称其可交通心肾。心肾不交简单地说就是心火应该与肾水上下交融，实现人体阴阳的转化。心肾不交的人会出现心悸、恍惚、焦虑、失眠等症状。适量按摩通里穴，可以改善现代人因忙碌和高压产生的焦虑与失眠状态，为美容打下健康的基础。

神门穴，位于腕部，腕掌侧横纹尺侧端，尺侧腕屈肌腱的桡侧凹陷处。神门穴功效和通里穴类似，因其为手少阴心经的原穴，故对调整心经经气运行有更加明显的效果。配合外用美容药物，对改善失眠、心烦而引起的皮肤问题，起标本兼治之效。

六、手太阳小肠经

手太阳小肠经，其经穴在临床常用于肩背、耳目疾病的治疗。手太阳小肠经与心经为表里关系，心经在五行中属火，小肠经借助心经的火实现人体对营养物质的吸收。人体外在气色好坏的基础，相当一部分由营养物质吸收效率来决定，因此手太阳小肠经作为消化吸收过程中的重要一环，对人体美容有着重要意义。

后溪穴，取穴：微握拳，第五掌指关节后尺侧的近侧掌横纹头赤白肉际处。后溪穴是手太阳小肠经上的重要经穴，诸多作用已经在前文有过详细介绍。因为后溪穴与督脉有内在联系，可以激发人体阳气的运行，而人体头面为诸阳之会，当颜面阳气不足时，适量按摩后溪穴可激发督脉的阳气荣养面部。

颧髎穴，目外眦直下，颧骨下缘凹陷处。颧髎穴位于颧肌中，咬肌的起始部，可用于治疗面肌痉挛、面颊肿痛等症，在美容方面，适量按摩颧髎穴对面部塑形有一定作用。

七、足太阳膀胱经

足太阳膀胱经是人体最长的经脉，从头到脚，遍布人体背侧。因此足太阳膀胱经上的经穴功效主治颇多，背部的背俞穴从上至下各主诸多脏腑，因此有学者认为调理好足太阳膀胱经一条经脉，就可以治疗人体绝大多数的病证。对于美容而言，足太阳膀胱经上也有很多重要的美容减肥穴位。

睛明穴、攒竹穴：睛明穴位于目内眦角稍上方凹陷处；攒竹穴位于面部，当眉头凹陷中，眶上切迹处。睛明穴是众所周知的保护视力的穴位，除了预防近视，睛明穴和攒竹穴对眼角周围的皱纹也有一定的消除作用；攒竹穴还可以改善眉毛稀疏脱落。

背俞穴：足太阳膀胱经的背俞穴对应不同的脏腑，在脊柱旁开 1.5 寸的位置，从第一胸椎棘突下开始，从上到下依次是大杼、风门、肺俞、厥阴俞、心俞、督俞、膈俞、肝俞、胆俞、脾俞、胃俞、三焦俞、肾俞、气海俞、大肠俞、关元俞、小肠俞、膀胱俞。对膀胱经背俞穴的刺激，可以激发人体五脏六腑气机的运转，起到美容养颜、瘦身美体的功效。一般情况下，可以采用捏脊、拔罐、刮痧等方式进行保健。

委中穴，位于膝后区，腘横纹的中点。前文提到委中穴为人体解毒要穴，对各种斑疹肿毒都有良好的治疗作用。当前治疗痤疮也有在委中穴放血治疗的方式。对于委中穴的保健，自己按摩可能难以达到适宜的深度，建议采用提踵的方式锻炼，可以刺激委中穴气血的运行。

八、足少阴肾经

足少阴肾经，主治泌尿生殖系统、神经精神方面、呼吸系统、消化系统和循环系统某些病证，以及本经脉所经过部位的病证。《黄帝内经》有云："肾者，主蛰，封藏之本，精之处也；其华在发，其充在骨。"意思是说，肾的作用重在贮藏人体精微物质，骨骼和毛发的好坏可以反映肾藏精的水平，就是说，肾中精气充足，那么人的骨骼也会坚实强盛，头发也会乌黑浓密；相反地，骨质疏松或头发枯黄都说明肾的封藏出了问题。

涌泉穴，位于足底部，蜷足时足前部凹陷处，约当足底第二、三跖趾缝纹头端与足跟连线的前 1/3 与后 2/3 交点上。涌泉穴作为足少阴肾经的井穴，是重要的急救穴位，有开窍醒神的功效。中医有一种病证肾水上泛，大意是因为体内阳气不足，肾中阴阳失衡，属阴的部分亢盛了，阴寒的水气就随着人体冲脉自下而上，侵袭原本阳气旺盛的地方，如头面，患者多表现为乏力畏寒、肢冷萎靡、颜面黧黑、浮肿等。有些人虽然没有这么典型的症状，但是由于处于肾阳虚的初期阶段，面色容易晦暗、无光，总给人一种黑气笼罩的感觉。适量按摩涌泉穴，可以交通心肾，平冲降逆，改善肾水上泛带来的黑脸和气色差。

太溪穴，位于足内侧，内踝后方与脚跟骨筋腱之间的凹陷处。是肾经的原穴，可以比较强力地激发肾经气血运行，配合涌泉穴一起按摩，可以起到补肾益气的作用，对改善气色、预防脱发都有一定的作用。

照海穴，在足内侧，内踝尖下方凹陷处。照海穴是足少阴肾经上的重要穴位。在美容方面，照海最大的作用在于助睡眠，中医认为失眠的根本原因是阳气到了夜晚不能与阴气和谐共处，即所谓"阳不入阴"，阳主动，正与睡眠需要的静相反，因此导致入睡困难等。对于美容而言，高质量的睡眠对肤质的意义不言而喻。因此，适量按摩照海穴，或者每天睡前泡脚，时间不超过 15 分钟，对助眠有很大帮助。

九、手厥阴心包经

手厥阴心包经，与手少阴心经类似，在临床上多用于治疗神志方面的疾病。在美容方面，手厥阴心包经功能、气血运行正常时，可以防止火热上炎头面，对面部油腻、起痘等面部问题有一定预防作用。

郗门穴，位于前臂掌侧，当曲泽与大陵的连线上，腕横纹上 5 寸。郗门穴的作用主要以降心火为主，可以改善心火上炎造成的头面疔疮、失眠等症状。

内关穴、大陵穴：内关穴位于前臂掌侧，当曲泽与大陵的连线上，腕横纹上 2 寸，掌长肌腱与桡侧腕屈肌腱之间；大陵穴在腕掌横纹的中点处，当掌长肌腱与桡侧腕屈肌腱之间。内关穴和大陵穴距离相近，二者主治功效也多有类似，除了可以宁心安神外，根据解剖位置的神经、血管的分布，现代研究发现，适量按摩这两个穴位可以改善手部的血液循环，对秋冬季手掌皲裂、冻疮都有很好的预防作用。

劳宫穴，在手掌心，当第二、三掌骨之间偏于第三掌骨，握拳屈指时中指尖处。劳宫穴是手厥阴心包经的井穴，井穴都有救急的作用，可以救治昏迷、中暑等。除此之外，劳宫穴有个特殊的作用，可以改善口臭的症状。适量按摩劳宫穴，对于改善口臭的症状十分有效。当然，这里的口臭与心火亢盛有关，如果是胃气不降、以酸腐味为主的口臭，还是要调和脾胃才能见效。

十、手少阳三焦经

手少阳三焦经，是运行三焦气血的经络。三焦的概念，在中医学界历来争论不休，在这里不做深入的探讨。传统说法中，三焦主通行津液，三焦经中津液的运行，需要阳气的推动，阳气不足时，津液就容易变生痰饮，形成不利于人体的代谢产物，因此三焦经的作用在于通行津液，但是功能的实现需要适量的阳气推动，才能使津液真正濡养人体。目前认为，三焦与淋巴循环、体液循环有关。说到淋巴、体液的概念，现今各种美容美体、养生保健机构，对淋巴排毒一说十分推崇，手段多样，传统的、现代的治疗方式令人眼花缭乱。其实，保持手少阳三焦经气血运行正常，就可以起到很好的保健作用。

外关穴，位于前臂背侧，在前臂后区，当阳池与肘尖的连线上，腕背侧远端横纹上 2 寸，尺骨与桡骨间隙中点。外关穴是人体重要的经穴之一，在保健穴位中有过详细的论述。与美容相关的，是外关穴疏通阳气的作用强大，阳气与美容的关系前面也简单做过说明，可以改善肤质、提亮肤色，让人看上去神采奕奕。适量按摩外关穴，就可以刺激手少阳三焦经经气的运行，激发三焦中阳气的运转，使人体运转的各种体液良性循环，减少不利于人体的代谢产物的生产，达到养生保健、美容美体的目的。

支沟穴，位于前臂背侧腕背横纹上 3 寸。支沟穴是重要的通便穴位，便秘造成的各种影响美的问题是众所周知的，因此形成良好的排便习惯、健康的饮食习惯，是保持肠道畅通的必要条件。但是，人们往往很难严格自律，在偶尔放纵满足口腹之欲后，可以通过按摩支沟穴，来促进胃肠蠕动，刺激排便，即所谓"亡羊补牢，未为迟也"。

丝竹空穴，在眉毛外端凹陷处。丝竹空穴是手少阳三焦经的最后一个经穴，从穴位的命名可以看出，丝竹作为一种弦乐，其声缥缈，说明此处的经气运行以气态为主，气多而血少。中医的气，有学者认为与现代医学中神经传导有密切的关联。也就是说，这个穴位对局部神经的刺激作用明显。这个位置从解剖看，在眼轮匝肌处布有颞浅动、静脉的额支；有眶上神经、颧面神经、面神经颞支和颧支分布。适量按摩丝竹空穴，可以淡化鱼尾纹；对于颞部自觉不够饱满的人，适量按摩丝竹空还能起到丰满太阳穴的美容效果。

十一、足少阳胆经

足少阳胆经也是一条循行路线较长的经脉，从头到脚，临床上以治疗头面部、消化系统和情志疾病为主。中医认为肝主升而胆主降，足少阳胆经气血运行正常时可以将人体上部多余的热向下转运，这就避免了过多的热聚集在人体的上部而出现头痛、目赤、咽干、心烦、失眠等症状。

瞳子髎穴，位于面部，目外眦外侧 0.5 寸凹陷中。瞳子髎穴与丝竹空穴位置相近，配合丝竹空穴适量按摩，同样可以起到淡化鱼尾纹和丰满太阳穴的作用。

阳白穴，位于目正视，瞳孔直上，眉上 1 寸。阳白穴常用于治疗眼睑下垂、眼肌痉挛。在美容方面，适量按摩阳白穴可以改善眼肌疲劳，改善非病理性的眼睑下垂，淡化额头的皱纹。

环跳穴、风市穴：环跳穴传统的取穴方法是在股骨大转子最高点与骶管裂孔连线的中外 1/3 交点处；风市穴在大腿外侧部的中线上，当腘横纹水平线上 9 寸（当髌底水平线上 7 寸）。或简便定位法：直立，手下垂于体侧，中指尖所到处即是。这两个穴位临床上常用来治疗下肢的疼痛与活动不利。因为环跳穴的解剖位置在臀大肌、梨状肌上；风市穴的解剖位置在阔筋膜下，股外侧肌中，适量刺激这两个穴位对于提臀瘦腿有一定的美体塑形作用。一般采用按摩、拔罐等方式。

十二、足厥阴肝经

足厥阴肝经在临床上以治疗情志病、妇科病、前阴病和消化系统疾病为主。中医认为肝为将军之官，肝主木，木生风，肝主疏泄，为罢极之本。就是说，肝的主要作用是推动一身气血的运行，其力量强大，就像古代将军行军打仗，发动进攻时要有风卷残云的气势。而肝气疏泄也如潮起潮落，有止有歇，罢极之本就是指肝在缓解人体疲劳方面的重要意义。现代医学早已证实，肝脏是重要的解毒器官，对于人体的自我修复有着重要的作用。保持肝经气血正常的运行，对保持良好的肤色、肤质至关重要。

太冲穴是足厥阴肝经的原穴，刺激太冲穴可以极大地调动肝气的运转。太冲穴是人体重要的保健腧穴，在美容方面，适量按摩太冲穴，可以提亮肤色，使人看上去精神饱满。

蠡沟穴，在小腿内侧，当足内踝尖上 5 寸，胫骨内侧面的中央。蠡沟穴是肝经络穴，络穴的作用就是沟通表里经，即沟通肝胆经气。因此，刺激蠡沟穴可以同时激发肝胆之气的运行。临床上常用蠡沟穴治疗性功能亢进、月经不调、子宫内膜炎、功能性子宫出血、尿闭、疝气。在美容方面，适量按摩蠡沟穴可以改善面色萎黄。

第六讲
治未病：摄养之道

第一节　形　神　同　养

　　清代有一位巡按大人，患有精神抑郁症，终日愁眉不展，闷闷不乐，几经治疗，终不见效，病情一天天严重起来。经人举荐，一位老中医前往诊治。老中医望闻问切后，对巡按大人说："你得的是月经不调症，调养调养就好了。"巡按听了捧腹大笑，感到这是个糊涂医生，怎么连男女都分不清。此后，每想起此事，仍不禁暗自发笑，久而久之，抑郁症竟好了。一年之后，老中医又与巡按大人相遇，这才对他说："君昔日所患之病是郁则气结，并无良药，但如果心情愉快，笑口常开，气则疏结通达，便能不治而愈。你的病就是在一次次开怀欢笑中不药而治的。"巡按大人这才恍然大悟，连忙道谢。

　　传统中医认为，人为万灵之长，是有着复杂精神和思想活动的高等生物。翻开中国古代医家的医著，中医先哲们从整体宏观的角度探讨了"形神"即心身间的生理病理关系，构筑起朴素的心身医学体系。形成了具有民族特色的"脏腑藏神""七情内伤"的理论和本土化的"情志相胜"的操作技术，留下了耐人寻味的经典医案。当代人们的生活节奏明显加快，竞争日益激烈，工作、学习和生活上的压力急剧增大，人们的身心健康问题也日益突出，面对考验，越来越多的人开始重视中医养生。情志养生是中医养生学中不可缺少的内容，它体现了"以人为本"的理念和"治未病"的先进思想，在当前社会环境下尤为重要。

一、认识情志

　　情志，是指情感和心理活动，包括喜、怒、忧、思、悲、恐、惊七种基本情绪。任何事物的变化，都有两重性，既能有利于人，也能有害于人。同样，人的情绪、情感的变化，亦有利有弊。如《养性延命录》所说："喜怒无常，过之为害。"古代及现代医学均认为，情志对人体的生理活动起着十分重要的作用。中医学认为良好的精神状态可以提高脏腑功能，使机体活动协调，增进健康。而不良的情志刺激可使机体功能紊乱、平衡失调，甚至导致疾病的发生。所以，为了减少疾病的发生与发展、提高生活质量、延长寿命，人们应当尽量避免不良情志的出现，尽量能够及时、恰当地调整不良情志，使之回归正常。情志养生是中医养生学中极其重要的组成部分，现代研究证实，很多严重的慢性疾病与自身情志关系密切，常常为多种疾病的诱发因素。《黄帝内经》中提到："形生神而寓神，神能驾驭形体，形神统一，才能身心健康，尽享天年。"要求人们做到自我控制精神，抵制或摆脱社会不良情绪的干扰。

中医认为，人有喜、怒、忧、思、悲、恐、惊的情志变化，亦称"七情"。其中怒、喜、思、忧、恐为五志，五志与五脏有着密切的联系。此观点被历代医家应用于养生学中，对于情志调摄、防病祛疾、益寿延年起着不可低估的微妙作用。

我们知道，人体是一个极其复杂的有机体，七情六欲，人皆有之，正常的精神活动，有益于身心健康。但异常的情志活动，可使情绪失控而导致神经系统功能失调，引起人体内阴阳紊乱，从而出现百病丛生、早衰甚至短寿的后果。故善养生者，宜注意情志调摄。而过激的情志，可影响体内功能失调，而累及五脏。怒伤肝：怒是较为常见的一种情绪，怒则气上，伤及肝而出现闷闷不乐、烦躁易怒、头昏目眩等，亦是诱发高血压、冠心病、胃溃疡的重要原因。喜伤心：喜可使气血流通、肌肉放松，益于恢复身体疲劳。但欢喜太过，则损伤心气。如《淮南子·原道训》曰："大喜坠慢。"阳损使心气动，心气动则精神散而邪气极，从而出现心悸、失眠、健忘、老年痴呆等。《儒林外史》中，描写范进中举，由于悲喜交集，忽发狂疾的故事，是典型的喜伤心病例。思伤脾：中医认为，"思则气结"，由于思虑过度，使神经系统功能失调，消化液分泌减少，出现食欲不振、纳呆食少、形容憔悴、气短、神疲力乏、郁闷不舒等。忧伤肺：忧是与肺有密切牵连的情志，人在极度忧伤时，可伤及肺，出现干咳、气短、咯血、音哑及呼吸频率改变。《红楼梦》中多愁善感、忧郁伤身的林黛玉，就是一个很好的证明。恐伤肾：惊恐可干扰神经系统，出现耳鸣、耳聋、头眩、阳痿，甚至可置人于死地。老百姓常说的"吓死人"就是这个意思。

情志养生方法可以大致归纳为以下五种方法：

1. 节制法

节制即是调和情感，防止七情过激，如少怒、少愁等，使心理处于怡然自得的心态。只有避免过度忧郁、悲伤等不愉快的消极情绪，才会提高大脑及整个神经系统的功能，避免焦虑、失眠、头痛、神经衰弱等症状的出现。养生调理时要遇事戒怒，宠辱不惊。

2. 疏泄法

当遇到不幸而悲痛万分或心有不平之事时，要学会合理疏泄。每个人可以根据自己的情况，选择适合自己的疏泄情志的方法，如与人聊天、大喊大叫、跳舞、逛街等。与人谈话聊天，可以从朋友的开导、劝告、同情和安慰中得到支持和力量，建立信心，消除烦恼之情；无拘无束地大喊大叫，能够宣泄内心的郁积，从而使心里感觉舒畅，使精神状态恢复平衡；运动也可以发泄心理的紧张，缓解愤怒。

3. 转移法

转移法是把隐藏在内心的不良情绪投射到其他事物上。转移情绪的方法多种多样，如旅游转移法、阅读转移法、唱歌转移法、听音乐转移法、打球转移法、观赏电影转移法等。比如，当过度脑力劳动引起紧张烦躁时，可以通过唱歌、游戏等方式来分散注意力，缓解情绪。

4. 移情易性法

移情，即排遣情思，改变情绪的指向性；易性，即改易心志，排除内心杂念和抑郁，改变不良情绪。《临证指南医案》华岫云按："情志之郁，由于隐情曲意不伸……郁证全在病者能移情易性。"具体的排遣方法，如琴棋书画，能陶冶性情，振奋精神，调节心理。根据不同人的心理、环境和条件，有针对性地采取措施，灵活运用，疏调情志，颐养神机。例如，金元时期著名医家张子和就非常善于运用此法。

5. 运动移情法

运动移情法即通过运动改变人的情志的方法。各种不同的运动方式，如打球、爬山、跑步、健走、打太极拳、练太极剑等，均能疏通气机，和畅气血，化解或发泄不良情绪，以保持心情愉快，精神饱满。实践证明，体育运动是一种很好的情绪调理方法，运动后能使人感到精神愉快。

二、"养神"之道

（一）什么是"神"

"神"是由先天之精生成的，当胚胎形成之际，生命之神也就产生了。神在人身居于首要地位，唯有神在，才能有人的一切生命活动现象。人的生命活动概括起来可分为两大类：一类是以物质、能量代谢为主的生理性活动；另一类是精神性活动。《黄帝内经》认为在人体统一整体中，起统帅和协调作用的是心神，只有在心神的统帅、调节下，生命活动才表现出各脏器组织整体特性、整体功能、整体行为、整体规律。也就是说，人的形体活动，受精神意识支配；人的精神状态，同样也与形体功能密切相关。在同样恶劣的环境条件下，精神意志坚强的人，身心遭受的损害会比意志薄弱者轻得多。

（二）静则深藏，躁则神亡

这是《黄帝内经》里的一句话，即神宜静，而不宜躁。静，是指精神、情志保持淡泊宁静的状态，神气清静而无杂念，可达到真气内存、心神平安的目的。这是《黄帝内经》

第一次从医学的角度提出了精神防病的思想。如《素问·上古天真论》里说："恬淡虚无，真气从之，精神内守，病安从来。"这里的"恬淡虚无"，主要是指生活淡泊质朴，心境平和宁静，外不受物欲之诱惑，内不存情虑之激扰，物我两忘的境界。

（三）四气调神

《黄帝内经》中指出："肝在志为怒，心在志为喜，脾在志为思，肺在志为忧，肾在志为恐。"同时，这些脏器的健康又与季节变化相呼应。春夏秋冬四季中，哪些情绪最伤人，我们又该如何保护身心健康呢？

1. 春忌怒

怒是因遇到不符合情理或自己心境的事而心中不快，甚至愤恨不平的情绪表现。这一情绪让气机条达不畅，怒后又引起气机生发太过，且生气时表现为忽发忽止，颇具木之象。春季属木，配属于肝，所以怒伤肝。大怒会让肝气上逆、肝阳上亢，从而损伤肝阴，容易出现头胀、头晕、头痛、面红目赤，甚至晕厥等不适。可以说，发怒就是用别人的错误惩罚自己，所以要想好好保护肝脏，最重要的一点就是怒气不要太过。遇到令人生气的事时，不妨默数三下，平复心情，理智对待。

2. 夏忌虑

虑在七情和思相似，是对事物及看法的思考和揣摩。思虑多由脾主，与夏季相应。正常思考问题并不影响人的正常生理活动，然而思虑过度，不但耗伤心神，也会影响脾的运化功能。尤其在暑湿困脾的夏季，思虑过多容易气结于中，造成中焦气滞、水谷不化、精神萎靡，进而出现反应迟钝、不思饮食、腹胀纳呆、便溏等脾胃不适症状。夏季脾脏易被湿邪所困，所以脑力劳动者要注意劳逸结合。

3. 秋忌悲

悲和忧属于秋季的大忌。忧是对某种未知的、不愿发生的事情担心，从而形成一种焦虑、沉郁的状态。悲就像秋风扫落叶的凄凉，毫无生机，气机内敛。自古悲秋多寂寥，所以秋天也是诗词高产的季节。过度悲伤不仅耗伤肺气，身体也会发出警告：出现面色惨淡、意志消沉、气短胸闷、乏力懒言等症。《素问·举痛论》中说："悲则心系急，肺布叶举，而上焦不通，营卫不散，热气在中，故气消矣。"日子久了，成"林黛玉"了，娇弱怕受风寒。肺为娇脏，秋季干燥，肺脏虚弱，悲伤会让情况雪上加霜，所以要用积极乐观的情绪取而代之。

4. 冬忌恐

恐惧是机体企图摆脱某种危险而又无能为力时产生的紧张情绪。过度惊恐伤肾，容易出现二便失禁，甚则遗精。冬天万物封藏，为来年积蓄能量，恐惧则使肾气封藏失职，不利于身体健康。所以，保持心态平和，遇事沉着冷静，不仅让生活更平顺，也会给身体带来好的改变。

三、形神共养

形神共养，即不仅要注意形体的保养，而且要注意精神的摄养，使得形体健壮，精神充沛，二者相辅相成，相得益彰，从而身体和精神都得到均衡统一的发展。中医养生学的养生方法很多，但从本质上看，归纳起来，不外"养神"与"养形"两大部分，即所谓"守神全形"和"保形全神"。

（一）守神全形

在形神关系中，"神"起着主导作用，"神明则形安"。故中医养生观是以"调神"为第一要义，养生必须充分重视"神"的调养。调神摄生的内容很丰富，可以从多方面入手。①清静养神：精神情志保持淡泊宁静状态，减少名利和物质欲望，和情畅志，协调七情活动，使之平和无过极。②四气调神：顺应一年四季阴阳之变调节精神，使精神活动与五脏四时阴阳关系相协调。③气功练神：通过调身、调心、调息三个主要环节，对神志、脏腑进行自我锻炼。④节欲养神：虽说性欲乃阴阳自然之道，但过度则伤精耗神、节欲可保精全神。⑤修性怡神：通过多种有意义的活动，如绘画、书法、听音乐、下棋、雕刻、种花、集邮、垂钓、旅游等，培养自己的情趣爱好，使精神有所寄托，并能陶冶情感，从而起到怡情养性、调神健身的作用。总之，守神而全形，就是从"调神"入手，保护和增强心理健康及形体健康，达到调神和强身的统一。

（二）保形全神

形体是人体生命存在的基础，有了形体，才有生命，有了生命才能产生精神活动和具有生理功能。因此，保养形体是非常重要的。张景岳说："形伤则神气为之消""善养生者，可不先养此形以为神明之宅；善治病者，可不先治此形以为兴复之基乎"，很着重强调神依附形而存在，形盛则神旺，形衰则神惫，形体衰亡，生命便可告终。如何做好保形全神呢？人体形体要不断地从自然界获取生存的物质，进行新陈代谢，维持人体生命活动。"保形"重在保养精血，《景岳全书》说："精血即形也，形即精血。"《素问·阴阳应象大论》指出："形不足者，温之以气，精不足者，补之以味。"阳气虚损，要温补阳气，阴气不足，要滋养精血。可用药物调理，以保养形体。此外，人体本身就是自然界的一个组成部分。因此，保养身体必须遵循自然规律，做到生活规律、饮食有节、劳逸适度、避其外邪、坚持锻炼等，才能有效地增强体质，促进健康。

养神和养形有着密切的关系，二者不可偏废，要同时进行。"守神全形"和"保形全神"，是在"形神合一"论推导下，对立统一规律在养生学中的运用，其目的是为了达到"形与神俱，而尽终其天年"。

第二节 药 食 共 养

一、《红楼梦》探药食共养

《红楼梦》第 11 回"庆寿辰宁府排家宴，见熙凤贾瑞起淫心"中描写"冬至交节的那几日，贾母、王夫人、凤姐儿日日差人去看患病的秦氏，回来的人都说：'秦氏这几日也没见添病，也不见甚好。'王夫人向贾母说：'这个症候，遇着这样大节不添病，就有好大的指望了。'"贾母就派凤姐送去了"枣泥馅的山药糕"。秦可卿"吃了两块，倒像克化的动似的"。

《红楼梦》第 45 回"金兰契互剖金兰语，风雨夕闷制风雨词"中写道："黛玉每岁至春分、秋分后必犯嗽疾，今秋又遇着贾母高兴，多游玩了两次，未免过劳了神，近日又复嗽起来……这日宝钗来望她，因说起这病症来"。宝钗道："古人说'食谷者生'，你素日吃的竟不能添养精神气血，也不是好事""昨儿我看你那药方上，人参肉桂觉得太多了，虽说益气补神，也不宜太热。依我说，先以平肝健胃为要，肝火一平，不能克土，胃气无病，饮食就可以养人了。每日早起拿上等燕窝一两，冰糖五钱，用银铫子熬出粥来，若吃惯了，比药还强，最是滋阴补气的"。

《红楼梦》第 49 回"琉璃世界白雪红梅，脂粉香娃割腥啖膻"中写道："宝玉只嚷饿了，连连催饭。好容易等摆上来，头一样菜便是牛乳蒸羊羔。贾母便说：'这是我们有年纪的人的药，没见天日的东西，可惜你们小孩子们吃不得。今儿另外有新鲜鹿肉，你们等着吃。'"

为什么贾母给病重的秦可卿送"枣泥馅的山药糕"？且秦可卿"吃了两块，倒像克化得动似的"。人参、肉桂不是补益的吗？为什么薛宝钗还要建议林黛玉服用"燕窝粥"？且"比药还强"，同时强调"食谷者生""素日吃的竟不能添养精神气血，也不是好事"。为什么"牛乳蒸羊羔"是"有年纪的人的药"而"小孩子们吃不得"？另外，书中绿畦香稻粳米饭、白粳米饭、鸭子肉粥、枣儿粥、碧粳粥、枣熬粳米粥、红稻米粥、腊八粥、江米粥、火肉白菜汤、野鸡崽子汤、桂圆汤、酸笋鸡皮汤、枸杞芽、茯苓霜、合欢花酒、屠苏酒、老君眉、女儿茶、六安茶等均因人、因时、因病等的不同而食用或饮用。

那么，什么是"食疗""食养""药膳"？不同人群、不同时节、不同地域如何来养生保健呢？是"保温杯里泡枸杞"？还是"夏季饮凉茶，冬季服膏方"？抑或参考《舌尖上的中国第三季第四集——养食疗并用的中华药膳》进补呢？本节将系统介绍。

二、术语与定义

首先应明确"食疗""食养""药膳""药食同源"的概念。

食疗：又称"食养""食治"。中医认为"药食同源"。唐代孙思邈的《备急千金要方》中首设"食治"专篇，提出"夫为医者，当须先洞晓病源，知其所犯，以食治之，食疗不愈，然后命药"的重要思想。唐代孟诜《食疗本草》中收载药用食物 260 余种，既有"食性"与"食宜"的记载，又有"食忌"与"食方"的描述。"食疗"与"食养"含义并非完全相同。"食疗"指饮食与疾病治疗的关系，应用食物于患者或用食忌以治疗疾病。"食养"指饮食与健康养护的关系，应用食物于健康人群以达到养生目的。"食疗""食养"表达的是膳食的功能概念。

药膳，"药膳"一词首见于《后汉书·列女传》，书中有"母亲调药膳思情笃密"的记载。药膳是指在传统中医理论指导下，将不同药物与食物进行合理的组方配伍，采用传统和现代科学技术加工制作，有独特色、香、味、形、效，具有保健、防病、治病等作用的特殊膳食。表达的是膳食的形态概念。药膳发挥防病治病作用，即是食疗。食疗包含了药膳在内的所有饮食，不必一定是药膳，但药膳必定具备食疗功效。

药食同源：是指按照传统既是食品又是中药材的物质，是指具有传统食用习惯，且列入国家中药材标准（包括《中华人民共和国药典》及相关中药材标准）中的动物和植物可使用部分（包括食品原料、香辛料和调味品）。

三、饮食有节

《黄帝内经》道："食饮有节，起居有常，不妄作劳，故能形与神俱，而尽终其天年，度百岁乃去。"何谓"食饮有节"？首先，饮食定量。饮食要有限度，保持不饱不饥，不暴饮暴食。"饮食自倍，肠胃乃伤"。其次，饮食定时。《论语》曰："不时不食。"《吕氏春秋》道："食能以时，身必无灾。"《黄帝内经》曰："日中而阳气隆，日西而阳气虚。故早饭可饱，午后即宜少食，至晚更必空虚。"因此，应饮食定时，把握好进餐时间，且早餐宜饱食，午餐少食，晚餐可不进食。最后，强调摄取方式。"食不言、寝不语"，进食时不可谈天说地，避免因交谈分散精力而影响消化，同时防止因分心而摄入过多。

四、四时摄养，因时施膳

（一）四时更替，饮食有别

人们的饮食起居必须顺应四季的阴阳变化。自然界四时，人体五脏，饮食五味均有五行归属。顺应四时之春生、夏长、秋收、冬藏的自然变化规律而"春夏养阳，秋冬养阴"。

春宜升补：春气温，春发散，祛阴寒，以助阳。春天万物复苏，阳气升发，人体之阳气亦随之升发，此时应养阳。早春仍有冬日余寒，要顺应春升之气，多吃些温补阳气的食物，如韭菜、大蒜、洋葱、魔芋、大头菜、香菜、生姜、葱等。晚春暴热袭人，易引起体内郁热而生肝火，或致体内津液外泄，当配些清解里热、滋养肝脏、润肝明目的食物，如荞麦、荠菜、菠菜、芹菜、莴笋、茄子、黄瓜、蘑菇等。

夏宜清补，长夏宜淡补：夏气热，夏阳张，重祛暑，以醒脾。夏季应以清淡爽口又能刺激食欲的饮食为主，如茄子、鲜藕、绿豆芽、丝瓜、黄瓜、冬瓜、西瓜、番茄等具有清热祛暑的功效。天气炎热，热能伤气；天热大量出汗，汗出伤津，致使气阴不足，西瓜能消暑利尿、生津解渴；绿豆汤、金银花茶、乌梅汤、茉莉花茶等具有消热利湿、消暑解毒功效。

秋宜平补：秋气燥，秋收敛，宜养阴，多食酸。秋季凉爽、干燥，在饮食调养方面，要多吃些滋阴润燥的饮食，以防秋燥伤阴。如银耳、梨、橄榄、甘蔗、藕、菠菜、豆浆、芝麻、蜂蜜等。建议早餐食粥，可和中、益胃、生津。并根据自身实际选择不同的粥食用，如百合红枣糯米粥滋阴养胃，扁豆粥健脾和中，生姜粥御寒止呕，胡桃粥润肺防燥，菊花粥明目养神，山楂粥化痰消食，山药粥健脾固肠，甘菊枸杞粥滋补肝肾等。

冬宜温补：冬气寒，冬闭藏，多滋补，固元阳。阳气虚弱者、年老体衰者、易患冬季疾病者、须防春病夏病者，冬季要多吃温、热性质的食物，以提高机体的耐寒力。羊肉、狗肉是老年人冬季滋补佳品。桂圆莲子汤具有养心、宁神、健脾、补肾的功效，适合于中老年人、长期失眠者服用。

（二）四时饮食禁忌

春季酒不可过饮，且应避免食用冷肥僻黏之物，不易消化。夏季少吃油腻、辛热、温燥的食物，体弱者应避免食用冷饮及生冷瓜果，以免引起消化功能障碍。秋季少吃鱼虾海鲜、生冷炙烩腌菜、肥腻的食物，宜吃清淡、易消化食物。在冬季，炙煿煎炒、生冷之物，尤宜少食。

五、因地制宜

我国地域广阔，不同的气候条件、生活习惯，使人的生理活动和病理变化亦有不同，食疗养生要根据不同的地理环境、气候条件、生活习俗合理选择和摄取食物。"南甜北咸，东辣西酸"就是不同地区的居民为了适应自然环境的一种生存需求而形成的饮食习惯。南方湿多热甚，宜食甘凉、甘寒、辛凉等降火清化之品，忌辛辣、助阳、助火食物。北方地高气寒，饮食多热而滋腻，宜辛温、补阳、助火食物，如羊肉、狗肉、花椒、辣椒等，忌寒凉食品如苦瓜、燕麦等。

六、辨体质辨证辨病，因人施膳

由于体质的不同，人体在对外环境的适应性、对疾病的易感性、对治疗的反应性及临床症状和体征都存在一定差异，药膳食疗的应用也因此不同。

（一）平和质

（1）平和质表现：阴阳气血调和，体型匀称健壮，面色、肤色润泽，目光有神，精力充沛，饮食正常，睡眠良好，二便正常。

（2）饮食调养原则：膳食平衡，均衡营养，饮食有节，不要过饥过饱，也不要进食过冷、过烫或不干净食物；粗细粮食宜合理搭配，多吃五谷杂粮、蔬菜瓜果，少食过于油腻及辛辣食品；注意戒烟限酒。以甘、平、温为主，平补平调。可适当食用扶正之品，不宜过于强调进补，少用药物为宜。适当调养气血。不宜偏补、贪补。

（3）饮食建议：莲子、山药、大枣、枸杞子、芡实、玉竹、百合、茯苓、乌鸡、龙眼肉、黄精、薏米等。药膳方选龙眼莲子粥、大枣粥、葱豉汤、三豆饮、蜜饯双仁、黄精炖肉等。

各类茶饮皆可，春季喝绿茶，夏季喝白茶、绿茶，秋季喝乌龙茶，冬季喝红茶、普洱熟茶、陈年普洱生茶和黑茶等。

（二）气虚质

（1）气虚质表现：元气不足，精神不振，头晕眼花，面色偏黄或偏白、嘴唇颜色浅，气短懒言，语音低弱，肌肉松软不实，易出汗，舌淡红、边有齿痕，脉虚。易患感冒、咳喘无力、脱肛、重症肌无力、子宫脱垂、心悸、腰膝酸软、小便频数等疾病。

（2）饮食调养原则：益气健脾，养肺益肾。宜选择性平偏温食物，不宜多食生冷苦寒、辛辣燥热等偏颇较大的食物。不宜峻补、蛮补、呆补，稍用辛味材料可使补而不滞，但忌大量食味辛辣、性大热的食物如芫荽、胡椒等制成的汤膳，以免损耗正气，加重气虚的症状。忌食味苦、性寒凉的食物制成的汤膳，如苦瓜汤、山楂荷叶汤、槟榔饮等。要少食具有耗气作用的食物，如槟榔、空心菜、生萝卜等。

（3）饮食建议：粳米、糯米、小米、白扁豆、人参、西洋参、党参、山药、大枣、枸杞子、龙眼肉、麦冬、茯苓、莲子、陈皮、沙棘、芡实、黄芪、白术、甘草、干姜、草果、乳鸽、蜂蜜、黄豆、豆腐、牛肉、羊肉、鸡肉、鹌鹑蛋、土豆、胡萝卜等。药膳方选人参汤、参枣汤、参芪羊肉汤、鳝鱼补气汤、西洋参养生汤、黄芪牛肚汤、白术陈皮鲈鱼汤、鲤鱼羹、山药粥、山药莲子葡萄粥、金沙玉米粥、神仙粥、黄芪炖母鸡、山药茯苓包子、莲子猪肚、砂仁鲫鱼、红枣炖羊心等。

多喝红茶、焙火乌龙茶、普洱熟茶等。少喝未发酵和轻发酵的茶。

（三）阳虚质

（1）阳虚质表现：多体胖，肌肉不壮，畏寒怕冷，手足不温，喜热饮食，面色淡白，嘴唇颜色淡，精神不振，容易疲倦，睡眠偏多，毛发易落，小便清长，大便稀溏，性欲低下，易出虚汗，夜尿偏多，舌淡胖嫩，脉迟沉。易患阳痿滑精、子宫寒冷不孕、痛经、痰饮、肿胀、泄泻、夜尿频多、小便失禁等。

（2）饮食调养原则：温脾养肾，助阳化湿。以平、热、温为主，五味以甘、辛为主，温补加平补。忌食生冷、苦寒、黏腻之品，如螃蟹、海带、西瓜、梨、香蕉、柿子、藕、苦瓜、荸荠等。目前由于空调的使用、冷饮的过度食用，造成了大量的阳虚质人群，应保持良好的生活习惯。

（3）饮食建议：肉苁蓉、菟丝子、杜仲、枸杞子、当归、大枣、肉桂、五味子、益智仁、人参、山茱萸、鹿茸、黄芪、续断、蛤蚧、高良姜、巴戟天、补骨脂、淫羊藿、仙茅、肉苁蓉、核桃仁、干姜、羊肉、羊肾、猪肾、鸽子蛋、牛肉、韭菜、花椒、辣椒、葱、蒜、芥末等。药膳方选当归生姜羊肉汤、桂圆杞枣汤、核桃人参汤、苁蓉羊肉汤、虫草炖鸡、韭菜花炒虾仁、韭菜炒胡桃仁、锁阳红糖饮。

宜饮暖胃暖身之茶，如陈年茯砖、千两茶、焙火的乌龙茶等，生姜红茶、桂圆红枣茶、普洱熟茶等亦可。

（四）阴虚质

（1）阴虚质表现：经常感到手脚心发热，喜欢冷饮，面颊潮红或偏红，皮肤干燥，口干舌燥，容易失眠，经常大便干结，小便偏黄，眼睛容易干涩，舌红少津，脉细数。一般体形偏瘦，心悸健忘、失眠多梦、干咳少痰、潮热盗汗、虚劳、遗精、女子月经量少等。

（2）饮食调养原则：补益肝肾，养阴降火，安定神志。平补之中用寒凉达到滋阴潜阳的目的。宜食甘凉滋润的食物，慎食羊肉、狗肉、韭菜、辣椒、葱、蒜、葵花子等温热的食物。不适宜辛辣刺激、温热香燥类的汤膳，如姜汤、酸辣汤，以及龙眼、荔枝、核桃、韭菜、肉桂等制成的汤膳，以免耗伤阴液，加重阴虚症状。

（3）饮食建议：麦冬、枸杞子、玉竹、山药、蜂蜜、大枣、生地黄、熟地黄、莲子肉、西洋参、女贞子、百合、五味子、石斛、旱莲草、天冬、玄参、白芍、山茱萸、阿胶、黄精、桑椹、绿豆、冬瓜、芝麻、荸荠、甘蔗、冬虫夏草、甲鱼、乌贼、鸭肉、瘦猪肉、黑木耳、银耳、燕窝等。药膳方选银耳鸡蛋汤、沙参麦冬瘦肉汤、雪羹汤、甲鱼枸杞汤、麦门冬粥、百合粥、桑椹红枣粥、红枣枸杞粥、甘蔗粥、阿胶银耳羹、莲子百合煲瘦肉、蜂蜜蒸百合、三鲜饮、秋梨川贝膏、青蒿参麦膏、红烧甲鱼等。

可选黄茶、白茶等清爽的茶类。如黄茶中的蒙顶黄芽、君山银针，福鼎的白毫银针、白牡丹等。调制茶饮，可选银耳茶、桑椹茶和枸杞红枣茶等。

（五）痰湿质

（1）痰湿质表现：爱食油腻、反应慢、精神倦怠、身体乏力、多汗无力、胸闷痰多、腹部肥满、口黏苔腻等。一般形体肥胖，易咳喘痰多、大便清稀、四肢水肿、小便不利或者浑浊、关节疼痛、肌肤麻木、女子白带过多、消渴、中风等。

（2）饮食调养原则：健脾利湿，化痰泄浊。以温、凉、平为主，五味以甘、辛为主。可以吃偏温燥的食物，慎食肥甘油腻、厚味滋补之品，少食酸性、寒凉之品，尤酸性食物。忌食乌梅、石榴等。

（3）饮食建议：茯苓、薏苡仁、杏仁、白果、陈皮、百部、砂仁、桔梗、芥子、白芍、扁豆、赤小豆、川贝母、萝卜、梨、丝瓜、冬瓜皮、海带、海藻、金橘、荷叶、枇杷、鲫鱼等。药膳方选海带苡仁汤、萝卜海带汤、山药冬瓜汤、萝卜豆腐汤、赤豆杏仁粥、薏苡粥、冬瓜莲蓬薏米煲瘦肉等。

可饮用老乌龙茶和老黑茶。也可自制杏梨枇杷饮、甘草桔梗茶、白术陈皮茶、枇杷叶桔梗茶等。

（六）湿热质

（1）湿热质表现：面垢油光，易生粉刺、疮疖，口苦口干，眼睛红赤，身重困倦，大便黏滞不畅或燥结，小便短黄，男性易阴囊潮湿，女性带下增多，舌质偏红、苔黄腻，脉滑数。易患疮疖、黄疸、热淋等疾病。

（2）饮食调养原则：利湿清热为主。性味以凉、平、甘、淡、寒为主。禁忌辛辣燥热、大热大补，少食肥甘厚腻的食物，尤忌食油炸、烧烤、火锅之品。不宜食用羊肉、狗肉、鳝鱼、动物内脏、韭菜、生姜、辣椒、酒、胡椒、花椒、蜂蜜等。

（3）饮食建议：赤小豆、薏苡仁、莲子、土茯苓、茵陈、鸡骨草、溪黄草、车前草、木棉花、猪小肚、苦瓜、绿豆、空心菜、西瓜、黄瓜、冬瓜、丝瓜、芹菜、藕、鲤鱼、鲫鱼等。药膳方选冬瓜汤、茵陈粥、绿豆薏米粥、赤小豆薏苡仁粥、马齿苋粥、二鲜饮、泥鳅炖豆腐、木棉花土茯苓煲猪腱等。

宜选铁观音、武夷岩茶；可自制柠檬红茶和薏仁茶等。

（七）血瘀质

（1）血瘀质表现：面色晦暗，皮肤偏暗，容易长斑，头、胸、胁、小腹、四肢等部位会出现刺痛，性格抑郁，健忘，舌质紫暗或有瘀点，舌下络脉紫暗或增粗，脉涩。易患痛经、闭经、血证、癥瘕等。

（2）饮食调养原则：活血祛瘀，疏利通络，调畅气血。性味以温、平、辛为主。可少量饮用葡萄酒、糯米甜酒，少食高脂肪、高胆固醇、油腻食物，如蛋黄、虾、猪头肉、猪脑、奶酪等。不宜食用收涩、寒凉、冰冻、油腻之物。如乌梅、柿子、石榴、苦瓜、雪糕、冰淇淋、冰冻饮料等。女性月经期间慎用活血类食物。

（3）饮食建议：桃仁、红花、川芎、当归、丹参、地黄、赤芍、五加皮、山楂、地榆、茺蔚子、佛手、刀豆、香橼、橘红、陈皮、沙棘、黑豆、黄豆、海带、海藻、紫菜、黑木耳、红糖、月季花、玫瑰花、三七、萝卜、胡萝卜、油菜、醋等。药膳方选黑豆红花汤、山楂汤、山楂红糖汤、海带紫菜汤、红花乌鸡汤、当归田七乌鸡汤、益母枣肉汤、桃仁粥、化瘀止痛粥、田七鸡等。

宜多喝绿茶和茉莉花茶等清爽的茶类，如绿茶中的太平猴魁、洞庭碧螺春和黄山毛峰，茉莉花茶中的茉莉银针和碧潭飘雪等。

（八）气郁质

（1）气郁质表现：精神抑郁，忧虑脆弱，多愁善感，面色苍暗或萎黄，胸胁胀痛或窜痛，嗳气呃逆，咽间有异物感，乳房胀痛，小腹胀痛，月经不调，痛经，大便多干，舌淡红，苔薄白，脉弦细。易患脏躁、梅核气、郁证等病证。

（2）饮食调养原则：理气解郁，调理脾胃。性味以温、平、甘、辛为主。饮食调护不可过热或过寒，以免加重气机郁滞的状态，宜选用辛温以发散、调畅气机，用甘平以补而不至于因发散而导致虚损，也不会补益过度而加重郁滞。少食石榴、乌梅、青梅、杨梅、草莓、酸枣、李子、柠檬、南瓜、泡菜等收敛酸涩之品。慎食寒凉之品。

（3）饮食建议：柴胡、山楂、当归、川芎、陈皮、佛手、枳壳、青皮、香附、郁金、白芍、槟榔、草果、玫瑰花、菊花、代代花、茉莉花、大麦、荞麦、高粱、萝卜等。药膳方选玫瑰花鸡蛋汤、佛手甲鱼汤、菊花鸡肝汤、合欢花猪肝汤、香附牛肉汤、橘皮粥、茉莉花粥、柴胡陈皮粥、白术猪肚粥、香橼露、葛粉羹、糖渍金橘、丁香梨等。

宜选用茉莉花茶、桂花乌龙茶和凤凰单丛等气味芳香的茶。

（九）特禀质

（1）特禀质表现：以生理缺陷、过敏反应等为主要特征，患遗传性疾病者有垂直遗传、先天性、家族性特征；患胎传性疾病者具有母体影响胎儿个体生长发育及相关疾病特征。易患哮喘、荨麻疹、花粉症及药物过敏等；遗传性疾病如友病、唐氏综合征等；胎传性疾病如五迟（立迟、行迟、发迟、齿迟和语迟）、五软（头软、项软、手足软、肌肉软、口软）、解颅、胎惊等。对季节变化适应能力较差，在易致过敏季节易引发宿疾。

（2）饮食调养原则：益气固表，凉血消风。饮食宜均衡、粗细搭配适当、荤素配伍合理，宜多食益气固表的食物，尽量少食辛辣、腥发食物，不食含致敏物质的食品，如蚕豆、白扁豆、牛肉、羊肉、鹅肉、鲤鱼、虾、蟹、茄子、辣椒、浓茶、咖啡等。避免肥甘油腻。避免接触如尘螨、花粉、油漆等各种致敏物质，以减少发作机会。单用药膳或许难以治疗相应疾病。

（3）饮食建议：黄芪、白术、当归、防风、荆芥、蝉蜕、红花、牡丹皮等。药膳方选固表粥、补虚正气粥、丹参红枣汤、黄芪汤、参枣米饭等。

宜选发酵度较高、焙火适中的茶，如红茶、黑茶、普洱熟茶等。

体质是在先天禀赋和后天获得的基础上形成的，受到形态结构、生理功能和心理状态等的影响，体质是综合的、相对稳定的固有特质，具有一定范围内的动态可变性、可调性，通过调养，可以使体质向好的方面转化。正确地辨别体质可以分析与疾病发生的相关性，体质不同，发病倾向也不同。正确辨别体质可以指导养生保健，认识自己的体质，对于好发的疾病可以早做预防，推迟或彻底消除疾病的发生。辨体质、辨证、辨病、因人施膳，并非只能吃适宜的食物，不能吃不宜食物；体质偏颇不明显时，营养均衡，饮食有节即可；体质明显偏颇时，就应该注意饮食养生；有目的地选择适合或改善体质的食物而避免加重体质偏颇的食物。

第三节 运动养生

一、方舱医院"网红操"探运动养生

2019 年 12 月，湖北省武汉市部分医院陆续发现了多例有华南海鲜市场暴露史的不明原因肺炎病例，现已证实为新型冠状病毒感染引起的急性呼吸道传染病，称为新型冠状病毒肺炎。2020 年 2 月，为了应对武汉发生的新型冠状病毒肺炎疫情，国家卫生健康委员会及相关单位在武汉建立了武汉火神山医院、武汉雷神山医院及方舱医院，其中方舱医院收治轻型和普通型患者。

江夏方舱医院是唯一一家由中医医疗团队整建制接管的方舱医院。采取中西医结合、以中医为主的方法救治轻症新型冠状病毒肺炎患者。根据患者情况辨证施治，每一位患者除了早晚服用和新型冠状病毒肺炎相关的汤剂外，还根据其发热、干咳、焦虑、失眠等症状，分别调制了可以用温水冲服的中药颗粒。中医特色的耳穴疗法、艾灸等也作为辅助治疗手段在病区中推广；八段锦、太极拳等中医养生保健操，让患者活络筋骨的同时，也传递着战胜疾病的信心。八段锦、太极拳的视频发到网上，成了"网红操"。八段锦、太极拳能明显增强患者体质、加快康复，我们由"网红操"引出"运动养生"。

二、术语与定义

运用传统的体育运动方式进行锻炼，以活动筋骨，调节气息，静心宁神来畅达经络，疏通气血，和调脏腑，达到增强体质，益寿延年的目的，这种养生方法称为运动养生，又称为中医健身术或传统健身术。

运动养生的特点：以祖国医学理论为指导；注重意守、调息和动形的协调统一；融导引、气功、武术、医理为一体；顺应自然界四时变化以养生。

运动养生机理：壮体强身、安神益智、养容美颜、预防衰老、延年益寿、通络止痛。

运动养生的原则：动静结合、练养相兼、循序渐进、持之以恒。

运动养生的优点：简单方便，易于掌握；经济实用，灵活多样；寓练于乐，愉悦身心；防病强身，治病祛疾。

三、运动养生的形式和流派

传统运动养生根据发展的历史分为医家养生派、儒家养生派、道家养生派、佛家养生派、武术养生派、民间养生派。

1. 医家养生派

医家养生派以防治疾病，保健强体为目的。我国现存最早的医学经典著作《黄帝内经》中记载有导引按跷的养生方法。放松功、内养功、强壮功、五禽戏、保健功均以医疗保健为目的，无论来源如何，均可算作医家养生方法。

2. 儒家养生派

儒家养生派以静坐修身养气为目的，讲究坐忘。"堕肢体，黜聪明，离形去知，同于大通，此谓坐忘"。静坐养气之类的功夫均可称为儒家健身养生法。

3. 道家养生派

道家养生派以抱一守中，修炼成丹，达到性命双修，返璞归真为目的。主张"道法自然""虚静无为"，常用的导引、吐纳、抱一、炼丹、胎息等养生方法均是。

4. 佛家养生派

佛家健身术源于禅定修心，为保证"坐禅"的顺利进行，便需要采取一些手段，以活动筋骨、疏通血脉。于是，逐渐形成了佛家的健身功法，如达摩易筋经、天竺国按摩法等。

5. 武术养生派

武术养生派以强健身体，攻防技击为目的。在健身养生锻炼中讲究意与气合、气与力合，动作中讲究气贯四梢，动静锤炼。比如少林内功、太极拳等。

6. 民间养生派

民间养生派指历代在民间流传的师徒相承的各种养生方法。

四、五禽戏

禽，在古代泛指禽兽之类动物，五禽，指虎、鹿、熊、猿、鸟五种禽兽。戏，即游戏、戏耍之意。所谓五禽戏，就是指模仿虎、鹿、熊、猿、鸟五种禽兽的动作，组编而成的一套锻炼身体的功法。

（一）养生机理

五禽戏属古代导引术之一，它要求意守、调息和动形协调配合。意守可以使精神宁静，神静则可以培育真气；调息可以行气，通调经脉；动形可以强筋骨，利关节。由于是模仿五种禽兽的动作，所以，意守的部位有所不同，动作不同，所起的作用也有所区别。虎戏即模仿虎的形象，取其神气、善用爪力和摇首摆尾、鼓荡周身的动作。要求意守命门，命门乃元阳之所居，精血之海、元气之根、水火之宅，意守此处，益肾强腰，壮骨生髓，可以通督脉、祛风邪。鹿戏即模仿鹿的形象，取其长寿而性灵，善运尾闾，尾闾是任、督二脉通会之处，鹿戏意守尾闾，可以引气周营于身，通经络、行血脉、舒展筋骨。熊戏即模仿熊的形象，熊体笨力大，外静而内动。要求意守中宫（脐内），以调和气血。练熊戏时，着重于内动而外静。这样，可以使头脑虚静，意气相合，真气贯通，且有健脾益胃之功效。猿戏即模仿猿的形象，猿机警灵活，好动无定。练此戏就是要外练肢体的灵活性，内练抑制思想活动，达到思想清静，体轻身健的目的。要求意守脐中，以求形动而神静。鸟戏又称鹤戏，即模仿鹤的形象，动作轻翔舒展。练此戏要意守气海，气海乃任脉之要穴，为生气之海；鹤戏可以条达气血，疏通经络，活动筋骨关节。五禽戏的五种功法各有侧重，但又是一个整体，一套有系统的功法，如果经常练习而不间断，则具有养精神、调气血、益脏腑、通经络、活筋骨、利关节的作用。神静而气足，气足而生精，精足而化气动形，达到三元（精、气、神）合一，则可以收到祛病、健身的效果。

（二）练功要领

1. 全身放松

练功时，首先要全身放松，情绪要轻松乐观。乐观轻松的情绪可使气血通畅，精神振奋；全身放松可使动作不致过分僵硬、紧张。

2. 呼吸均匀

呼吸要平静自然，用腹式呼吸，均匀和缓。吸气时，口要合闭，舌尖轻抵上腭。吸气用鼻，呼气用嘴。

3. 专注意守

要排除杂念，精神专注，根据各戏意守要求，将意志集中于意守部位，以保证意、气相随。

4. 动作自然

五禽戏动作各有不同，如虎之刚健、鹿之温驯、熊之沉缓、猿之轻灵、鸟之活泼等。练功时，应据其动作特点而进行，动作宜自然舒展，不要拘紧。

（三）适应证

五禽戏具有强壮身体的作用，对于肺气肿、哮喘、高血压、冠心病、神经衰弱、消化不良等病也有预防及防止复发的功效。

练习五禽戏，宜选择空气新鲜，树木较多的场所，早晚练习均可，注意每日坚持锻炼。

五、太极拳

太极拳以"太极"为名，以我国古代《易经》哲学理论为指导思想，以太极图圆柔连贯、阴阳合抱之势为运动养生原则。其拳路招式构成动态之太极，其神韵尽显阴阳互根、消长转化之理。太极拳是我国传统的健身拳术之一。由于其动作舒展轻柔，动中有静，圆活连贯，形气和随，外可活动筋骨，内可流通气血，协调脏腑，故不但用于技击、防身，而且更广泛地用于健身防病，深为广大群众所喜爱，是一种行之有效的传统养生法。

（一）养生机理

太极拳是一种意识、呼吸、动作密切结合的运动，"以意领气以气运身"，用意念指挥身体的活动，用呼吸协调动作，融武术、气功、导引于一体，是"内外合一"的内功拳。

重意念，使神气内敛。练太极拳要精神专注，排除杂念，将神收敛于内，而不被他事分神。神内敛则"内无思想之患"而精神得养、身心欢快；精神宁静、乐观，则百脉通畅，机体自然健旺。

调气机，以养周身。太极拳以呼吸协同动作，气沉丹田，以激发内气营运于身。肺主气司呼吸；肾主纳气，为元气之根。肺、肾协同，则呼吸细、匀、长、缓。这种腹式呼吸不仅可增强和改善肺的通气功能，而且可益肾而固护元气。丹田气充，则鼓荡内气周流全身，脏腑、皮肉皆得其养。

动形体，以行气血。太极拳以意领气，以气运身，内气发于丹田，通过旋腰转脊的动作带动全身，即所谓"以腰为轴""一动无有不动"。气经任、督、带、冲诸经脉上行于肩、臂、肘、腕，下行于胯、膝、踝，以至于手足四末，周流全身之后，气复归于丹田，故周身肌肉、筋骨、关节、四肢百骸均得到锻炼。具有活动筋骨，疏通脉络，行气活血的功效。

由于太极拳将意、气、形结合成一体，使人身的精神、气血、脏腑、筋骨均得到濡养和锻炼。达到"阴平阳秘"的平衡状态，所以能起到有病治病，无病健身的作用，保证人体健康长寿。

（二）练功要领

1. 神静

练习太极拳，要始终保持神静，排除思想杂念，使头脑静下来，全神贯注，用意识指导动作。神静则气血流通。

2. 含胸拔背、气沉丹田

含胸，即胸略内含而不挺直；拔背，即指脊背的伸展。能含胸则自能拔背，使气沉于丹田。

3. 体松

身体宜放松，不得紧张，故上要沉肩坠肘，下要松胯松腰。肩松下垂即是沉肩；肘松而下坠即是坠肘；腰胯要松，不宜僵直板滞。体松则经脉畅达，气血周流。

4. 全身协调、浑然一体

太极拳要求根在于脚，发于腿，主宰于腰，形于手指，只有手、足、腰协调一致，浑然一体，方可上下相随，流畅自然。外动于形，内动于气，神为主帅，身为驱使，内外相合，则能达到意到、形到、气到的效果。

5. 以腰为轴

太极拳中，腰是各种动作的中轴，宜始终保持中正直立，虚实变化皆由腰转动，故腰宜松、宜正直，腰松则两腿有力，正直则重心稳固。

6. 连绵自如

太极拳动作要轻柔自然，连绵不断，不得用僵硬之拙劲、宜用意不用力。动作连绵，则气流通畅；轻柔自然，则意气相合，百脉周流。

7. 呼吸均匀

太极拳要求意、气、形的统一和协调，呼吸深长、均匀十分重要，呼吸深长则动作轻柔。一般来说，吸气时，动作为合；呼气时，动作为开。呼吸均匀，气沉丹田，则必无血脉贲张之弊。

太极拳的流派很多，各有特点，架势也有新、老之分。当前，比较简便易学的就是"简化太极拳"，俗称"太极二十四式"。其各势名称为起势，左右野马分鬃，白鹤亮翅，左右搂膝拗步，手挥琵琶，左右倒卷肱，左揽雀尾，右揽雀尾，单鞭，云手，单鞭，高探马，右蹬脚，双峰贯耳，转身左蹬脚，左下势独立，右下势独立，左右穿梭，海底针，闪通臂，转身搬拦捶，如封似闭，十字手，收势。具体做法及注意事项可参考《中医养生学》《中医健身学》等书籍。

（三）适应证

太极拳可养神、调气、健身，对于溃疡病、慢性胃肠病、气管炎、肺结核、慢性肝炎、高血压、心血管病、神经衰弱、关节炎等病具有预防作用和治疗效果。

练习太极拳应选择公园、广场、树林、花园等环境安静、空气清新旷达的场所。清晨及傍晚均可练习。根据个人体质循序渐进，可分段练习，渐渐打整套拳路。发热、感冒等身体不适者可酌情暂停。饱食、醉酒后也不宜练习。

六、八段锦

八段锦由八种不同动作组成，故名"八段"。因这种功法可强身益寿，祛病除疾，如展示给人们一幅绚丽多彩的锦缎，故称为"锦"。

八段锦是我国民间广泛流传的一种健身术，术式简单，运动量适中，不受环境、场地限制，随时随地可做，具有强筋骨、利关节、益气通脉、调养脏腑等功效，老少皆宜。

（一）养生机理

八段锦属于古代导引法的一种，是形体活动与呼吸运动相结合的健身法。活动肢体可以舒展筋骨，疏通经络；与呼吸相合，则可行气活血、周流营卫、斡旋气机，经常练习八段锦可起到保健、防病治病的作用。

八段锦对人体的养生康复作用，从其歌诀中即可看出。例如"两手托天理三焦"，即说明双手托天的动作，对调理三焦功能是有益的。两手托天，全身伸展，又伴随深呼吸，一则有助于三焦气机运化，二则对内脏亦有按摩、调节作用，起到通经脉、调气血、养脏腑的效果。同时，对腰背、骨骼也有良好作用。其他诸如"调理脾胃单举手""摇头摆尾去心火"等，均是通过宣畅气血、展舒筋骸而达到养生的目的。八段锦的每一段都有锻炼的重点，而综合起来，则是对五官、头颈、躯干、四肢、腰、腹等全身各部位进行锻炼，对相应的内脏及气血、经络起到了保健、调理作用，是机体全面调养的健身功法。

（二）练功要领

（1）呼吸均匀：要自然、平稳、腹式呼吸。

（2）意守丹田：精神放松，注意力集中于脐。

（3）柔刚结合：全身放松，用力轻缓，切不可用僵力。

八段锦歌诀：双手托天理三焦；左右开弓似射雕；调理脾胃需单举；五劳七伤往后瞧；摇头摆尾去心火；背后七颠百病消；攒拳怒目增气力；两手攀足固肾腰。

具体做法及注意事项详见《中医养生学》《中医健身学》。

（三）适应证

八段锦老少皆宜，尤适于年老体弱者锻炼，有强身益气之功效，对于头痛、眩晕、肩周炎、腰腿痛、消化不良、神经衰弱亦有治疗作用。

八段锦室内、室外均可进行。但应保持空气流通、清新，每次可锻炼10～20分钟。

七、易筋经

"易"指移动、活动；"筋"，泛指肌肉、筋骨；"经"，指常道、规范。"易筋经"即活动肌肉、筋骨，使全身各部分得以活动、锻炼，从而增进健康、祛病延年的一种传统养生康复方法。活动以形体屈伸、俯仰、扭转为特点，以达到"伸筋拔骨"的锻炼效果。因此，对于青少年来说，这种方法可以纠正身体的不良姿态，促进肌肉、骨骼的生长发育；对于年老体弱者来讲，经常练此功法，可以防止老年性肌肉萎缩，促进血液循环，调整和加强全身的营养，对慢性疾病的恢复，以及延缓衰老都很有益处。

（一）养生机理

易筋经是一种意念、呼吸、动作紧密结合的功法，尤其重视意念的锻炼，活动中要求排除杂念，通过意识的专注，力求达到"动随意行，意随气行"，以用意念调节肌肉、筋骨的紧张力（形体不动，而肌肉紧张得"暗使劲"）。其独特的"伸筋拔骨"运动形式，可使肌肉、筋骨在动势柔、缓、轻、慢的活动中，得到有意识地抻、拉、收、伸，长期练功，会使肌肉、韧带富有弹性，收缩和舒张能力增强。同时，使全身经络、气血通畅，五脏六腑调和，精神充沛，生命力旺盛。当然，必须长期锻炼才能收到内则五脏调和，外则肌肤润泽、容颜光彩、耳目聪明，老当益壮的功效。

（二）练功要领

（1）精神清静，意守丹田。
（2）舌抵上腭，呼吸匀缓，用腹式呼吸。
（3）松静结合，柔刚相济，身体自然放松，动随意行，意随气行，不要紧张、僵硬。
（4）用力时应使肌肉逐渐收缩，达到紧张状态，然后，缓缓放松。
易筋经十二式：捣杆舂粮，扁担挑粮，扬风净粮，换肩扛粮，推袋垛粮，牵牛拉粮，背牵运粮，盘箩卸粮，围荧囤粮，扑地护粮，屈体捡粮，弓身收粮。
具体做法及注意事项详见《中医养生学》《中医健身学》。

（三）适应证

易筋经适于年老体弱者，对神经衰弱、高血压、心血管病、关节炎等病亦有一定治疗作用。

本功法简便，室内、室外均可进行，依体力而行，每日 1～4 次均可，亦可工作之余分节进行锻炼。练习时，注意用力逐渐加大，不宜过猛。

八、散步

散步，指不拘形式地从容踱步。闲散和缓地行走，四肢自然而协调的动作，可使全身关节筋骨得到适度的运动，加之轻松畅达的情绪，使人气血流通，经络畅达，利关节而养筋骨，畅情志而益五脏，可健身、防病、治病。简单易行、行之有效。不受年龄、性别、体质及场地的条件限制，随时随地皆可行之。

（一）散步要领

（1）散步之前，全身自然放松，适当活动一下肢体，调匀呼吸，平静而和缓，然后再从容展步。

（2）散步时宜从容和缓，不宜匆忙，更不宜使琐事充满头脑。

（3）散步时步履宜轻松，有如闲庭信步之态，周身气血方可条达平和。

（4）散步宜循序渐进，量力而为。

（二）散步速度

（1）缓步：步履缓慢，行走稳健，每分钟行 60～70 步。适于年老体弱者及饭后活动。可使人稳定情绪，消除疲劳，也有健脾胃、助消化作用。

（2）快步：步履稍快地行走，每分钟约行 120 步，不等于疾走。久而为之，可振奋精神、兴奋大脑、使下肢矫健有力。

（3）逍遥步：且走且停，且快且慢，行走一段距离，稍事休息，继而再走；或快步一程，再缓步一程，根据体力情况，量力而行。适于体弱、病后恢复者。

（三）散步时间

（1）清晨散步：早晨起床后，最好在树木较多的地方散步。空气清新，调气血而爽精神。

（2）食后散步：饭后休息一段时间，缓行可健脾消食，行走中以手摩腹，可增加其效果。饭后散步还可防治消渴病。

（3）睡前散步：环境宜安静，以使心神宁静，产生怡和舒适的感觉。入睡困难者，可以快步行走 15 分钟；而情绪尚在兴奋之中的人，则以慢步为佳。久而行之，可起到安神效果。

（4）春月散步：《素问·四气调神大论》曰："春三月，此为发陈，天地俱生，万物以荣；夜卧早起，广步于庭，……此春气之应，养生之道也。逆之则伤肝……"春天，人应随春生之势而动，春季清晨进行散步是适应时令的最好养生法，衣着宽松保暖，步履和缓有序，情绪畅达。

散步健身应持之以恒，日久天长，方可达到养生防病的目的。散步可防治消化不良、肥胖、糖尿病、神经衰弱、冠心病等，尤适合中老年人。

第四节　四时养生

一、四时顺养，人与自然的和谐共生

我们来看这样一则医案小故事：春天来了，天气越来越暖和，一位老太太突然不明原因出现血压升高，失眠，脾气暴躁，容易发脾气，去医院看病，医院给用了一些常规的控制血压的药物，但是服用后效果不好，家人很担心，于是找到一位中医大夫来诊治，中医大夫诊断后发现这位老太太的舌头很红，舌苔是薄的，脉搏跳动快，结合患者症状，选方一贯煎化裁，加猪脊骨让患者回家炖汤喝。老太太喝药的当天晚上，睡眠就明显地改善，然后血压开始平稳，也没有怎么再发火，喝了三天的猪脊骨汤以后，感觉非常好，身体状态也基本恢复了。

到底这位中医大夫开出了什么"灵丹妙药"让这位老太太在很短的时间内身体就恢复了健康呢？原来这位中医大夫经过详细诊疗后，判断这位患者的体质属于阴虚体质，这种体质在春天的时候要特别注意，因为中医认为春天对应的是肝，属木，这个时候树木开始生长，需要津液，如果津液不足，则树木就会出问题，所以，如果一个人阴虚，津液不足，那么肝木生发的时候就会出现问题，所以会有一系列的反应。古方一贯煎的功效为滋阴清肝，加入的猪脊骨也是为了加强滋阴的作用。

因时顺养就是按照大自然的节奏安排日常活动，根据四时变化而制定不同的养生方法，以及通过对不同时期多发疾病（如时令性疾病）流行病学的认识，达到预防疾病的目的。即"以自然之道，养自然之身"。

医圣张仲景十分重视四时养生，如《伤寒论·伤寒例》曰："君子春夏养阳，秋冬养阴，顺天地之柔刚也。"主张"若人能养慎，不令邪风干忤经络"，即是说当顺应四时，外避邪风，养护健身，方能防患于未然。

（一）人是大自然的产物

古代，人们通过对生命现象的观察，认识到大自然的运动变化是一切有生之物产生的根源，《素问·天元纪大论》中说一切生物皆是大自然时空的产物。《素问·至真要大论》中也有"天地合气，六节分而万物化生矣"的记载，人是大自然中生物的一种，自然也要受到自然界运动规律的制约。人与自然界的关系密切，人作为一种生物，作为一个整体，应与自然界相适应。自然界按照自己的规律不断运动变化，周而复始，循环往复。人类长期在这样的自然条件下生活，也就形成了体内气血盛衰、阴阳消长的相应性变更。《素问·宝命全形论》中指出"人与天地相参，与日月相应也"，从而强调了人体与四时之间的相应关系。

（二）气血与四时

早在先秦时期，古人就认识到人体气血盛衰与四时气候变化的关系，《素问·八正神明论》中曾提出因天时而调血气的主张，也就是要根据天地阴阳的变化，结合日月星辰的运行规律来调节人体气血，从而达到养生防病的目的。气是无形的，血是有形的，同时《黄帝内经》还认为人体气血是随月廓盈亏而波动的。了解了这一节律变化规律，对于顺时养生有重要的意义。

（三）五脏与四时

《黄帝内经》藏象学说认为，人是以五脏为核心的，自然界的四时阴阳消长变化，与人体五脏功能活动是相互联系的。《素问·六节藏象论》就认为在阴阳属性方面，五脏象法于四时，随后又进一步指出了五脏与四时的一一对应关系，比如"心者，……阳中之太阳，通于夏气。肺者，……为阳中之太阴，通于秋气。肾者，……为阴中之少阴，通于冬气。肝者，……为阳中之少阳，通于春气"。另外，《素问·四气调神大论》告诫我们：春天应心平气和，少发怒；夏季木气已衰，肝气式微，心阳日上，所以夏天宜养心火等。这些就是《黄帝内经》顺时养生最重要的理论依据。

（四）顺应四时养生的基本原则

春夏之季由寒转暖，由暖转热，宇宙万物充满新生繁茂景象。此时是人体阳气生长之时，一方面应该适当晚睡早起，增加室外活动的时间，进食大葱、生姜、豆芽、秋苗尖等舒展阳气的食品，心态上宜开朗外向，使阳气顺应季节、天气变化以生发条达。夏季不恣意贪凉饮冷，避免人体阳气过分消耗。另一方面，阴阳互根，阳气生发，必须有阴液的补充才能够使身体的阳气、阴津在较高水平上维持平衡。在酷暑炎热之时，也应阴居避暑热，保护阴津，防过汗伤液。增加饮水，多吃些滋阴生津的蔬菜瓜果，来适应阳气的生发，为阳气的生长提供源源不断的物质基础。

秋冬之季气候由热转凉，由凉转寒，万物都趋于收藏状态。一方面，此季节应以食物来填补阴精，使阴精积蓄，培补肾元，骨健髓充，元神得养，也是对夏季损伤阴精的补充。另一方面，更应固护阳气。起居上应早睡，与日出同起，防寒保暖，减少户外活动，保护消减的阳气，使阳气不至外泄。同时适应阴气渐长的特点，增加羊肉、韭菜、干姜、肉桂等温阳食品。心态上应恬淡虚无，精神内守，以求阳与阴配，使得阳气在较低水平上与阴液相平衡。

春夏养阳，秋冬养阴，也是中医顺应四时阴阳的变化，调节阴阳，追求生命平衡之真的完美概括。

二、疾病的本质是阴阳失调

正常情况下，阴阳对立统一运动为有度，有序，适时，当位，和谐。如果阴阳运动表现为"失度""失时""失序""错位""失去和谐"，这样便阴阳失调了。

（一）四时阴阳与人体

《黄帝内经》最早提出了四时阴阳是万物的根本，提倡"春夏养阳，秋冬养阴"的养生观点。"春夏养阳，秋冬养阴"，是顺应四时养生的基本原则，也就是春夏要保养生气与长气（即阳气）以适应自然界阳气渐生而旺的规律，从而为阳气潜藏、阴气渐盛打下基础，不应宣泄太过或内寒太甚而伤阳气；秋冬则应保养收气与藏气（即阴气）以适应自然界阴气渐生而旺的规律，从而为来年阳气生发打下基础，而不应耗精而伤阴气。但也有不同，如阴阳偏盛偏衰体质的人则应分别对待。阳虚，则要"冬病夏养"，于春夏之时注意调养阳气，给予培补，且不可食冷食凉，较于冬季病发再用热药效果好。阴虚，则要"夏病冬养"，于秋冬时滋补肝肾，可减轻春夏发病的程度；但若属阳旺或阴盛体质，则春夏宜寒凉，或秋冬宜温热。

（二）顺四时调养

四季气候变化是自然界顺应天道的客观规律，人体更是这样，只有适应四时生长收藏的规律养生，才能增强内在脏腑的适应能力，取得内外环境的统一；如果违背了这个规律，就会伤五脏之气，减弱人体适应自然环境变化的能力，影响下一个季节的身体健康，甚至发生疾病。

那该如何调养呢？《黄帝内经》强调的是通过人体精神意志来调摄。如春三月的"以使志生"，夏三月的"使志无怒"，秋三月的"使志安宁……无外其志"，冬三月的"使志若伏若匿，若有私意，若己有得"等。这是因为《黄帝内经》认为精神意志在一定情况下能控制人体脏腑组织功能活动。所以，凡养生、养长、养收、养藏"四气调神"之道，除生活起居必须适应时令外，还特别强调精神意志的调摄。另外，顺应自然界阴阳消长规律养生的目的，实际上也就是为了充盛人体真元之气，增强调节生命节律的能力，从而保持人体内外环境的统一。

三、春季养生——春季"发陈"

立春是春天的第一天，同时也是一年中的第一个节气，由此便揭开了春天的序幕。春为四时之首，万象更新之始，当春归大地之时，冰雪消融，自然界阳气升发，万物复苏，柳丝吐绿，世界上一切都表现出一派欣欣向荣的景象。"人与大地相应"，此时人体之阳气也顺应自然，向上、向外舒发。因此，春季养生必须掌握春天之气生发舒畅的特点，注意保卫体内的阳气，使其不断充沛、逐渐旺盛，凡有耗伤阳气及阻碍阳气的情况皆应避免，这个养生原则应贯穿春季的情志、起居、饮食等各个方面。

（一）情志

按五行学说，春属木，与肝相应。因肝喜条达，有疏泄的功能。木有生发的特性，故肝也属"木"。肝，在志为怒，恶抑郁而喜条达。所以在春季，我们一定要力戒暴怒，更忌忧郁，要做到心胸开阔，乐观向上，保持心境平和。

（二）起居

春季气候变化较大，天气时暖时寒，另外春气生发，而人体腠理也开始变得疏松，对寒邪的抵抗能力便会减弱，所以，春天，尤其是春初时节，不宜过早除去棉服。《备急千金要方》主张春时衣着宜"下厚上薄"。另外，春天在起居方面，人体的气血就如自然界一样，需舒展畅达，这就要求我们夜卧早起，免冠披发，松缓衣带，舒展形体，多参加室外活动，克服倦懒思眠的状态，力求身心和谐，精力充沛。

（三）饮食

《素问·脏气法时论》中指出："肝主春，且肝苦急，既食甘以缓之，肝欲散，急食辛以散之，用辛补之，酸泻之。"由此可见，春季阳气初生时的饮食调养方面要宜食辛甘发散之品，而不宜食酸收之味。因为在五脏与五味的关系中，酸味入肝，具有收敛之性，不利于阳气的生发和肝气的疏泄，因此，我们要有目的地选择一些柔肝养肝、疏肝理气的食品。

四、夏季养生——夏季"蕃秀"

在一年四季中，夏季是阳气最盛的季节，气候炎热而生机旺盛，对于人来说，此时是新陈代谢旺盛的时期，这时人体阳气外发，伏阴在内，气血运行会相应地旺盛起来，并且活跃于机体表面。我们说夏天养生的原则，在盛夏防暑邪，在长夏防湿邪，同时又要注意保护人体阳气，防止因避暑而过分贪凉，从而伤害了体内阳气，这也就是《黄帝内经》所指的"春夏养阳"。

（一）情志

长昼酷暑，伤津耗气，人易疲乏，情易烦腻。因此我们应注意顺应夏天阳气旺盛的这一特点，振作精神，勿生厌恶之心，使气宣泄，免生郁结。同时也要注意调整情绪，莫因事烦而生急躁、恼怒之情，以免助阳起暴冲而伤正气。

（二）起居

夏季作息，一般宜晚些入睡，早点起床，以顺应自然界阳盛阴虚的变化。还有夏季多阳光，不要厌恶日长天热，仍要适当活动。夏季由于晚睡早起，相对睡眠不足，因此，需要午休来做适当补偿，以更好地适应下午的工作。

（三）饮食

夏季饮食较其他季节更为重要。因为夏季阳气盛于外，而阳极阴生，阴气居于内，故夏季饮食宜清淡，少食肥甘厚味，多食豆类食品，以此解暑利湿、健脾益肾。

五、秋季养生——秋季"荣平"

秋天是肃杀的季节，气候处于"阳消阴长"的过渡阶段，立秋至处暑，秋阳肆虐，温度较高，加之有时阴雨绵绵，湿气较重，天气以湿热并重为特点，有"秋老虎"之说。白露过后，雨水渐少，天气干燥，昼热夜凉，气候寒热多变，稍有不慎，容易伤风感冒，许多旧病也易复发，因此也被称为"多事之秋"。因此，秋季养生在对情志、起居、饮食等方面进行调摄时，应注重一个"和"字。

（一）情志

从藏象学说来看，肺与秋气相应，肺属金，主气司呼吸，在志为忧，肺气虚者对秋天气候的变化特别敏感，秋风冷雨，花木凋零，万物萧条，常会让人在心中引起悲秋、凄凉、垂暮之感，易产生抑郁情绪，因此，我们应做到内心宁静、神志安宁、心情舒畅，切忌悲忧伤感，以避肃杀之气，同时还应收敛神气，以适应秋天容平之气。

（二）起居

"春捂秋冻，不生杂病"是民间流传的谚语。但对"秋冻"要有正确的理解。自"立秋"之后，气温逐渐下降，昼夜温差增大，"寒露"过后，北方冷空气不断入侵，可谓"一场秋雨一场寒"。这时，我们应循序渐进地练习"秋冻"，加强御寒锻炼，增强机体适应自然气候变化的抗寒能力，有利于预防呼吸道感染性疾病的发生。如果到了深秋，遇天气骤变，气温明显下降，要注意天气变化，防寒保暖。

（三）饮食

秋季是肺金当令之时，《素问·脏气法时论》说："肺主秋……肺收敛，急食酸以收之，用酸补之，辛泻之。"秋天肺金当令，肺金太狂则克肝木，因此秋季易耗伤津液，引发口舌干燥、咽喉疼痛、肺热咳嗽等症。酸味收敛肺气，辛味发散泻肺，秋天宜收不宜散，所以要尽量少吃葱、姜等辛味之品，而应多吃清热生津、养阴润肺的食物。

六、冬季养生——冬季"闭藏"

冬天万物凋零，失去生机，人体的阳气也与自然界的阳气一样渐渐收于内。这时在冬季养生时应顺应自然界闭藏之规律，以敛阴护阳为根本。同时冬季也是各种疾病的高发季节，尤其是体质较弱的人，更应注意保养。《黄帝内经》认为，这一节气的到来是使阳气潜藏，阴气盛极，草木凋零，蛰虫伏藏，万物活动趋向休止，以冬眠状态，养精蓄锐，为来春生机勃发做准备。

（一）情志

冬季养生，在精神调摄方面，要做到保持精神情绪的宁静，避免烦扰妄动，使体内阳气得以潜藏。唐代养生大家孙思邈也明确指出："神疲心易役，气弱并相侵。"冬季调养精神，要保证有充足的睡眠时间，一般要做到"早卧晚起"。此外，积极适宜的运动，也会让人精神愉悦，身心健康。

（二）起居

在寒冷的冬季，不要因扰动阳气而破坏人体阴阳转换的生理机能。而要养精蓄锐，使阳气内藏。人体阳气好比天上的太阳，赐予自然界光明和温暖，失去它万物无法生存。所以，冬季的起居调养切记"养藏"。

（三）饮食

冬季饮食调养要遵循"秋冬养阴""无扰乎阳""虚者补之，寒者温之"的古训，冬季天气严寒，易感受寒邪，应少食生冷，以免损伤脾胃阳气。而要食用一些滋阴潜阳，热量较高的食物，但也不宜燥热，同时也要多吃新鲜蔬菜避免维生素的缺乏。需要特别注意的是，在冬季食补之前需要先清楚自己体质的"寒热"属性，且胃肠功能不好的人，也要先把胃肠功能调节好再进补，否则会加重胃肠负担。

第五节　五脏养生

邵逸夫 1907 年出生，掌管香港无线及邵氏两大娱乐王国。2009 年 10 月 19 日晚，香港电视广播有限公司（简称香港无线 TVB）在香港将军澳电视城举行了 42 周年台庆亮灯仪式，众星捧月下的 TVB 主席邵逸夫，不时挥手向大家微笑问好。年过百岁的邵逸夫将于 2010 年 1 月 1 日起离任电视广播公司主席职务，开始享受他的退休生活。在香港，人们亲切地称他为"六叔"（邵逸夫在家排行老六）。有人说，六叔所经历过的百年，远比他所拍摄的任何一部影视作品更要精彩动人。这位叱咤娱乐圈大半个世纪的老人，除了传奇的电影人生，也以 102 岁高龄成为全球最年长的在任上市公司主席。有记者曾经问他养生秘诀何在？邵逸夫说："我的最大乐趣是工作，只有保持工作才能长寿。"他年轻时每天晚上只睡 5 小时，中午小睡 1 小时，其他时间都在工作。甚至到古稀之年，仍坚持每天工作 16 个小时。邵逸夫是个笑口常开的人。据香港无线电视总经理陈志云说，六叔很喜欢看以搞笑闻名的《憨豆先生》，他还喜欢跟年轻人接触，说这样自己的心态也更年轻。

邵逸夫先生到底是怎样保持自己健康长寿的呢？没错，就是乐观的心态！传统中医认为"五脏平和则病不生"，只有五脏六腑功能正常，机体才能处于"阴平阳秘"的健康状态。而五脏养生当首推养心，《黄帝内经》讲："主不明，则十二官危。"意思是说，如果心里不平静，人体所有的脏腑就会陷入危险之中。心为五脏之主，是全身血脉的总枢纽。现实生活中，任何一种不良情绪的出现都会连累到它。所以，心脏最勤奋，又是最容易受伤的。乐观平和的心态正是"养心"的重中之重。五脏养生的重点在于"养心、调肝、理肺、健脾、补肾"。

一、认识五脏

（一）定义

心、肺、脾、肝、肾称为五脏，加上心包络又称六脏。但习惯上把心包络附属于心，称五脏即包括了心包络。五脏具有化生和贮藏精气的共同生理功能，同时又各有专司，且与躯体官窍有着特殊的联系，形成了以五脏为中心的特殊系统。其中，心的生理功能起着主宰作用。人体是一个极其复杂的机体，五脏即心、肝、脾、肺、肾是它的核心部分，调理好五脏，协调好五脏间的关系，使机体活动协调，增进健康。五脏养生是中医养生学中极其重要的组成部分，现代研究证实，很多严重的慢性疾病与脏腑机能失调关系密切，五脏六腑机能失调常为多种疾病的诱发因素。《黄帝内经》中提到，"五脏平和则病不生"，要求人们调理好五脏六腑的机能，才能达到"阴平阳秘，百病不生"的状态。

（二）脏腑虚衰

人体是以五脏为中心的统一体。五脏阴阳是人体阴阳之根本，故五脏是人体生命的根本。五脏坚固，为长寿之根，而五脏皆虚，是衰老之本。

肾气虚衰：肾为先天之本，主藏精，真阴真阳寓于其中，为元气生生不息之地、阴阳化生之源泉、五脏六腑之本。肾气充盛，元气充足，阴平阳秘，生化不已，则精神健旺，形体强健，而肾气虚衰，元气不足，阴损阳耗，生化衰惫，人之衰老就会加速而来。

脾胃虚衰：脾胃为水谷之海、后天之本、气血生化之源，与肾同为五脏六腑之本。人以水谷为本，人体的生长发育、维持生命的一切物质均赖脾胃以生。脾胃虚衰，化源不足，气血亏虚，元气不充，则体弱多病而早衰。故曰：脾胃为养生之本。调理脾胃为"养老之大要"。

心脏虚衰：心藏神而主血脉，为君主之官、五脏六腑之大主、生命活动的主宰。"主明则下安，以此养生则寿，……主不明则十二官危，以此养生则殃"（《素问·灵兰秘典论》）。心旷神悦，气血充足，体强神旺，寿延年增。反之，"心动则五脏六腑皆摇"，心脏虚衰，气亏血少，体弱神疲，早衰减寿。故历代养生学家尤其强调保养心神，认为调养心神乃养生之宗、治病之本。

肝脏衰惫：肝主疏泄，调畅气机，主藏血而为血海。调节气机升降出入，为天地之体用，为百病之纲领、生死之枢机。肝气条达，气机调畅，内而脏腑，外而肌肉，纵横往来，气血周流，并行不悖。肝为气化之本，脏腑经络之气化，皆赖肝之气化以鼓舞。肝为五脏之贼，随着年龄增长，肝气日衰，肝血日虚，疏泄不利，则性情变异，百脉不定，鬓发憔焦，筋萎为痿，而不能终其寿。

肺脏衰弱：肺主气，司呼吸，为百脉之宗。人生以气为本，"人受天地之气，以化生性命"（《素问病机气宜保命集·原道》）。气贵运行不息，升降有常，为人体生命活动的根本及寿夭的关键。肺气虚衰，治节不行，则多病早衰而夭亡。

二、五脏养生的基本原则

（一）顺应自然

人以天地之气生，四时之法成。人生于天地之间，依赖于自然而生存，也就必须受自然规律的支配和制约，即人与天地相参，与日月相应。这种天人相应或称天人合一学说，是中医效法自然，顺时养生的理论依据。顺应自然养生包括顺应四时调摄和昼夜晨昏调养。昼夜变化，比之于四时，所谓朝则为春，日中为夏，日入为秋，夜半为冬。白昼阳气主事，入夜阴气主事。四时与昼夜的阴阳变化，人亦应之。所以，生活起居，要顺应四时昼夜的变化，动静和宜，衣着适当，饮食调配合理，体现春夏养阳、秋冬养阴的原则。

（二）形神共养

养生只有做到形神共养，才能保持生命的健康长寿。所谓形神共养，是指不仅要注意形体的保养，而且还要注意精神的摄生，使形体强健，精神充沛，身体和精神得到协调发展，才能保持生命的健康长寿。形神共养，神为首务，神明则形安。神为生命的主宰，宜于清静内守，而不宜躁动妄耗。故中医养生观以调神为第一要义，守神以全形。通过清静养神、四气调神、积精养神、修性怡神、气功练神等，以保持神气的清静，增强心身健康，达到调神和强身的统一。中医养生学主张动以养形，以形劳而不倦为度，用劳动、舞蹈、散步、导引、按摩等，以运动形体，调和气血，疏通经络，通利九窍，防病健身。

（三）保精护肾

保精护肾是指利用各种手段和方法来调养肾精，使精气充足，体健神旺，从而达到延年益寿的目的。精是构成人体和促进人体生长发育的基本物质，精气神是人身"三宝"，精化气，气生神，神御形，精是气、形、神的基础，为健康长寿的根本。精禀于先天，养于水谷而藏于五脏。五脏安和，精自得养。五脏之中，肾为先天，主藏精，故保精重在保养肾精。中医养生学强调节欲以保精，使精盈充盛，有利于心身健康。若纵情泄欲，则精液枯竭，真气耗散而未老先衰。节欲并非绝欲，乃房事有节之谓。保养肾精之法甚多，除节欲保精外，尚有运动保健、导引补肾、按摩益肾、食疗补肾和药物调养等。

（四）调养脾胃

脾胃为后天之本、气血生化之源，故脾胃强弱是决定人之寿夭的重要因素，"土气为万物之源，胃气为养生之主。胃强则强，胃弱则弱，有胃则生，无胃则死，是以养生当以脾胃为先"（《景岳全书·脾胃》）。脾胃健旺，水谷精微化源充盛，则精气充足，脏腑功能强盛，神自健旺。脾胃为气机升降之枢纽，脾胃协调，可促进和调节机体新陈代谢，保证生命活动的正常进行。因此，中医养生学十分重视调养脾胃，通过饮食调节、药物调节、精神调节、针灸按摩、气功调节、起居劳逸等调摄，以达到健运脾胃，调养后天，延年益寿的目的。

三、五脏养生方法

（一）首推养心

五脏之中养心最为重要，养心主要是做到养神。因心主神明，故平时遇事尽量保持心平气和，不过喜也不过忧，与人交往不计较得失，该舍便舍，以保持心神的宁静状态。每天晚上临睡前按摩手上的劳宫穴和脚上的涌泉穴，可起到心肾相交，改善睡眠的作用。在食物补养方面，常用西洋参泡水喝，常吃桂圆、莲子、百合、黑木耳等，以益心气养心阴。还要重视午休，因心活动最活跃的时候是在午时，而且这时也是阴阳相交合的时候，所以午休能保心气。

（二）注意调肝

肝主疏泄。养肝主要从情志、睡眠、饮食、劳作四个方面入手。养肝的第一要务就是要保持情绪稳定，平时尽量做到心平气和，如欣赏字画、养花种草、四处旅游等，可以陶冶情操。人卧则血归于肝，定时休息既能保持良好的睡眠质量，又能养肝。还要做到饮食清淡，少吃或不吃辛辣、刺激性食物，以防损伤肝气。平常还应做到既不疲劳工作，也不疲劳运动，以防过度疲劳损肝。

（三）重视养肺

肺主气司呼吸。以积极乐观的态度对待事物，避免情绪因素而伤肺。晨起常做深呼吸，速度放慢，即一呼一吸尽量达到 6 秒钟。这种方法可以养肺。还有一种闭气法，即先闭气，闭住以后停止，尽量停止到不能忍受的时候，再呼出来，如此反复 18 次。经常采用闭气法，有助于增强肺功能。平时多吃有助于养肺的食物，如玉米、黄瓜、西红柿、梨及豆制品等。

（四）注重健脾

脾胃为气血生化的来源、后天之本，健脾往往与养胃结合起来。在饮食方面，每次吃七八分饱，其次再做一些运动和按摩，以助"脾气"活动，增强运化功能。如每天起床和睡前都各做 36 次摩腹功，即仰卧于床上，以脐为中心，以顺、逆时针方向用掌各按摩 36 次，再用手拍打和按摩脐上膻中穴、脐下丹田穴各 100 下。平时多吃利脾胃、助消化的食物，如山楂、山药等。夏秋之际还应常吃香菜、海带、冬瓜等养脾开胃之品，以顾护脾胃。

（五）不忘补肾

肾藏精主纳气，主骨生髓，为先天之本。经常用一只手在前按摩下丹田、关元穴，另一只手在后按摩命门穴、腰阳关穴，有助于养肾。常吃核桃、枸杞子、黑豆、芝麻以保肾。经常叩齿吞津，排小便时尽量前脚趾用力着地并咬住牙齿，以助保肾气。

此外，还要注意六腑养生。平常多吃一些粗纤维的食物以刺激肠蠕动，养成定时排便的习惯。只有六腑功能正常，与脏腑互相作用，机体才能处于"阴平阳秘"的健康状态。

第七讲
治未病："慢"调斯理

第一节　何为慢性病的健康管理

慢性病是严重威胁我国居民健康的一类疾病，慢性病的病程较长、流行较广、临床治疗费用较贵、致残致死率高，若不及时有效控制，将会带来严重的社会、经济问题。2015年我国恶性肿瘤发病人数为429.2万，死亡人数为281.4万；恶性肿瘤已经成为我国居民仅次于心血管疾病的第二大死因。中国18岁以上成人的糖尿病患病率为11.6%，而糖尿病前期的患病率高达50.1%；2008年我国在2型糖尿病上的直接负担约为90亿美元，预计到2030年我国糖尿病的防治成本将达到1320亿美元。基于此，《国民经济和社会发展"十三五"规划纲要》《"健康中国2030"规划纲要》均提出了"实施慢性病综合防控战略"的任务要求，并明确了"降低重大慢性病过早死亡率"的发展目标，并制定《中国防治慢性病中长期规划（2017—2025年）》。那么，什么是"慢性病"？除肿瘤、糖尿病外，还有哪些病属于"慢性病"？如何进行慢性病的健康管理？

一、"慢性病"的概念

慢性病是慢性非传染性疾病的简称，又称"慢病"，指从发现之日起超过3个月的非传染性疾病，不是特指某种疾病，而是对一组起病时间长、缺乏明确病因证据，一旦发病即病情迁延不愈的非传染性疾病的概括性总称。慢性病主要包括心脑血管疾病、癌症、慢性呼吸系统疾病、糖尿病和口腔疾病，以及内分泌、肾脏、骨骼、神经等疾病。慢性病是严重威胁我国居民健康的一类疾病，已成为影响国家经济社会发展的重大公共卫生问题。慢性病的发生和流行与经济、社会、人口、行为、环境等因素密切相关。

二、"健康管理"的概念

《中国防治慢性病中长期规划（2017—2025 年）》中"健康管理"包括居民健康档案、健康教育、慢性病（高血压、糖尿病等）患者健康管理、老年人健康管理、中医药健康管理。那么，什么是"健康管理"？

现代医学健康管理：现代医学认为健康管理以生理、心理和社会适应能力等内容为核心，充分依托个体、群体及整个社会的能动性，运用管理学的理论和方法，对个体或特定群体的健康状况、体检数据、临床不适症状及影响健康的危险因素进行全面监测、分析和评估，提供健康咨询和指导，并采取措施对健康危险因素进行干预，实现以促进健康、实现生命健康管控为目标的全生命周期的医学服务过程。

中医健康管理：是中医学与现代健康管理理念相融合而发展起来的新生事物，中医健康管理就是运用"整体观念"和"辨证论治"，结合中医学"治未病"思想，利用中医四诊技术和检测技术，对健康人群、亚健康人群及患者人群进行的全面信息采集、监测、分析、评估，以维护个体和群体健康为目的，提供具有中医药特色的健康咨询、健康教育及各种干预措施。中医健康管理以中医体质辨识、中医四诊结果为依据，以促进和改善健康为最终目的，制定中医健康管理综合干预方案，包括健康教育、起居调理、情志调摄、营养与膳食搭配、心理干预、经络调理、运动调理和药物调理健康干预方法。国医大师、中国工程院院士王琦教授认为"治未病"和"整体观"是中医健康管理的优势，秉承和体现了中医学"不治已病治未病"的健康观、阴阳协调的平衡健康观、形神统一的身心健康观、脏腑经络调和的生理健康观、天人合一的整体健康观、谨和五味的饮食健康观、少欲质朴的道德健康观、因人制宜的个体健康观、不同生命周期的健康观、以尽天年的期望健康观。

因此，健康管理以现代健康概念（生理、心理和社会适应能力）和新的医学模式（生理-心理-社会）及中医"治未病"为指导，通过采用现代医学和现代管理学的理论、技术、方法和手段，对个体和群体整体健康状况及其影响健康的危险因素进行全面检测、评估、有效干预与连续跟踪服务的医学行为及过程。

三、慢性病管理的概念及核心

慢性病管理，指组织慢性病专业医生及护理人员，为慢性病患者提供全面、连续、主动的管理，以达到促进健康、延缓慢性病进程、减少并发症、降低伤残率、延长寿命、提高生活质量并降低医药费用的一种科学管理模式。慢性病管理的目的在于从"生物-心理-社会"医学模式出发，全方位、多角度为慢性病患者提供健康服务，注重对各种危险因素进行积极干预，传播医药卫生知识，为慢性病患者提供科学合理的健康促进、用药指导及人文关怀。

慢性病病程漫长，甚至是终生的，因此，其治疗不能全靠医护人员，也需要依靠患者本身。达到慢性病管理的目的最重要的核心就是让患者学会自我管理，成为"内行"患者。自我管理的定义是以患者为主导，在卫生专业人员的指导和协助下，患者自己承担起一部分的治疗和预防性保健任务，如自我保健、自我监测病情（血糖、血压等）、报告病情等，通过掌握慢性病防治的必要知识来提高生命质量，延长健康寿命。慢性病自我管理主要强调患者主动参与管理症状和维持治疗，最终目的是改善临床结局、提高患者的生活质量。

慢性病管理，不仅能够减轻患者的症状，控制病情进一步发展，降低医疗费用，还能提高患者的生活质量。因此，建立适合中国国情的慢性病管理模式并广泛应用，对降低慢性病的发病率、死亡率，改善患者的生活质量，降低公共医疗财政负担，建设健康中国具有重要意义。

第二节 怎样成为一名合格的健康管理者

一、从"世纪诗翁"谈"健康管理"

臧克家，现代著名诗人，被誉为"世纪诗翁"，91岁时仍身心双健，耳聪目明，"闻鸡志壮犹起舞，夜半灯花几度红"地朝夕耕读。年轻时，他体弱多病，曾多次因病休学、长期住院，能活到99岁，其秘诀有六：一是对人热情，且老而弥浓。二是心胸豁达，认为"豁达自乐，可以祛病延年"。三是起居有常，勤于健身，饮食清淡。早起迟睡，缺的觉以午休补之。认为药物只能医病，不能强身，欲求身体健康，锻炼最为重要。每次重病过后，只要能动，就在床上活动手脚，让家人为他按摩；体力稍稍恢复一些，就让家人扶他起来，在屋里或走廊踱步。饮食清淡，滴酒不沾。四是爱好广泛。他爱花养花，喜欢喂麻雀，也爱收看新闻节目。五是童心永驻。"年景虽云暮，玮光犹灿然"。虽然经历了世间沧桑，饱览了人生百态，晚年依然童趣不失、笑声爽朗。六是热衷于游览名胜古迹。他跑遍了半个中国，开眼界，壮心怀，增福寿。

《"健康中国2030"规划纲要》中指出："'共建共享、全民健康'，是建设健康中国的战略主题""预防为主，中西医并重""坚持政府主导与调动社会、个人的积极性相结合，推动人人参与、人人尽力、人人享有，落实预防为主，推行健康生活方式，减少疾病发生，强化早诊断、早治疗、早康复，实现全民健康"。国医大师薛伯寿教授也提出"健康靠自己"。我们从"世纪诗翁"长寿的秘诀结合中医"治未病"的思想引出如何"健康靠自己"。

二、"治未病"与健康管理

（一）健康教育

慢性病患者需掌握《中国公民健康素养——基本知识与技能（2015 年版）》相关知识，了解糖尿病、高血压、代谢综合征、冠心病、慢性阻塞性肺气肿、哮喘等疾病基本知识和临床意义，了解中医"治未病"的基础知识。注意日常饮食、行为、生活习惯等，定期体检，关注体重、腰围、腹围、血糖、血压、血脂等，积极参加癌症筛查，及早发现癌症和癌前病变。根据医生指导选择合适的饮食疗法、运动疗法或药物疗法。如进行药物治疗，在医生指导下，了解药物适应证、禁忌证、服用时间、服用方法等。在医生指导下，建立个人健康档案。

（二）饮食健康管理

注重"四宜""二少"。"四宜"即少食多餐、食不过饱；食勿思虑；进食宜心情舒畅；食讫宜适度运动。"二少"即少吃肉、少饮酒。随着生活水平的提高，过量高脂肪、高热量食物的摄入影响着人们的健康水平，应饮食节制，多食素食，适量饮酒，营养均衡。膳食应当以谷类为主，多吃蔬菜、水果和薯类，注意荤素、粗细搭配。提倡每天食用奶类、豆类及其制品。膳食要清淡，要少油、少盐、少糖，食用合格碘盐。同时，根据医生的相关建议进行饮食治疗。

（三）运动健康管理

注重适当运动且动静结合。药王孙思邈主张"动"起来，动和劳作均属于该范畴，但不能过度，更不能超过自身体力所能承受的范围，应根据自身健康情况做适合自己的运动。成年人每日应当进行 6000～10 000 步当量的身体活动，动则有益，贵在坚持。可根据医生建议结合自身健康情况选择五禽戏、太极拳、八段锦、易筋经等。也可根据药王孙思邈"养生十三法"进行锻炼。即"发常梳、目常运、齿常叩、漱玉津（玉津即津液、口水）、耳常鼓、面常洗、头常摇、腰常摆、腹常揉、摄谷道（即提肛）、膝常扭、常散步、脚常搓"。

（四）心理健康管理

药王孙思邈认为养性在养生中起到了重要的作用，如加强思想修养、保持乐观情绪、注意调摄心神。提出养性要做到"少思、少念、少欲、少事、少语、少笑、少愁、少乐、少喜、少怒、少好、少恶"的"十二少"及"莫忧思，莫大怒，莫悲愁，莫大惧，莫跳跟，莫大笑，勿汲汲于所欲"等。每个人都可能出现抑郁和焦虑情绪，正确认识抑郁症和焦虑症。如无法自我调适,及时就医,由医者进行心理疏导。

三、中国特色中医健康管理模式的构建

(一)健康体检与健康评估

健康体检和健康评估是健康管理的基础环节。首先,应对个人健康信息进行规范化采集,建立健康档案。记录个人信息,包括生活、工作、饮食习惯、既往疾病等在内的基础情况。运用"四诊"和中医体质辨识系统,依据中华中医药学会《中医体质分类与判定标准》,进行个体体质辨识。个体体质辨识是中医治未病健康管理的一大特色。综合分析、辨识体质,结合生活环境、起居方式、饮食结构、精神心理状态、健康检测指标等方面的情况,做出健康评估和健康风险评估,建立个人健康状态信息库,为诊治疾病,维护、促进和改善健康,管理和控制健康风险提供科学依据,为个体健康干预方案的制定和健康风险控制管理提供客观数据。随着互联网技术的飞速发展,通过智能云平台可实现健康数据在不同终端的共享,因而在手机应用软件、社区卫生中心、体检中心、医院等处,都可供其读取并操作,从而满足不同人群多样化的需求。

(二)个性化的健康管理方案

为达到不生病或少生病的目标,以"治其未生,治其未成"为核心理念,根据健康体检和健康评估的结果,针对个体的不同体质、不同健康状况,在中医"治未病"理论和"体质理论"指导下,提供系统的个性化的健康管理方案。健康管理方案的内容包括生活起居、饮食调护、用药管理、精神调摄、运动养生、健康咨询、健康教育、健康风险控制等。

(三)个性化的健康干预

根据健康状态辨识及健康风险评估的结果,在中医"治未病"理论指导下,为每个对象制订个性化干预方案,因人而异地进行分类干预。针对未病态人群,主要以自我养生保健方式为主进行健康干预,如起居调养、药膳食疗、情志调养、运动调养等,并于手机应用软件即可完成相应的咨询与健康信息的获取;针对欲病态人群以中医药"治未病"为主,如针灸、推拿、中药等中医技术,并结合养生保健,以社区医院、体检中心、治未病门诊进行进一步咨询与健康干预;针对已病态人群采用中西医结合治疗,并根据病情轻重推荐医院专科就诊,同时辅助养生保健方法。

(四)定期跟踪随访

跟踪随访的目的:首先,评价健康管理方案实施情况及其效果。其次,评估健康状

态。再次，健康指导。有效地指导和帮助患者规避健康危险因素，养成良好的生活方式，从而促进身体健康。跟踪随访的方式有电话回访、家庭访视、平台回访和定期健康体检等。

第三节　常见慢性病的防治指导与自我管理

一、糖尿病

（一）糖尿病定义

糖尿病是以高血糖为特征的代谢性疾病。在明确糖尿病诊断前首先明确以下概念：

空腹状态：至少 8 小时没有进食热量。

随机血糖：不考虑上次进食时间，一天中任意时间的血糖。

葡萄糖负荷：口服 75g 葡萄糖。

血糖正常值：空腹血糖 3.9～6.1mmol/L，餐后 2 小时血糖≤7.8mmol/L。

明确以上概念后，糖尿病的诊断标准：①典型糖尿病症状（烦渴多饮、多尿、多食、不明原因的体重下降）加上随机血糖≥11.1mmol/L；或加上②空腹血糖≥7.0mmol/L；或加上③葡萄糖负荷后 2 小时血糖≥11.1mmol/L，无典型糖尿病症状者，需改日复查确认。

（二）糖尿病防治指导及自我管理

1. 血糖及相关检查管理

体重、腰围、血糖（空腹血糖、餐后 2 小时血糖等）、糖化血红蛋白、血脂（三酰甘油、总胆固醇、低密度脂蛋白、高密度脂蛋白等）、肝功能、肾功能、尿常规、尿微量白蛋白、眼底检查、肌电图、血压、心电图等。其中体重、腰围、血糖、血压等是易于在患者家中操作的检查，我们建议患者在家中自我监测。其他需在医院检查的项目应定期到医院检测。具体检测项目及监测计划见表 7-1，糖尿病患者自我血糖监测手册见表 7-2。

表 7-1　糖尿病主要检测项目及监测计划

检测项目	监测计划
体重	1～3 个月 1 次或遵医嘱
腰围	1～3 个月 1 次或遵医嘱
血糖	1 型糖尿病患者每周不少于 20 次，包括 2 次全天监测（空腹、三餐后 2 小时、睡前、凌晨 3 点） 2 型糖尿病患者每周不少于 7 次
糖化血红蛋白	3 个月 1 次或遵医嘱
血脂	正常者 6～12 个月 1 次；不正常者 3 个月 1 次或遵医嘱
肝功能	正常者 6～12 个月 1 次；不正常者 1 个月 1 次或遵医嘱

续表

检测项目	监测计划
肾功能	正常者 6～12 个月 1 次；不正常者 1 个月 1 次或遵医嘱
尿常规	遵医嘱
尿微量白蛋白	正常者 6～12 个月 1 次；不正常者 3 个月 1 次或遵医嘱
眼底检查	正常者 6～12 个月 1 次；不正常者 3 个月 1 次或遵医嘱
肌电图	正常者 6～12 个月 1 次；不正常者 3 个月 1 次或遵医嘱
血压	无高血压者每周 1 次；高血压者 1 日 1～2 次或遵医嘱
心电图	正常者 6～12 个月 1 次；不正常者 1 个月 1 次或遵医嘱

表 7-2　糖尿病患者自我血糖监测手册

日期：　　年　月　日	血糖：　　mmol/L
空腹	
早餐后 2 小时	
午餐后 2 小时	
晚餐后 2 小时	
睡前	
凌晨 3 点	
降糖方案及其他	

注：餐后 2 小时血糖指从吃第一口饭开始计时。

糖尿病患者要个体化管理，需要到医院就诊，由专业医生给出专业化的指导建议。患者及家属需要学会测血糖、测血压，并建立个人健康管理手册，每次测血糖记录好时间点、血糖数值、降糖方案，每次医院就诊化验检查分类并按时间装订。我们建议糖尿病患者每 6～12 个月到医院复查，若饮食量相同的情况下，发现血糖偏低、血糖偏高、小便中泡沫增多、视物模糊、心慌、汗出、手麻、脚麻等，及时到医院就诊。同时，糖尿病患者要随身携带糖块，若出现心慌、汗出等症状，及时含服糖块。

2. 饮食管理

坚持做到总量控制、结构调整、吃序颠倒。每餐只吃七八分饱，以素食为主，其他为辅，营养均衡，进餐时先喝汤、吃青菜，快饱时再吃些主食、肉类。

在平衡膳食的基础上，根据患者体质的寒热虚实选择相应的食物：

火热者选用清凉类食物，如苦瓜、蒲公英、苦菜、苦杏仁等。

虚寒者选用温补类食物，如生姜、干姜、肉桂、花椒做调味品炖羊肉、牛肉等。

阴虚者选用养阴类食物，如黄瓜、西葫芦、丝瓜、百合、生菜等。

另外，大便干结者选黑芝麻、菠菜、茄子、胡萝卜汁、白萝卜汁。胃脘满闷者选凉拌苏叶、荷叶、陈皮丝。小便频数者选核桃肉、山药、莲子。肥胖者采用低热量、粗纤维的减重食谱，常吃粗粮杂粮等有利于减重。针对糖尿病不同并发症常需要不同的饮食调摄，如糖尿病神经源性膀胱患者晚餐后减少水分摄入，睡前排空膀胱；合并皮肤瘙痒、手足癣者应控制烟酒、浓茶、辛辣、海鲜发物等刺激性饮食；合并脂代谢紊乱者可用菊花、决明子、枸杞子、山楂等泡水代茶饮。

3. 运动管理

坚持做适合自己的运动，并且循序渐进、量力而行、动中有静、劳逸结合，将其纳入日常生活的规划中。青壮年或体质较好者可以选用比较剧烈的运动项目，中老年或体质较弱者可选用比较温和的运动项目，不适合户外锻炼者可练吐纳呼吸或打坐。八段锦、太极拳、五禽戏等传统的养身调心锻炼方式适宜大部分患者。有并发症的患者原则上避免剧烈运动。同时，注意低血糖的发生。

4. 心理管理

应正确认识和对待疾病，修身养性，陶冶性情，保持心情舒畅，调畅气机，树立战胜疾病的信心和乐观主义精神，配合医生进行合理的治疗和监测。

5. 中药管理

在治疗糖尿病方面，西药降糖药有自己的优势，中医药也日益显现出良好的发展前景。《中国 2 型糖尿病防治指南（2020 年版）》推荐使用天芪降糖胶囊、津力达颗粒、葛根芩连汤、大柴胡汤加减。应根据患者自身的证候和兼有疾病，通过辨证论治，随病情的变化及时调整治疗方案。患者应在专科中医师的指导下服药，并掌握煮药方法、煮药时间、服药时间、服药频次、服药时饮食注意等。根据医生要求，按时复诊。

6. 适宜技术管理

除中医药外，体针、耳针、按摩等亦是较好的调治方法，应用于糖尿病及其并发症显示出良好效果。患者应在专科针灸师、推拿师的指导下，掌握治疗前后注意事项并根据医生要求，按时复诊。

糖尿病属中医"消渴"范畴，按消渴证型分：

（1）上消取穴：少府、心俞、太渊、肺俞、胰俞。

（2）中消取穴：内庭、三阴交、脾俞、胰俞、胃俞。

（3）下消取穴：太溪、太冲、肝俞、肾俞、胰俞。

其中，胰俞为治疗上、中、下三消经验穴。

二、高血压

（一）高血压定义

高血压定义：在未使用降压药物的情况下，非同日 3 次测量诊室血压，收缩压≥140mmHg 和（或）舒张压≥90mmHg。收缩压≥140mmHg 和舒张压＜90mmHg 为单纯收缩期高血压。患者既往有高血压病史，目前正在使用降压药物，血压虽然低于 140/90mmHg，仍应诊断为高血压。动态血压监测的高血压诊断标准：24 小时平均收缩压/舒张压≥

130/80mmHg;白天≥135/85mmHg;夜间≥120/70mmHg。家庭血压监测的高血压诊断标准为≥135/85mmHg,与诊室血压的140/90mmHg相对应。

(二)高血压防治指导及自我管理

1. 血压及相关检查管理

高血压实验室检查基本项目包括血生化(血钾、血钠、空腹血糖、血脂、尿酸和肌酐)、血常规、尿液分析(尿蛋白、尿糖和尿沉渣镜检)、心电图等。推荐项目包括超声心动图、颈动脉超声、口服葡萄糖耐量试验、糖化血红蛋白、高敏C反应蛋白、尿白蛋白/肌酐、尿蛋白定量、眼底、胸部X线片、脉搏波传导速度及踝臂血压指数等。并根据具体情况进行血同型半胱氨酸、血浆肾素活性或肾素浓度等检查。

高血压患者要个体化管理,需要到医院就诊,由专业医生给出专业化的指导建议。患者及家属需要学会测血压,并建立个人健康管理手册。每次医院就诊化验检查分类并按时间装订。同时,注意低血压。

家庭血压监测时,应每日早、晚测量血压,每次测量应坐位休息5分钟后,测2~3次,间隔1分钟。初诊、治疗早期或虽经治疗但血压尚未达标者,应在就诊前连续测量5~7天。血压控制良好时,每周测量至少1天。测血压前应排空膀胱。早上血压测量应在起床后1小时内、服用降压药物之前、早餐前、剧烈活动前进行。晚间血压测量在晚饭后、上床睡觉前进行。家庭血压监测应记录起床时间、上床睡觉时间、三餐时间、服药时间、血压监测时间、降压方案、收缩压及舒张压数值等。

2. 饮食管理

高钠、低钾膳食是我国人群重要的高血压发病危险因素。超重和肥胖显著增加全球人群全因死亡的风险,同时也是高血压患病的重要危险因素。我国人群高血压发病重要危险因素还包括过量饮酒。过量饮酒包括危险饮酒(男性41~60g/d,女性21~40g/d)和有害饮酒(男性60g/d以上,女性40g/d以上)。即使对少量饮酒的人而言,减少酒精摄入量也能够改善心血管健康,减少心血管疾病的发病风险。因此,高血压饮食应减少钠盐摄入,每人每日食盐摄入量逐步降至<6g,减少烹调用盐及味精、酱油等含钠高的调味品,避免或减少咸菜、火腿、各类炒货和腌制品等含钠盐量较高的加工食品。增加新鲜蔬菜、水果和豆类等富钾食物的摄入量。肾功能良好者可选择低钠富钾替代盐。饮食以水果、蔬菜、低脂奶制品、富含食用纤维的全谷物、植物来源的蛋白质为主,减少饱和脂肪和胆固醇摄入。不吸烟,彻底戒烟,避免被动吸烟,不饮或限制饮酒。

3. 运动管理

增加运动,每周4~7次,每天累计30~60分钟的中等强度运动(如步行、慢跑、骑自行车、游泳等)。八段锦、五禽戏、太极拳等可松弛神经,改善心血管的功能状态,在降压的同时,有益寿延年的效果。

4. 心理管理

长期精神紧张是高血压患病的危险因素，精神紧张可使血压升高。应减轻精神压力，保持心理平衡。精与神守持于内，避免过度的情志变动，心胸开朗，乐观愉快，才能达到补养真气、强身防病的目的。

5. 中药管理

针对高血压可选用龙胆泻肝汤、半夏白术天麻汤、通窍活血汤、天麻钩藤饮、左归丸、归脾汤、二仙汤等。中成药推荐应用泻青丸、当归龙荟丸、眩晕宁、清眩降压片、心脉通片、心安宁片、心血宁片、清脑降压片、脑立清胶囊、健脑补肾丸、益龄精、养血清脑颗粒、龟鹿补肾胶囊等。但应根据患者自身的证候和兼有疾病，通过辨证论治来遣方用药，并随病情的变化及时调整治疗方案。患者应在专科中医师的指导下掌握煮药方法、煮药时间、服药时间、服药频次、服药时饮食注意等。并根据医生要求，按时复诊。

6. 适宜技术管理

除中医药外，体针、耳针等亦是较好的调治方法。患者应在专科针灸师的指导下，掌握治疗前后注意事项并根据医生要求，按时复诊。气功可调心、调息和调身，可起到降压和辅助治疗作用，能稳定血压、心率及呼吸频率，调节神经系统，提高患者生活质量。

高血压与中医头痛、眩晕相关。针灸治疗头痛、眩晕取穴如下：

（1）肝阳上亢型，治以平肝潜阳，补益肝肾，取穴：风池、太冲、侠溪、太溪、三阴交。

（2）痰湿中阻型，治以化湿祛痰，调和脾胃，取穴：头维、中脘、合谷、丰隆、解溪。

（3）气血亏虚型，治以调补脾胃，补益气血，取穴：百会、足三里、三阴交、心俞、脾俞、胃俞。

（4）肾精不足型，治以补肾益精，取穴：百会、风府、肾俞、悬钟、太溪。

（5）瘀血阻络型，治以活血化瘀，行气止痛，取穴：头部阿是穴、膈俞、合谷、三阴交。

三、冠心病

（一）冠心病定义

冠心病是冠状动脉粥样硬化性心脏病的简称，是冠状动脉血管发生动脉粥样硬化、痉挛等引起血管管腔狭窄或阻塞，造成心肌缺血、缺氧或坏死而导致的心脏病。冠心病包括心绞痛、心肌梗死、无症状心肌缺血、缺血性心肌病和猝死，其中不稳定型心绞痛、非ST段抬高心肌梗死、ST段抬高心肌梗死，统称为急性冠状动脉综合征。冠心病的治疗包括一级预防、二级预防、药物治疗、介入治疗和外科手术治疗等。

（二）冠心病防治指导及自我管理

1. 调理办法

（1）未病先防——改善危险因素：通过改善冠心病易患人群的危险因素以预防冠心病的发生。

1）饮食、运动和情志管理：通过饮食、运动和情志管理来改变不健康的生活方式可以降低冠心病的发病率。成年人应摄入健康的饮食，增加蔬菜、水果、坚果、全谷物、鱼类的摄入，并尽量减少反式脂肪、加工肉类、精制碳水化合物和含糖饮料的摄入。对于超重和肥胖的成年人，建议通过咨询和限制热量的方式来实现和保持减重。强烈建议戒烟。对于饮酒者应严格限制酒精摄入量在每周≤100g；或酒精摄入量成年男性<25g/d，成年女性<15g/d。食勿过饱，保持大便通畅。成年人每周应至少进行 150 分钟的中等强度体力活动或 75 分钟的剧烈体力活动。可选择太极拳、五禽戏、八段锦、易筋经等中医传统功法。冠心病是一种心身疾病，其发生与心理社会因素密切相关，焦虑和抑郁是诱发冠心病的主要情绪障碍。因此，应注重情志管理，通过减轻或消除焦虑和抑郁等情绪障碍来预防冠心病的发生。

2）因体调养，精准预防：冠心病的高危体质类型主要是气虚质、血瘀质、痰湿质、阳虚质及其兼夹体质。根据体质类型，因体调养，多法合用，精准预防。

A．气虚质：气虚质者多为元气虚弱，调体原则为培补元气、补气健脾。饮食调养选择性平偏温、健脾益气食物，如小米、土豆、鸡蛋、鸡肉等。粥易被人体吸收，对气虚质者适宜。选择营养丰富而易消化吸收食物，切忌蛮补。运动健身选择柔和、传统的健身功法，如太极拳、太极剑等，还可练"六字诀"的"吹"字功，注意"形劳而不倦"，锻炼应多次、低强度，循序渐进，持之以恒。注意防寒保暖，防止劳汗当风，不可过于劳作，耗伤正气。在精神调摄方面不宜过思、过悲，多参加有意义的社会活动，多与人沟通，培养积极、乐观、豁达的生活态度。中药可以补中益气汤或四君子汤为基础方调体用药。

B．血瘀质：调体原则为活血化瘀通络。饮食管理可选择具有活血化瘀功效的食物，如生山楂、红糖、油菜、香菇、葡萄酒等；不宜食用收涩、寒凉、冰冻之品。运动管理可选择步行健身、徒手健身操、导引、五禽戏等，可长期坚持，但不宜进行大强度、大负荷体育锻炼。运动过程中随时监测心率和注意主观感觉，出现不适，立即停止，必要时到医院就医。同时应注意避免寒冷刺激。长期精神抑郁容易导致血瘀质，诱发心血管疾病。情志管理应保持心情愉快、乐观，及时消除不良情绪。选用药物应结合患者具体情况，注意活血药物的应用，女性更应注意，以防活血药物应用而致月经过多。

C．痰湿质：调体原则为健脾祛湿、化痰泄浊。饮食管理上要少吃肥甘厚腻、滋补、寒凉饮食，以清淡为主。选择宣肺、健脾、化湿和通利三焦的食物，如薏米、赤小豆、扁豆、蚕豆等。应注意保持居室干燥，平时多进行户外活动，湿冷天气减少外出，避免受寒淋雨。痰湿体质者形体多较肥胖，运动管理可进行长时间有氧运动，如散步、打乒乓球、打羽毛球等。运动负荷强度较高时注意节奏和频率。单纯痰湿质者可选用平胃散化裁调理,选药以苍术、白术、茯苓、佩兰、砂仁、厚朴、陈皮等健脾化湿药物为主。同时应注意是否存在兼夹体质,灵活遣方用药。

D.阳虚质:调体原则为补肾温阳。饮食管理可选择甘温食物,以温补脾肾阳气为主。常用补阳食物可选用羊肉、狗肉、刀豆、荔枝、龙眼、樱桃、杏、核桃、栗子、韭菜、茴香等。不宜进食生冷、苦寒黏腻之品,如田螺、螃蟹、西瓜、黄瓜、苦瓜、冬瓜、芹菜、绿豆、蚕豆、绿茶、冰淇淋、饮料等。起居应根据"春夏养阳"理论,春夏季节适当多做户外锻炼,如散步、慢跑、打太极拳、练五禽戏、跳绳及各种球运动。阳虚者性格多沉静、内向,常情绪不佳,易于低沉,应调情感,和喜怒,去忧悲,防惊恐;学会自我排遣不良情绪,善于与人交流和倾诉,培养开朗性格,宽宏大量,以改变心境,提高心理素质,多参加社会团体活动。药物治疗可选用桂枝、附子、肉桂等温阳之品,一定在医生指导下使用辛热温阳的药物,禁止自行滥用、误用。

(2)既病防变——稳定斑块:冠心病是慢性进展性疾病,不稳定斑块破裂致血栓形成是引起急性冠脉综合征的主要病理机制。运用中医药稳定斑块以降低心脏终点事件,是冠心病全程防治的重要环节,符合中医"既病防变"的"治未病"思想。斑块的形成来源于脂质在内皮下积聚和血栓形成,斑块的稳定性与炎性反应密切相关,中医学认为痰瘀互结是斑块形成的基本病机,热毒内蕴与炎性反应相关,中药可通过化痰活血以抑制斑块进展,清热解毒以防止斑块破裂,共同发挥稳定斑块的作用。

(3)愈后防复——预防术后再狭窄:冠心病经皮冠状动脉介入治疗术后,进入临床缓解期或相对稳定期应积极治疗,以防止病情复发,《世补斋医书》曰:"病加于小愈,故病后之谨慎当十倍于病前。"大病之后,正气未复,瘀血内停是冠心病复发的基本病机。冠心病介入术后再狭窄患者最常见的证候要素为血瘀证和气虚证,活血化瘀,补益正气是预防术后再狭窄的主要治法。

2. 顺应四时,起居调摄

春分时节,早晚温差大,易患时行感冒、咳嗽等疾病,一些旧病宿疾也易复发,都会加重冠心病患者的病情。应注意保暖,切记随气候冷暖和每日早温、午热、晚凉、夜寒的温度变化,适时增减衣被;忌过食辛热助火制品。夏季应晚睡早起,午后炎热之时,不宜外出,可适当午睡,老弱者在炎夏时建议坚持午睡,注意饮食清淡,保持心境。秋冬二季天气转凉,天气寒冷而干燥,尤以冬天更盛。寒冷是引起心系疾病的一个重要诱因。应远离严寒之地,及时添加衣物,靠近温暖居所,切勿迎风疾走,选择一些静养为主的锻炼方法,冬季应以热食为主,少食咸、多服苦。若疫气盛行之时,注意防护,以免感染疫病,增加心脏负担。

3. 运动管理

冠心病患者的运动量必须适度,锻炼前的准备活动和锻炼后的整理活动非常必要。不要参加竞争性或刺激性太强的体育运动,如运动时出现胸闷、气短、胸痛、无力等症状应立即停止运动，原地休息，必要时到医院就诊。季节变化和天气变化情况下，应适当减少运动量，运动的时间要适当，早晨易发病的患者宜下午运动；饭后易发病的患者宜饭前或饭后 2~3 小时再运动；夜间易发作的患者，最好在睡前半小时左右轻松散步，但不要单独活动，并携带硝酸甘油或速效救心丸或丹参滴丸等。根据医生指导及个人情况选择步行、慢跑、游泳、骑车、登山、练五禽戏、练八段锦、打太极拳、练易筋经等。

4. 中药管理

患者应在专科医师的指导下服药，并掌握煮药方法、煮药时间、服药时间、服药频次、服药时饮食注意等。同时根据情况注意监测血压、血糖、血脂等。根据医生要求，按时复诊。单方验方：人参三七散，人参粉、三七粉各等份，1 次 3~5g，1 日 3 次，适用于冠心病心绞痛气虚血瘀者；活血心痛散，乳香、没药、血竭、冰片各等份为散，1 次 2~3g，1 日 3 次。

5 适宜技术调理

针灸、穴位敷贴、推拿作为中医非药物疗法，对缓解胸闷、胸痛等症状，改善心肌缺血具有一定作用。

冠心病与中医"心痛"相关，在"急救穴位"一节中，有对冠心病急性发作时的急救穴位运用的介绍。这里主要想讲的是与冠心病相关的心律失常，即中医"心悸、怔忡"的针灸治疗。治则为宁心安神，定悸止惊。取穴：神门、内关、心俞、太溪、足三里、三阴交、丰隆。

四、脑卒中

（一）脑卒中定义

"脑卒中"又称"中风""脑血管意外"，是一种急性脑血管疾病，包括缺血性脑卒中和出血性卒中。临床表现为神志昏蒙，半身不遂，口舌喝斜，言语謇涩或语不达意，甚或不语，偏身麻木；或出现头痛，眩晕，瞳孔变化，饮水发呛，目偏不瞬，步履不稳等。发病前多有诱因，常有先兆症状，可见眩晕，头痛，耳鸣，突然出现一过性言语不利或肢体麻木，视物昏花，1 日内发作数次，或几日内多次复发。发病年龄在 40 岁以上。

（二）脑卒中防治指导及自我管理

1. 未病先防

（1）顺应自然，起居有常：春季应当夜卧早起，经常到庭院散步，舒缓形体，精神情志舒畅愉快；夏季应当晚卧早起，心情愉快不发怒；秋季应当早睡早起，不急不躁，不让志意外驰，使肺气清净；冬季应当早睡晚起，避寒就温，不开泄皮肤使汗出气耗。注意规律作息。可参考冠心病的自我管理。

（2）调摄精神，怡情养性：情绪应激为脑血管病的危险因素。暴怒、精神紧张、抑郁、思虑、悲伤、过喜、惊吓等均可诱发脑血管病。应尽量避免不良情绪，也可以借助其他手段怡情易性，做到"恬淡虚无""精神内守"。

（3）饮食有节，调和饮食：饮食要有节制，注意膳食结构的平衡，避免暴饮暴食和偏嗜，少吃肥腻煎炸之品，忌辛辣刺激食物，戒烟限酒。可参考冠心病的饮食注意。

（4）适当运动，增强体质：适当的运动可促进气血流通，关节疏利，气机调畅，体质增强，从而提高人体的抗病能力，预防疾病的发生。可参考冠心病的运动注意。

（5）风险干预：监测体重、血压、血糖、血脂等。系统治疗高血压、糖尿病、高脂血症、冠心病、短暂性脑缺血发作等，定期体检。根据体质，辨证论治，提前干预。若出现眩晕、头痛、耳鸣、一过性言语不利或肢体麻木、视物昏花等及时就医。

2. 既病防变

中风急性期按其发病危险程度分为中经络和中脏腑，临床上辨证论治，采取个体化精准治疗措施，如风痰阻络者，治以涤痰息风、活血通络，方用化痰通络汤进行加减；肝阳上亢者，治以镇肝潜阳、通窍活络，方用天麻钩藤饮进行加减；痰热腑实者，治以化痰清热通腑，方用星蒌承气汤加减等。根据病情需要，可加用醒脑静注射液、丹红注射液等中药制剂的注射液；通心络胶囊、脑心通胶囊等中成药。针灸遵循"调和气血，疏通经脉"的原则，采用针灸治疗对本病具有独特的优势。对于半身不遂者，可联合推拿，手法可采用按法、揉法、擦法、搓法、拿法、捻法、摇法、一指禅推法、抹法、扫散法等。恢复期或后遗症期，瘫痪侧手、足肿胀，按之无凹陷，故实胀而非肿，可予复元通络液局部熏洗。同时注意康复锻炼及康复治疗，康复治疗应从康复病房或康复中心延伸到社区、家庭。

3. 瘥后防复

《症因脉治·内伤中风证》载："中风之证，一年半载，又复举发，三四发作，其病渐重。"《杂病源流犀烛·中风源流》载："若风病即愈，而根株未能悬拔，隔一二年或数年必再发，发则必加重或致丧命，故平时宜预防之。"

中风初愈之后，人体阴阳气血尚未平衡，邪气虽然渐去，但正气未能完全恢复，机体仍处于非常虚弱而易感邪气的状态，若此时不加以积极防护，则会出现中风后复中，甚至危及生命的可能。因此，加强饮食、起居、精神等调摄，注意运动，定期复查，根据体质，辨证论治，结合中药汤剂、中成药、中药注射液、针灸、推拿等防止疾病复发。

4. 针灸治疗

中风有中经络与中脏腑之不同，中脏腑又可分为闭证与脱证，治则与取穴如下：

（1）中经络，治则：疏通经络，调和气血。取穴：肩髃、曲池、合谷、外关、环跳、阳陵泉、足三里。

（2）中风闭证，治则：平肝息风，清心豁痰，启闭开窍。取穴：水沟、十二井穴、太冲、劳宫、丰隆。

（3）中风脱证，治则：回阳固脱。取穴：关元、神阙（隔盐灸）。

五、肿瘤

（一）肿瘤定义

肿瘤是机体在各种致瘤因素的作用下，局部组织的细胞异常增生而形成的新生物，常表现为局部肿块。根据肿瘤的危害程度分成两大类：良性肿瘤和恶性肿瘤。肿瘤细胞具有异常的形态、代谢和功能，生长旺盛，常呈持续性生长。肿瘤是由多因素引起的，环境污染、家族史、不良的生活方式等都是引起肿瘤的重要原因。早期发现，早期诊断，早期治疗是减少恶性肿瘤患者死亡的有效方法。

（二）肿瘤防治指导及自我管理

1. 未病先防——养正御邪

在肿瘤尚未发生之前，针对可能导致肿瘤的各种原因，如遗传因素、免疫因素、慢性疾病等内因，有毒致癌物侵袭等外因，加以防范，即肿瘤一级预防，从而降低肿瘤的发生率。主要体现在调情志、适起居、节饮食、慎劳作、养正气、防止病邪侵袭等摄生方面。培养正气，应当注意重视精神调养，加强体育锻炼，生活起居有规律。平素心情舒畅，精神愉快，则有利于血脉流通，气机调畅，阴阳和调，正气充足。在饮食方面勿饮食偏嗜、饮食失节或食用不洁之品，忌食霉变不洁食物，禁食防腐剂、亚硝酸盐及黄曲霉素超标的食物，少食烟熏、烧烤类食物。饮食均衡规律，避免营养不良或营养过度。吸烟饮酒与口腔癌、喉癌、肺癌关系密切，戒烟戒酒能降低癌症发病率。注意个人卫生，能有效预防口腔癌、宫颈癌等疾病发生。定期体检，积极参加癌症筛查，及早发现癌症和癌前病变。若身体出现异常肿块、溃疡不愈、痣疣增大、痰血呛咳、食欲减退、上腹闷胀、大便出血、无痛血尿、排尿不畅、鼻塞鼻血、声嘶头痛、白带增多及异常出血、食滞胸闷等症状，及时到医院检查，以明确诊断。还应注意保护环境、清洁水源。许多疾病发生的"共同土壤"在于其体质共性，这种从体质角度认识和防治疾病的"治未病"理念，国医大师、中国工程院院士王琦教授称为"体质土壤学说"。肿瘤的形成离不开适合其生长与转移的特定体质，通过体质辨识，辨证施治，改善机体内环境防治肿瘤的发生发展，对肿瘤"未病先防"的早期干预具有重要意义，并可指导肿瘤患者"既病防变"，实现"带瘤生存"的长期目标。

2. 见微知著——癌前干预，防其恶变

恶性肿瘤的发生是一个渐变的过程，将起必有先兆，此时急治其先，可收到良好的效果。应把肿瘤疾病消灭在萌芽阶段，防止其由轻变重，由小变大，由局部向其他脏腑蔓延。癌前状态指易恶变的全身性或局部疾病的状态，癌前病变指较易转变成癌症的病理组

织学变化。在癌前病变或癌前状态即加以治疗干预，既可提高治愈率，又能防止其恶变。

3. 既病防变——先安未受邪之地，防止转移

疾病的发展和传变是有规律的，因此，在治疗时，可根据疾病的传变规律，"先安未受邪之地"，预先对可能受影响的部位加以固护，增强其抗邪能力。先治或先安未病脏腑，以阻断疾病的传变途径，防止疾病的蔓延，以使疾病朝着痊愈的方向发展。经过规范而长期的食疗药膳、针灸按摩、运动气功、精神情志等养生康复手段，可以带病延年，有效阻止肿瘤转移，甚至为进一步根治争取时间。

4. 病后调摄，防其复发

病后调摄，防其复发包括降低病死率、提高生活质量、预防复发转移等。中医药具有减少肿瘤复发与转移的优势，依据"扶正培本"的治则"带瘤生存"。中医中药、药膳、针灸等在恶性肿瘤早期治疗中也发挥着重要意义，既可以达到扶正固本的作用，同时又可以预防或减少手术创伤、放化疗引起的不良反应，从而保证手术、放化疗的成功率。同时，应保持乐观心态，树立战胜癌症的信心。

5. 针灸治疗

针灸可以通过神经-内分泌-免疫系统对机体免疫进行调节，实现预防和治疗肿瘤的目的。主要表现在以下三点，首先，针灸可以调节人体免疫内环境：①通过提高外周血 T 细胞总数、CD4$^+$T 细胞亚群百分比来抑制肿瘤细胞生长；②通过激活自然杀伤细胞（NK 细胞）、巨噬细胞、淋巴因子活化的杀伤细胞（LAK）、肿瘤浸润的淋巴细胞（TIL），提高机体对肿瘤的杀伤力；③可以抑制白介素-10（IL-10）、转化生长因子-β（TGF-β）的表达，以降低免疫抑制，提高免疫力。其次，针灸可以抑制肿瘤生长。研究发现，针灸能够：①降低正常细胞突变率，减少癌变风险；②抑制肿瘤细胞恶性增生；③促进肿瘤细胞凋亡；④抑制肿瘤细胞迁徙。最后，针灸可以提高恶性肿瘤患者生存质量，如改善消化道反应、减轻骨髓抑制和缓解癌痛。

临床实际治疗中，治疗穴位要根据具体症状来选择。通常情况下，提高人体正气的腧穴，如中脘、气海、关元、足三里、太溪、涌泉等穴位，可以针刺结合艾灸，对改善化疗后消化道反应及骨髓抑制有一定的疗效。

六、贫血

（一）贫血定义

贫血是指人体外周血红细胞容量减少，低于正常范围下限的一种常见的临床症状。其基本病因可大致分为三种：红细胞生成减少或不足、红细胞破坏过多及失血。由于红细胞容量测定较复杂，临床上常以血红蛋白浓度来代替。我国血液病学家认为在我国海平面地区，成年男性血红蛋白浓度<120g/L，成年女性（非妊娠）血红蛋白浓度<110g/L，孕妇

血红蛋白浓度＜100g/L 就可诊断为贫血。1972 年 WHO 制订的诊断标准为：在海平面地区血红蛋白浓度低于下述水平：6 个月～6 岁（不包括 6 岁）儿童 110g/L，6～14 岁儿童 120g/L，成年男性 130g/L，成年女性 120g/L，孕妇 110g/L。应注意的是，久居高原地区的居民的血红蛋白正常值较居住在海平面地区的居民高；在妊娠及某些疾病状态（如充血性心力衰竭、低蛋白血症、脾肿大及巨球蛋白血症）时，血浆容量增加，此时即使红细胞容量是正常的，但因血液被稀释，血红蛋白浓度降低，也容易被误诊为贫血；在脱水或急性大失血等循环血容量减少时，由于血液浓缩，即使红细胞容量偏低，但因血红蛋白浓度增高，贫血容易漏诊。

（二）贫血防治指导及自我管理

1. 相关检查管理

贫血的相关检查包括血常规、网织红细胞、外周血涂片、便常规、骨髓+铁染色、凝血功能、肝肾功能等。贫血患者首先需到医院就诊，明确贫血病因及贫血的严重程度（表7-3），由专业医生给出专业化的指导治疗建议，必要时需输血治疗。注意定期复查，每次医院就诊化验检查结果分类并按时间装订。

表 7-3　贫血的严重程度划分标准

血红蛋白浓度	＜30g/L	30～59g/L	60～90g/L	＞90g/L
贫血严重程度	极重度	重度	中度	轻度

另外，贫血患者需注意：①预防感染：日常生活中注意增减衣物，避免受凉，做好个人卫生，保持皮肤清洁，勤洗澡、更衣、剪指甲，居室定时通风，少出入公共场所，外出时戴口罩，注意口腔卫生，餐后睡前漱口，注意肛周清洁，女性患者注意会阴清洁，若出现咽痛、咳嗽、流涕、牙龈肿痛等及时到医院就诊，以便早期处理。②预防出血：根据病情适当活动，活动时防止滑倒或受伤，防止伤后出血。注意小便颜色，女性患者注意经量及时间。若出现头痛、头晕、恶心等，应及时到医院就诊，以免出现致命的脑出血。③日常生活要规律，保持情绪稳定，适当运动，避免劳累。避免有害、有辐射的物质接触，避免服用对骨髓有影响的药物，贫血、出血较重时要注意卧床休息，减少活动。④严格遵医嘱服药，不能自行调整和减量，定期复查血常规及肝肾功能。

2. 饮食管理

贫血的原因很复杂，由于感染、肾脏或肝脏疾病、肿瘤或慢性疾病等引起的继发性贫血较为多见。贫血患者不宜盲目应用补血药物，应当针对病因有的放矢地进行施治。同时注意饮食调养，这对预防和治疗贫血具有良好的功效。

贫血患者的饮食调养原则主要是提供足够的造血原料，逐渐使血液中的红细胞和血红蛋白含量恢复正常。而与红细胞、血红蛋白的制造和红细胞的生长发育密切相关的物质主要有蛋白质、铁、维生素 B_{12}、叶酸和少量的铜。因此，饮食调养应注意以下几点：

（1）要多食用含铁质丰富的食物：缺铁性贫血是临床上较常见的一种贫血。中老年人不论是钩虫性肠道出血、上消化道反复多次出血、多年痔疮出血等均可导致长期铁的损失而引起缺铁性贫血，因此，应多食用含铁质丰富的食物。如动物内脏、蛋黄、瘦肉和豆类等均含有较丰富的铁质；蔬菜中的芹菜、鲜豆角、菠菜、荠菜、芋头、豆芽菜等含铁量较多；水果中的山楂、杏、桃、葡萄、红枣、龙眼等含铁量也高。黑木耳、紫菜、海带、蘑菇、白木耳等含铁量尤为丰富。因此，凡患有缺铁性贫血的人可以经常选择食用。

（2）供给充足的维生素 B_{12} 和叶酸：维生素 B_{12} 和叶酸这两种物质都是红细胞发育中不可缺乏的物质。因此，应多吃含维生素 B_{12} 和叶酸的食物，动物性蛋白如肝、肾、瘦肉等均含有丰富的维生素 B_{12}；叶酸则多存在于绿叶蔬菜、茶中，平时只要注意多吃动物蛋白和绿叶蔬菜，适当喝茶，就可以提供身体所需要的维生素 B_{12} 和叶酸。

（3）供给足量的蛋白质和各种维生素：贫血患者，在饮食中应多吃些生理价值高的蛋白质食物，如牛奶、蛋黄、瘦肉、鱼虾、豆类及豆制品等，同时，还要多吃些蔬菜、水果等，以使机体摄入充足的蛋白质和各种维生素。

（4）另外，贫血患者往往由于缺乏胃酸而影响铁质在胃中的消化和吸收。因此，要注意为胃提供酸性环境，如多吃些酸牛奶、酸菜和醋等。

由于中老年贫血患者多有食欲不振、胃肠消化功能较差等现象，因此，在烹调食物方面应多下些功夫，尽量使食物的色、香、味、形俱佳，以增进食欲。对于牙齿不好、消化功能较差的贫血患者，还可以把食物加工成肝泥、肉末、肉汤、蛋羹、豆腐脑、菜泥、果汁等。

3. 运动管理

贫血患者可根据自己的病情适当运动，可以选择八段锦、五禽戏、太极拳等。气功是医疗与体育相结合的健身活动，选择合适的气功锻炼，能发挥人体潜能，通过调身、调心、调息，锻炼人的精、气、神，培植和增强真气，调整身体内部的功能，增强体质，提高抗病能力。但重度及极重度患者还应注意卧床休息，减少活动。

4. 心理管理

情绪的波动起伏容易引起一些贫血患者的出血。需保持适当的情绪。精与神守持于内，避免过度的情志变动，心胸开朗，乐观愉快，才能达到补养真气、强身防病的目的。

5. 中药管理

针对贫血可选用四物汤、当归补血汤、归脾汤、六君子汤等。中成药推荐应用养血饮口服液、阿胶口服液、健脾补血口服液等。但应根据自身的证候和兼有疾病，通过辨证论治来遣方用药，并随病情的变化及时调整治疗方案。患者应在专科中医师的指导下掌握煮药方法、煮药时间、服药时间、服药频次、服药时饮食注意等。并根据医生要求，按时复诊。

6. 适宜技术管理

除中医药外，推拿、耳穴压丸等亦是较好的调治方法。患者应在专科医师的指导下，掌握治疗前后注意事项并根据医生要求，按时复诊。

七、慢性胃炎

（一）慢性胃炎定义

慢性胃炎是一种临床常见疾病，是由多种病因引起的慢性胃黏膜炎症病变。慢性胃炎的患病风险一般随年龄增长而增加，中年以上患者更易患病。幽门螺杆菌（Hp）感染是其最常见的病因之一。大多数慢性胃炎患者无明显的症状或有不同程度的消化不良症状，如中上腹不适或疼痛、餐后饱胀、食欲缺乏、泛酸、恶心等。慢性胃炎的诊断和鉴别诊断的主要手段是胃镜及活检组织病理学检查。

（二）慢性胃炎防治指导及自我管理

1. 未病先防

因体调养，精准预防。慢性胃炎患者以阳虚质、阴虚质、痰湿质、气郁质、血瘀质五种体质及其兼夹体质为主，根据体质类型，因体调养，多法合用，精准预防。

（1）阳虚质：调体原则为补肾温阳。饮食管理可选择温中健脾食物，以温补脾肾阳气为主。如鹿肉、羊肉、狗肉、牛肉、牛奶、羊奶、童子鸡、鹅肉、麻雀、虾、鳗鱼、鱼鳔、辣椒、韭菜、大蒜、生姜、糯米、甘薯、山药、芡实、扁豆、麦芽糖、桂圆、红枣、栗子、银杏、胡桃、荔枝、菠萝、桃、杏、樱桃、杨梅、黑砂糖、桂皮、胡椒等，忌食黄瓜、藕、梨、西瓜、荸荠等生冷寒凉食物，少饮绿茶。体质强健、气血畅通则脾胃功能得以正常进行，内外之邪难侵。可以选择太极拳、八段锦、五禽戏等进行锻炼，另外跑步、广场舞、散步、各种球类活动等方式也适合进行。情绪方面应加强对精神心理因素的关注，有意识地调养精神，保持平和、乐观的情绪，对已患病者也应加强心理疏导，避免情绪过激，影响脏腑气机，加重病情。另外，注意戒烟、戒酒、按时作息等可调节体质的偏颇，减少慢性胃炎的发生或减轻慢性胃炎的进展。

（2）阴虚质：调体原则为滋阴补液。饮食管理可选择滋阴的食物，以滋阴益肾为主。常用滋阴食物可选用猪肉、鸭肉、绿豆、冬瓜等，不宜进食性温燥烈之品，如羊肉、韭菜、辣椒、葵花子等。起居应有规律，居住环境宜安静，避免熬夜、剧烈运动和在高温酷暑下工作。适合做有氧运动，可选择太极拳、太极剑、气功等动静结合的传统健身项目。锻炼时要控制出汗量，及时进补水分，不宜洗桑拿。阴虚者性情急躁，外向好动活泼，应调情感，和喜怒，去忧悲，防惊恐，应学会心平气和，学会合理地释放压力。药物治疗可选用阿胶、银耳、枸杞子、燕窝等滋阴之品，一定要在医生指导下使用辛凉滋润的药物，禁止自行滥用、误用。

（3）痰湿质：调体原则为健脾祛湿、化痰泄浊。饮食管理上忌食辛辣刺激、肥甘厚味、油煎油炸之品，戒烟酒，不宜过饱，少进甜食。宜进食清热除湿的食物，如荸荠、百合、马齿苋、赤小豆等。起居方面应注意居处温湿度应适宜，勿过热过燥，勿处阴冷潮湿之处。运动方面应鼓励患者餐后运动，勿久坐久卧，可适当进行慢跑、跳绳等有氧运动，运动时注意节奏和频率。情志方面可通过适当听音乐或进行冥想帮助消除紧张、烦躁等不良情绪，从而保持乐观情绪，适当转移注意力，减少对病情的关注。中医护理方面可经常按摩腹部，以减少腹部脂肪的堆积；耳穴压豆可选取内分泌、神门、脾、胃等穴来控制患者食欲、改善内分泌失调。

（4）气郁质：调体原则为行气解郁。饮食管理上可选择金橘、山楂、海藻、海带、萝卜等行气解郁的食物。晚上休息时避免饮用咖啡、浓茶以免影响睡眠质量。每天可适当进行一些户外的有氧运动，如慢跑、游泳等，或选择太极拳、八段锦等传统气功练习，可梳理全身气机，增强机体免疫力。气郁者应注意情绪的调理，多认识知心朋友，改变心境。药物治疗上可选择陈皮、柴胡、香附、玫瑰花等疏肝理气的药物。

（5）血瘀质：调体原则为活血化瘀通络。饮食管理上选择以具有活血、散结、行气、疏肝解郁作用的食物为主，如黑豆、海藻、海带、紫菜、白萝卜、胡萝卜、金橘、橙、柚、桃、李子、山楂、醋、玫瑰花、绿茶等，少食肥猪肉等，可多食用西洋菜、桃仁与西红柿等食物，以起到通络活血之功效。起居调护原则是首先要保持身体的健康、精力充沛，遵循自然变化的规律。应根据不同季节采用合理的睡眠方法与措施，避寒就温，保持充足的睡眠与充沛的精力，强身健体，以预防疾病。运动管理可选择步行健身、徒手健身操、导引、五禽戏等，但运动需要劳逸结合，适当进行，以自身耐受程度为主，不可过分运动，从而达到气血流畅、关节伸缩自如的目的。患者常出现焦虑不安、抑郁等负性情绪，不利于后期治疗。情志管理上可加强心理护理，有针对性地进行心理疏导，解除顾虑。中医护理方面于胃痛时可按压中脘穴、合谷穴；平时可泡服紫苏叶、陈皮等；针刺取中脘、内关、足三里、胃俞、肝俞等。

2. 既病防变

慢性胃炎病情发展，可从胃黏膜慢性炎症逐步萎缩、肠化、异型增生，最终发展为胃癌。早期积极控制慢性胃炎临床症状，减轻胃黏膜慢性炎症，消除其致病因素的影响，是防治慢性胃炎进展的关键。不同的体质类型对慢性胃炎的趋向性不同，且部分慢性胃炎患者无明显临床症状，仅在胃镜下可观察到胃黏膜的炎症，或萎缩、糜烂，临床上在中医辨证论治的基础上从体质入手，纠正患者的偏颇体质，可达到减轻胃黏膜炎症，防止慢性胃炎的进一步发展的目的。

3. 瘥后防复

慢性胃炎病情多迁延，常反复发作。中医认为慢性胃炎的致病因素多为外邪、饮食、情志等致脾胃虚弱，运化失常，导致气滞、水停、湿阻，形成本虚标实之证，且"胃病久发，必有聚瘀"，瘀血阻滞胃络，气滞、湿热、瘀血等病理因素进一步影响脾胃功能，致使虚实夹杂，病程缠绵。因此，慢性胃炎初愈时，虽无明显临床不适，但正气多有损伤，气血未定，阴阳未平，极易引起复发，巩固治疗存在无证可辨的情况，此时可从辨体质入手，据其禀赋、习性、形体，将辨病与辨体质相结合，指导临床用药，调节机体气血阴阳的偏颇，从而达到预防慢性胃炎复发的目的。此外，加强饮食、起居、精神等调摄，注意运动，定期复查，结合中药汤剂、中成药、中药注射液、针灸、推拿等可进一步防止疾病复发。

4. 针灸治疗

慢性胃炎中，胃痛是其常见症状。针灸治疗胃痛通常从虚实两个证型入手。

实证多因寒邪犯胃、湿热内郁、肝气犯胃、气滞血瘀。治以温中散寒、解郁泻热、理气活血止痛。取穴：中脘、足三里、内关、公孙。痛甚加梁丘，胁痛加阳陵泉，气滞加膻中，肝气犯胃加太冲，气滞血瘀加膈俞、肝俞。

虚证多因脾胃虚寒、胃阴不足。治以补脾健胃。取穴：脾俞、胃俞、中脘、章门、足三里、三阴交。脾胃虚寒加气海，胃阴不足加照海。

第四节　不同执业群体治未病调理解疑

一、巧对考试综合征

（一）何为考试综合征

考试综合征是指学生由于心理素质差，在面临考试时产生的恐惧心理，常伴随各种不适的身心症状，是一种导致考试失利的心理疾病。考试综合征的主要表现是在考试期间、考试前后，学生出现较严重的紧张恐惧心理，常伴面色潮红，全身出汗，两手发抖，心悸胸闷，头晕头胀，注意力涣散，思想迟钝，使原来记熟的复习内容一时无法"回忆"起来，导致考试失败。有的学生甚至出现恶心、呕吐、腹痛、腹泻、尿频、尿急等症状，严重者可出现大汗淋漓，头脑轰鸣，手指震颤，甚至虚脱、昏厥。

（二）如何应对考试综合征

中医认为考试综合征属于"七情致病"范畴。由于脏腑之气的升降出入紊乱，或下或逆，元神失主，从而出现一系列临床症状。当以安神定志、调畅气机为要务，当改善情绪，消除以恐惧为首的负面情绪，改善睡眠，提高注意力和抗压能力，调和脏腑之气。具体可从以下几个方面来做。

1. 顺应自然，起居有常

应遵循"春夏养阳，秋冬养阴"的原则，春夏季节应夜卧早起，适当午睡，以顺应自然界阳盛阴衰的变化，保护阳气不要过分消耗；秋季应早卧早起，以顺应阳气之收，使肺气得以舒展；冬季阴气极盛，寒风凛冽，则需早卧晚起，保证充足的睡眠时间，以利于阳气潜藏，阴精积蓄。

2. 调摄精神，怡情养性

保持思想清静——排除私心杂念，正确对待个人的嗜欲得失，正确认识考试，及时果断地处理日常事务，选择适合自己的学习方法，高效学习。保持精神乐观——可以通过选择课业以外的兴趣爱好来陶冶情操；善于解脱，即遇违乐之事，要善于自我解脱。培养坚强的意志，"志意和，则精神专直，魂魄不散，悔怒不起，五脏不受邪矣"。说明意志具有统帅精神、调和情志、抗邪防病等作用。

3. 饮食有节，调和饮食

中医认为，饮食入胃，则全身气血即向胃肠积聚，以助消化。若饱食无度，则气血大量聚于胃肠，头部气血反见不足。气血聚于脑则能思考，气血聚于腹则人易疲惫。清淡饮食有助于胃肠迅速排空，让气血归脑。因此，应以清淡饮食为主，忌食煎炸、烧烤、油腻之物，更忌暴饮暴食，忌过食冷饮。早餐应含有鸡蛋、脱脂牛奶、酸奶果汁和粮食制品，比如粥、燕麦片、全麦面包，可以用几片面包夹一个煎鸡蛋，配一点西红柿、黄瓜或其他水果等，也可以喝一些诸如核桃粉、黑芝麻糊等，不仅可以调剂口味，还可以抵抗因高度紧张的学习所造成的脑疲劳。午餐要清淡，但应摄入充足的热量和各种营养素，可吃些肉类、鸡蛋等含热量较高的食品，蔬菜应注意颜色搭配并变换花样，保证摄取各种维生素、叶酸和植物纤维。晚餐食谱在热能、蛋白质充足供给的基础上，注意含有动物类食品的猪瘦肉、猪肝、鸡肉、牛奶、鸡蛋及多样新鲜蔬菜、水果的搭配设计。同时需要一定的碳水化合物，比如豆类、土豆、玉米等，对增进学习记忆、促进脑力、抗疲劳有积极意义。夜宵最好以能被快速分解为葡萄糖的食物为主，如粥、鸡蛋西红柿面等，辅之以含蛋白质、维生素C丰富的鸡蛋、酸枣、山楂、提子、瓜子等食物。临睡前最好喝杯牛奶以增进睡眠。

4. 适当运动，增强体质

每天都应保持适度的活动与锻炼。适度的活动能使气血流畅，筋骨坚实，提神爽志，增强抵御外邪的能力，有利于机体功能的恢复，尤其对脑力劳动者，适度的运动更能增强机体的免疫力。

5. 中医适宜技术调理

可根据患者的不同辨证选择适宜的药物治疗，如气血两虚者多补气和补血，选用人参、黄芪、胆南星、半夏、天麻等成分的方剂或中成药来治疗调理；脾失健运、肝失疏泄者多补脾柔肝、健脾和胃，选用含有人参、白术、茯苓、砂仁等成分的方剂或中成药来治疗调理。另外，针灸、耳穴压丸、穴位敷贴、推拿作为中医非药物疗法，对缓解治疗考试综合征具有非常好的效果。

6. 心理疏导

考试综合征患者平时应有意识地锻炼自己的心理素质，多参加活动。家长应关注孩子的心理变化，适时予以疏导。应营造和谐轻松的家庭氛围，无论考试成绩的好坏都不要埋怨孩子，应予以孩子鼓励，家长和孩子要充分交流、探讨，引导学生根据自己的实际情况和学习状态来确立目标，因为把学习目标明确好，学生才能根据这个方向不断地奋勇前进；培养学生的信心；稳定学生的情绪，调整学生的心态；加强科学学习，提高效率。另外，家长应为孩子树立榜样，有经济条件时可以带孩子外出旅游，转移孩子的注意力，陪伴孩子度过考试这段时间。考试综合征患者在考试前可以给自己一个心理暗示，告诉自己不用紧张害怕，或者多学习知识，进行充分的考试准备，当自身实力足够强大时，也就可以不用害怕了。另外，患者考试时可以通过深呼吸来缓解自己紧张的情绪，或者通过注意力转移法，当监考老师发下试卷时，可以通过将注意力转移到试题上，以此来缓解自己的紧张情绪。

二、久对电脑肩痛腰酸来袭

（一）肩痛腰酸的形成

久对电脑造成肩痛腰酸的原因主要有座椅不合适、不良的坐姿及计算机键盘位置、显示屏位置放置不当等。若键盘放置过高，在操作计算机的过程中，按键盘时要提起双臂，令肩膀的肌肉太紧张，造成酸痛。另外，若荧光屏放得太低，观看屏幕时要垂下头来看，时间过久便会令颈背受过大的拉力，引致疼痛。其实很多颈痛或手臂麻痹的个案，都是由于长期垂下头而诱发的。在中医看来正气不足是其发生的内在因素和病变的基础，气血运行不畅，肢体筋脉拘急、失养为本病的基本病机。本病多是由于正气不足，感受外在的风寒湿热之邪而成。因此，平时应注意调摄，增强体质和加强病后调摄护理，锻炼身体，增强机体御邪能力；改善不良的工作、生活环境；一旦受寒、冒雨等应及时治疗，如服用姜汤、午时茶等以祛邪。出现肩痛腰酸症状时，更需做好防寒保暖等预防工作；应保护机体，提防跌仆等以免受伤；视病情适当对患处进行热熨、冷敷等，可配合针灸、推拿等进行治疗；鼓励和帮助患者对病变肢体进行功能锻炼，有助于痹病康复。

（二）久坐电脑肩痛腰酸的防治指导

1. 改善不良坐姿及工作环境

正确的坐姿：把身体平贴于椅背上，正坐垂足不要弯腰驼背，椅子的高度最好是坐时膝盖屈曲刚好垂直90°，然后再拿一个小板凳垫在脚下。市面上贩卖的护腰垫也可以垫在座椅的腰部，以加强腰背支撑效果。

工作环境：重新放置电脑显示器，将电脑显示器放在视线正前方，尽量不要偏左或者偏右。而显示器放置的高度应该保持与视线相平，或者稍高一些。换办公椅时，不要贪图舒服，而挑选太过柔软的椅子。应选择椅背带有一定弧度的椅子，在保持坐正的姿势时，腰背部能够自然贴合椅背。建议购买老式的木椅，虽然老式木椅欠缺卖相，却是最不容易使腰背出问题的款式。调整"办公作息"：是不是经常埋头写一份报告，不知不觉就端坐 3 小时呢？正确的做法应该是懂得提醒自己，时不时变换一下坐姿，隔一段时间就站起来伸个懒腰。

2. 适当运动

适当的运动既可以增强体质，又可以活动筋骨，调理气血，防止肩痛腰酸的发生。久坐在电脑前的人，可进行一些节奏较慢，又能够有效活动到每个关节的运动。传统的有练功十八法和太极拳等，当然也可以尝试如今正时髦的瑜伽。而游泳也具有非常显著的效果，颈部和腰部的肌肉都能得到锻炼，并且在水中不会对椎间盘造成任何负担和损伤，算是锻炼颈椎的办法中最为惬意又安全的。

工作间隙可以做以下动作来活动一下筋骨：①上身正直，手指碰肩膀，以肩关节为中心做向前或向后的环绕动作；②上身正直，手臂伸直，力量集中在胸腰及肩膀的位置，两手臂做大幅度的前后甩肩动作，注意手臂始终是伸直的；③头部保持正直，将肩膀缓缓抬起（类似耸肩动作），尽量靠近耳朵，再慢慢放下，如此重复多次；④手掌扶在腰上，然后尝试倒走，也有助于锻炼腰背肌；⑤手扶住桌面或墙面，左右扭转腰部也有利于锻炼腰背肌肉。

3. 调整饮食

经常久坐肩痛腰酸患者饮食要有节制，注意膳食结构的平衡，避免暴饮暴食和偏嗜，少吃肥腻煎炸之品，忌辛辣刺激食物，戒烟限酒。可多食全谷类食物及生山楂、红糖、油菜、香菇、葡萄酒等具有活血化瘀功效的食物。

4. 中医治疗

若患者肩膀和腰背已经酸痛不堪，应该立刻到医院就诊，在专科医师的指导下服药，并掌握煮药方法、煮药时间、服药时间、服药频次、服药时饮食注意等。针灸、穴位敷贴、推拿等作为中医非药物疗法，对肩痛腰酸的效果非常好，可到中医科进行诊治。也可按照下述方法进行自我按摩，防治肩痛腰酸。

揉腰眼：用拇指掌指关节紧按腰眼（位于第四腰椎棘突下旁开 3.5～4 寸凹陷处），做旋转用力按揉 30～50 次，以酸胀为宜。

擦腰：两手掌根紧按腰部，用力上下擦动，动作要快速有力，以发热为止。

点揉腰背部棘突：双手后背，以中指指腹着力，点按在脊柱的棘突（俗称"算盘珠"）上，其余手指着力于中指上下，以辅助点揉发力。双手要尽量后背、上够，凡是手能够触及的棘突和棘突下凹陷中的穴位，均应逐一点揉，直至阳关穴下（即第五腰椎棘突下）。在点揉时，动作要协调、有节律，用力要均匀、有透力，两手可交替点揉，反复 30 次左右。

捏拿腰部肌肉：用双手拇指和食指同时捏拿脊柱两侧的骶棘肌。从上向下分别捏拿、提放腰部肌肉，直至骶部。如此自上而下捏拿 4 次。

抖动腰部肌肉：两手掌根部按压腰部，快速上下抖动 15～20 次。

扣击腰骶部：双手握空心拳，反手背后，以双手拳背着力，有节奏地、交替呈弹性叩击骶部。手法要平稳，力量由轻到重，有振动感，有透力。可先从骶部向上叩击至手法不能及为止（腰部）。再向下叩击至骶部，从上至下，如此往返7~8次。

另外也可选取风池穴（在颈后发际的两侧凹陷处，位置在两块肌肉之间）揉压1分钟，能够缓解颈椎压力所导致的头晕等症状。按压合谷穴（用一只手的拇指第一个关节横纹，对准另一只手的虎口边，然后拇指屈曲按下去，指尖指向的位置即是），能够缓解久坐办公室常常会有的头痛及眼部胀痛。腰部僵硬酸痛，甚至久坐导致的胃部不适，都可以通过按摩足三里穴（在小腿外侧，膝盖下3寸的位置）得到一定的调整。

5. 其他

肩痛腰酸者可到专业的中医医院就诊，可通过针灸治疗。针灸治疗可直达病所，直接深入疼痛部位，发挥镇痛作用，减轻患者症状，效果立竿见影，另外针灸治疗相较于其他疗法，费用低，且无毒副作用。常选穴位：大椎、肩井、肩贞、大杼、委中、合谷、肾俞等，医生可通过患者不同的疼痛性质、特点、部位等进行配穴。另外，也可以选取耳穴压丸治疗，耳穴压丸具有安全可靠且方便易操作的优点，患者可自己在家中进行操作，可由医师选穴贴上磁珠或王不留行籽后，患者每天自己按压，或者在发病时由患者按压耳穴达到缓解的目的。可选取神门，肾，腰骶椎，坐骨，臀，上、中、下耳背等，每次可选用4~6个穴位，可根据病情轻重进行随症加减。

三、过劳肥，过劳死——作息规律很重要

（一）何为过劳肥、过劳死

过劳肥是指主要由于过度劳累、工作压力较大、饮食不规律、长期熬夜等因素导致的肥胖。常见于记者、教师、律师、程序员等繁忙工作的职员。常有体重增加、身材臃肿、怕热、多汗、气急等症状。

过劳死是指在非生理的劳动过程中，劳动者的正常工作规律和生活规律遭到破坏，体内疲劳蓄积并向过劳状态转移，使血压升高、动脉硬化加剧，进而出现致命的状态。

过劳肥、过劳死均是由于工作时间过长、劳动强度过重、心理压力太大、饮食不规律、长期熬夜等因素导致的，因此改善生活作息对于二者至关重要。

（二）如何预防过劳肥、过劳死

1. 顺应自然，起居有常

春季应当夜卧早起，经常到庭院散步，舒缓形体，精神情志舒畅愉快；夏季应当晚卧早起，心情愉快不发怒；秋季应当早睡早起，不急不躁，不让志意外驰，使肺气清净；冬季应当早睡晚起，避寒就温，不开泄皮肤使汗出气耗。注意规律作息。按生物钟作息，所谓生物钟，是指人体内各个器官所固有的生理节律。一个人应该按照自身的生理节律来安

排作息，绝对不能违反、干扰这种节律。如果反其道而行之，晚上熬夜，中午不睡午觉，三餐不定时，则必将昏昏沉沉，疲惫不堪。要学会主动休息，人体持续工作越久或强度越大，疲劳的程度就越重，消除疲劳的时间也就越长。主动休息，不仅可保护身体少受或不受疲劳之害，而且能大幅度提高工作效率。具体可从以下几点做起：其一，重要活动之前抓紧时间先休息一会儿。如参加考试、竞赛、表演、主持重要会议、长途旅行等之前，应先休息一段时间。其二，保证每天 8 小时睡眠，星期天应进行一次"整休"，轻松、愉快地玩耍，为下一周紧张、繁忙的工作打好基础。其三，做好全天的安排，除了工作、进餐和睡眠以外，还应明确规定一天之内的休息次数、时间与方式，除非不得已，不要随意改变或取消。其四，重视并认真做好工间休息，充分利用这段短短的时间到室外活动，或做深呼吸，或欣赏音乐，使身心得以放松。

2. 饮食有节，调整饮食

饮食要有节制，注意膳食结构的平衡，避免暴饮暴食和偏嗜，少吃肥腻煎炸之品，忌辛辣刺激食物，戒烟限酒。应强化三餐营养，要品种多样，且比例均衡。适量多吃五谷杂粮、绿色蔬菜和少量坚果，少吃外卖食品，避免高脂、高盐、高糖分的食物，适当补充维生素、粗纤维等。在焦虑时少食高脂食物如冰淇淋、炸鸡、薯条、汉堡等；甜食如加糖巧克力、奶酥面包、精制蛋糕及含糖饮料等，虽可在短时间内镇静情绪，但因为含糖食物会快速被肠胃吸收，造成血糖急剧上升又下降，反而会让精神更加不济，也影响情绪平稳。高盐调味品如罐头食品、香肠、火腿、热狗等容易使身体循环变差，造成代谢缓慢。咖啡因饮料如咖啡、茶等会干扰睡眠，令人烦躁。

3. 适当运动，增强体质

适当的运动可促进气血流通，关节疏利，气机调畅，体质增强，从而提高人体的抗病能力，预防疾病的发生。坚持合理运动，现代人的工作往往有静而不动的特点，而最易使人疲惫的莫过于长期不活动。运动医学专家认为，要想保持持久旺盛的精力，需要经常运动，以增加体能贮存，每周散步 4～5 次，每次 30～45 分钟，或每周进行 3～4 次温和的户外活动，每次 30 分钟，都是必要的。刚开始时，你也许会感到运动后更为疲劳，这正说明你的机体需要调整，坚持一段时间后便会慢慢适应，体能会逐渐增加，抵抗疲劳的能力会得到强化。经常运动的人，肌肉的萎缩和力量的减退可推迟 10～20 年，血压可保持稳定的正常水平。运动还能推迟神经细胞衰老，帮助废物排出，从而起到防癌抗癌作用。长期坚持健身跑和徒手体操，人体的新陈代谢和工作能力会大大加强。

4. 学会解压，调畅情志

保持心情舒畅，不仅是体力不济会导致过劳，心理性过劳——失望、焦虑、恐惧、神情沮丧等也可使人精力衰竭。现代心理学研究认为，当感到烦恼、苦闷、焦虑的时候，机体的血压和氧化作用就会降低；而心情愉快时，机体的新陈代谢就会改善。烦闷、懊悔、愤恨、焦虑、忧伤是产生疲劳的内在因素。因此，要防止疲劳，保持充沛的精力，就必须经常保持愉快的心情。要善于劳逸结合，学会调节生活，短期旅游、游览名胜；爬山远眺、开阔视野；呼吸新鲜空气，增加精神活力；忙里偷闲听听音乐、跳跳舞、唱唱歌，都是解除疲劳，让紧张的神经得到松弛的有效方法，也是防止疲劳症的精神良药。

5. 注意

具有以下 2 项者，为"黄灯"警告期，目前尚不必担心，但要改变生活习惯；3～5 项者，为"红灯"预报期，说明已经具备过度疲劳的征兆；6 项及以上者，为两次"红灯"危险期，必须引起高度重视并开始干预，可到专科医院就诊，在专业医生的指导下进行调治。

（1）"将军肚"早现。

（2）脱发、斑秃、早秃。

（3）频频去洗手间。

（4）性能力下降。

（5）记忆力减退。

（6）心算能力越来越差。

（7）做事经常后悔，易怒、烦躁、悲观，难以控制自己的情绪。

（8）集中精力的能力越来越差。

（9）睡觉时间越来越短，醒来也难解乏。

（10）经常头痛、耳鸣、目眩，检查也没有异常。

第五节　女性群体治未病调理解疑

一、每月一次的例行疼痛

（一）定义

月经是指伴随卵巢周期性变化而出现的子宫内膜周期性脱落及出血，由生殖激素系统调节。人类女性月经通常在 12～15 岁首次出现，周期平均 28 天，并在更年期（一般为 45～55 岁）后结束，月经来临时，经血会持续流出 2～7 天。

痛经是指凡在经期或经行前后，出现周期性小腹疼痛，或痛引腰骶，甚至剧痛晕厥者。西医学把痛经分为原发性痛经和继发性痛经，前者又称功能性痛经，系指生殖器官无明显器质性病变者，后者多继发于生殖器官某些器质性病变，如盆腔子宫内膜异位症、子宫腺肌病、慢性盆腔炎等。

（二）病机病因

本病的发生与冲任、胞宫的周期性生理变化密切相关。主要病机在于邪气内伏或精血素亏，更值经期前后冲任二脉气血的生理变化急骤，导致胞宫的气血运行不畅，"不通则痛"，或胞宫失于濡养，"不荣则痛"，故使痛经发作。常见的分型有肾气亏损、气血虚弱、气滞血瘀、寒凝血瘀和湿热蕴结。

（三）痛经的防治指导

1. 情志护理

消除对月经的紧张、恐惧心理，解除思想顾虑。经期应保持愉快的心情，尽可能做一些自己喜欢的事情，分散注意力以缓解各种不适症状。

2. 生活起居护理

月经期间注意休息，避免剧烈运动，注意防寒保暖。痛经发作时，注意观察面色、汗出、脉搏等情况，以免发生昏厥。如有面色苍白、冷汗淋漓、血压下降、脉细等情况，应及时就医。

3. 饮食护理

饮食当以清淡、富有营养的食物为宜。经前、经期忌食生冷、酸醋等食物，以免收敛、凝滞气血。适宜药膳：艾叶生姜煮鸡蛋（艾叶9g，生姜15g，鸡蛋2个。制作方法：取艾叶、生姜、鸡蛋加水适量入砂锅同煮）、生姜红糖饮（花椒6粒，红糖适量，红枣6颗掰开，姜片6片，将红枣、姜片、花椒放入一碗水中煮沸，加入红糖适量小火焖3分钟即可）、核桃粥（取大米60g，核桃仁30g捣碎，冰糖适量，加水熬成糊状，每日服用1次）。

4. 用药护理

痛经的治疗原则是以调理冲任气血为主，治疗主要分为两个步骤：经期重在调血止痛，以治标及时缓解疼痛；平时辨证求因而治本。临床上常将痛经分为六型，寒凝血瘀证多运用少腹逐瘀汤；气滞血瘀证多运用膈下逐瘀汤；湿热蕴结证多运用清热调血汤；阳虚内寒证多运用温经汤；气血虚弱证多运用圣愈汤；肝肾虚损证多运用调肝汤，需要根据病因病机进行辨证论治。另外，中药汤剂要温服或热服。现常用的中成药有：①黑逍遥散，功用：疏肝健脾，养血调经；主治：肝脾血虚，临经腹痛，脉弦而虚。②痛经宝颗粒，功用：温经化瘀，理气止痛；主治：寒凝气滞血瘀，妇女痛经，小腹冷痛，月经不调，经色暗淡。③少腹逐瘀颗粒（丸），功用：温经活血，散寒止痛；主治：寒凝血瘀所致的月经后期、痛经、产后腹痛，症见行经后错，行经小腹冷痛，经血紫暗、有血块，产后小腹疼痛喜热、拒按。④元胡止痛颗粒（丸、胶囊、片、口服液），功用：理气，活血，止痛；主治：行经腹痛，胃痛，胁痛，头痛。⑤艾附暖宫丸，功用：理气补血，暖宫调经；主治：血虚气滞、下焦虚寒所致的月经不调、痛经等症。⑥八珍益母丸，功用：补气血，调月经；主治：妇女气血两虚，体弱无力，月经不调。

5. 健康指导

劳逸结合，生活规律，睡眠充足，经期避免过度劳累及剧烈活动。行经时少食生冷瓜果，勿涉冷水，忌坐卧潮湿之地；注意下腹保暖，避免寒冷刺激。注意个人卫生及外阴清洁,勤换卫生垫及内裤。行经期间绝对禁止房事。加强体育锻炼,增强体质和抗病能力。

6. 快速缓解痛经的方法

(1)平躺尝试用厚棉被或垫子垫在小腿下,让小腿与大腿间保持垂直,可边躺边听音乐来放松心情。

(2)正面朝下将胸部贴在地面或床上,与此同时要抬高屁股。长期坚持这种膝胸卧式方法,能调整子宫前倾或后倾所造成的痛经。

(3)平躺后两手抱膝,可以用力地将膝盖往腹部贴近,但是不能用力过猛,反复做数次,可以有效地调理痛经。

(4)针灸:足太阴经腧穴是主要的治疗范围,刺激三阴交、地机、十七椎等。针灸时还可刺激腰骶部夹脊及下腹部相关的穴位。

(5)推拿:在气海、关元、肾俞、八髎、章门、期门、肝俞、胃俞、足三里等穴位进行推拿,可松弛皮肤,缓解精神紧张,起到减轻经痛的作用。同时,推荐痛经女性配合使用痛经止痛仪,抑制痛经效果更好。

(6)热敷:非常时期,保持身体暖和非常重要。多喝热水,或在腹部放个热水袋进行热敷,一次数分钟,可以缓解腹部胀痛。

(7)中药足浴:足是人体的一个重要的组成部分,与脏腑、经络密切相连。人体的双足,是内病外治的重要部位。中药足浴法能将温经散寒,活血止痛等中药液直接作用于双足皮肤,通过药水的温热刺激和药物的透皮吸收,经过经络和腧穴传导,使药液中的有效成分直达病灶部位,不经胃肠道吸收,增加了药物的利用率,能充分发挥药物的作用。同时,冬季足浴,既可以保暖,又可以舒畅经络,一举两得,可以有效缓解痛经。

二、腰腹疼痛,炎症在哪里

小刘最近十分苦恼,因为反反复复的腰腹疼痛和白带增多已经困扰了她3个月,这些症状时轻时重,严重影响了她的生活。小刘到医院妇科门诊检查,医生诊断为盆腔炎,目前规范的名称是盆腔炎性疾病。那么,什么是盆腔炎性疾病?盆腔炎性疾病有哪些危害?盆腔炎性疾病如何预防和治疗呢?

盆腔炎性疾病指女性上生殖道的一组感染性疾病,主要包括子宫内膜炎、输卵管炎、输卵管卵巢脓肿、盆腔腹膜炎。炎症可局限于一个部位,也可同时累及几个部位,以输卵管炎、输卵管卵巢炎最常见。盆腔炎性疾病多发生在性活跃的生育期妇女,初潮前、无性生活和绝经后妇女很少发生盆腔炎性疾病,即使发生也常常是邻近器官炎症的扩散。盆腔炎性疾病若未能得到及时、彻底治疗,可导致不孕、输卵管妊娠、慢性盆腔痛,炎症反复发作,从而严重影响妇女的生殖健康,且增加家庭与社会经济负担。因此,盆腔炎性疾病是困扰众多女性的妇科常见病之一。中国古代医籍无此病名,根据其临床特点,多归属于"带下病""妇人腹痛"等病证范畴。

（一）盆腔炎性疾病的原因

现实生活中，并不是所有的女性都会患上盆腔炎性疾病，发病者只是少数。这是因为女性生殖系统有自然的防御功能，在正常情况下，能抵御细菌的入侵，只有当机体的抵抗力下降，或由于其他原因使女性的自然防御功能遭到破坏时，才会导致盆腔炎性疾病的发生。盆腔炎性疾病的病因主要有如下几方面。

（1）产后或流产后感染。

（2）宫腔内手术操作后感染。

（3）经期卫生不良。

（4）邻近器官的炎症直接蔓延。

（5）其他，如慢性盆腔炎的急性发作。

中医理论认为，盆腔炎性疾病发病以湿热入侵、热毒感染为主，其主要病因是"热""毒""湿"，关键病机是湿热、湿毒或热毒与血搏结。常由经期、产后止气不足、胞脉空虚，摄生不慎，湿热毒邪乘虚入侵，直犯胞宫、胞脉，与气血搏结，邪正交争，致下腹疼痛、发热恶寒，或高热不退。

（二）盆腔炎性疾病的临床表现

盆腔炎性疾病常见于性活跃期的年轻女性，主要的临床表现如下。

（1）下腹痛：最常见，持续性，活动或性交后加重。

（2）发热：严重者有高热，部分患者伴寒战。

（3）阴道分泌物增多：部分患者可能出现较多脓性分泌物。

（4）消化系统症状：恶心、呕吐、腹胀、腹泻、里急后重感和排便困难等。

（5）泌尿系统症状：排尿困难、尿频、尿痛等。

（6）其他：寒战、头痛、食欲不振等，经期发病出现经量增多、经期延长。

（三）盆腔炎性疾病的诊断

临床上妇科医生根据患者症状、体征、系统的专科检查和必要的实验室、影像学检查，可以诊断盆腔炎性疾病。

中医诊断根据发热、下腹痛的性质和部位、带下及月经异常情况，结合其他伴随症状和舌脉象进行辨证。亚临床期，即发病初期病情轻微者，以湿热蕴结证为主；急性期病情急重者，以热毒炽盛证、湿毒壅盛证为主；若病情危重，出现变证，以热入营血或热毒内陷、热入心包证为主；亚急性期，即疾病后期，病情缠绵者，以瘀热内结证为主。

（1）热毒炽盛证：患者下腹灼热、疼痛难忍、拒按，寒战高热，或壮热不退；带下量多，色黄或赤白如脓血，味臭秽；月经量多或淋漓不净；烦渴欲饮，大便燥结，小便短赤。舌质绛红或深红，苔黄燥，脉数或弦数。

（2）湿毒壅盛证：患者下腹或腰骶部胀痛、拒按，发热恶寒，或高热；带下量多，色黄或黄绿如脓，味臭秽，月经量多或淋漓不净；口苦口腻，大便稀溏，小便短赤。舌质暗红，苔黄厚腻，脉滑数。

（3）湿热蕴结证：患者下腹部胀痛、拒按，腰骶胀痛，或有低热起伏；带下量多，色黄质稠或味臭；经期延长或淋漓漏下不止；脘闷纳呆，大便黏腻，小便黄少。舌质红或暗红，苔黄腻，脉弦滑或滑。

（4）瘀热内结证：患者下腹刺痛，或痛处固定；或有低热起伏，日晡或入夜尤甚；带下量多，色黄或赤白相兼，味臭，月经量多夹块或淋漓不净；口渴不欲饮，大便燥结，小便黄少。舌质绛红或深红，边有瘀斑或瘀点，苔黄，脉弦数或弦涩。

（四）盆腔炎性疾病的治疗

对于盆腔炎性疾病患者治疗方面主要为抗生素药物治疗，必要时手术治疗。抗生素治疗可清除病原体，改善症状及体征，减少后遗症。经恰当的抗生素积极治疗，绝大多数盆腔炎性疾病能彻底治愈。抗生素的治疗原则：经验性、广谱、及时和个体化。初始治疗往往根据病史、临床表现及当地的流行病学推断病原体，给予经验性抗生素治疗。由于盆腔炎性疾病的病原体多为淋病奈瑟菌、衣原体及需氧菌、厌氧菌的混合感染，需氧菌及厌氧菌又有革兰阴性及革兰阳性之分，故抗生素的选择应涵盖以上病原体，选择广谱抗生素或联合用药。根据药敏试验选用抗生素较合理，但通常需在获得实验室结果后才能给予。在盆腔炎性疾病诊断48小时内及时用药将明显降低后遗症的发生。具体选用的方案根据医院的条件、患者的病情及接受程度、药物有效性及性价比等综合考虑选择个体化治疗方案。另外，患者还需要注意休息，补充营养。

1. 门诊治疗

若患者一般状况好，症状轻，能耐受口服抗生素，并有随访条件，可在门诊给予非静脉应用（口服或肌内注射）抗生素。

2. 住院治疗

若患者一般情况差，病情严重，伴有发热、恶心、呕吐；或有盆腔腹膜炎；或输卵管卵巢脓肿；或门诊治疗无效；或不能耐受口服抗生素；或诊断不清，均应住院给予抗生素药物治疗为主的综合治疗。

（1）支持疗法：卧床休息，半卧位有利于脓液积聚于直肠子宫陷凹而使炎症局限。给予高热量、高蛋白、高维生素流食或半流食，补充液体，注意纠正电解质紊乱及酸碱失衡。高热时采用物理降温。尽量避免不必要的妇科检查以免引起炎症扩散，有腹胀者应行胃肠减压。

（2）抗生素治疗：给药途径以静脉滴注收效快。

（3）手术治疗：主要用于抗生素控制不满意的输卵管卵巢脓肿或盆腔脓肿。

3. 中医药疗法

中医药与抗生素联合使用，旨在提高临床疗效，减少并发症和后遗症的发生，减少抗生素耐药和不良反应，充分发挥中医药治疗感染性疾病的优势和特色。

（1）中医内治法

1）热毒炽盛证：以清热解毒，凉血退热为法治疗。

2）湿毒壅盛证：以清热解毒，利湿活血为法治疗。

3）湿热蕴结证：以清热利湿，活血止痛为法治疗。

4）瘀热内结证：以清热凉血，化瘀止痛为法治疗。

（2）中医外治法

1）中药直肠导入：以清热解毒利湿，凉血活血止痛为法，方用红藤汤保留灌肠；或以清热解毒，利湿散结，杀虫止痒为法，用康妇消炎栓直肠给药治疗。

2）中药外敷：以清热解毒，活血消肿为法，方用四黄散，中药适量共研细粉，加温开水拌匀搅成饼状，外敷下腹部。

（五）盆腔炎性疾病及其并发症的预防

盆腔炎性疾病多可在短期内治愈，预防并发症和后遗症取决于及时、规范、有效的治疗。若失治误治，病情加重，可发展为盆腔腹膜炎、盆腔脓肿、感染性休克；若迁延治疗，多转为盆腔炎性疾病后遗症，包括慢性盆腔痛、盆腔炎性疾病反复发作、不孕症、异位妊娠。

预防盆腔炎性疾病及其并发症要注意以下几点。

（1）杜绝各种感染途径，保持会阴部清洁、干燥，每晚用清水清洗外阴，做到专人专盆，切不可用手掏洗阴道内，也不可用肥皂水等洗外阴。盆腔炎性疾病时白带量多，质黏稠，所以要勤换内裤，不穿紧身、化纤质地内裤。

（2）月经期、人流术后及上环、取环等妇科手术后阴道有流血，一定要禁止性生活，禁止游泳、盆浴、洗桑拿浴，要勤换卫生巾，因此时机体抵抗力下降，致病菌易乘虚而入，造成感染。

（3）被诊为盆腔炎性疾病的患者，要遵医嘱积极配合治疗。患者要卧床休息或取半卧位，以利于炎症局限化和分泌物的排出。盆腔炎性疾病反复发作的患者不要过于劳累，做到劳逸结合，节制房事，以避免症状加重。

（4）发热患者在退热时一般汗出较多，要注意保暖，保持身体干燥，汗出后给予更换衣裤，避免吹空调或直吹对流风。

（5）要注意观察白带的量、质、色、味。白带量多、色黄质稠、有臭秽味者，说明病情较重；如白带由黄转白（或浅黄），量由多变少，味趋于正常（微酸味）说明病情有所好转。

（6）盆腔炎性疾病患者要保持大便通畅，并观察大便的性状。若见便中带脓或有里急后重感，要立即到医院就诊，以防盆腔脓肿溃破肠壁，造成急性腹膜炎。

（7）有些患者因盆腔炎性疾病反复发作，稍感不适，就自服抗生素，长期服用会出现阴道内菌群紊乱，而引起阴道分泌物增多，呈白色豆渣样白带，此时应立即到医院就诊，排除霉菌性阴道炎。

（8）盆腔炎性疾病患者要注意饮食调护，要加强营养。发热期间宜食清淡易消化饮食，对高热伤津的患者可给予梨汁或苹果汁、西瓜汁等饮用，但不可冰镇后饮用。白带色黄、量多、质黏稠的患者属湿热证，忌食煎烤油腻、辛辣之物。少腹冷痛、怕凉，腰酸痛的患者，属寒凝气滞型，在饮食上可给予姜汤、红糖水、桂圆肉等温热性食物。五心烦热、腰痛者多属肾阴虚，可食肉蛋类血肉有情之品，以滋补强壮。

（9）做好避孕工作，尽量减少人工流产术的创伤。手术中要严格无菌操作，避免致病菌侵入。

（10）盆腔炎性疾病反复发作，腹部包块的患者采用中药保留灌肠治疗，效果良好。该疗法具有活血化瘀、软坚散结、清热解毒或暖宫散寒之功效。

三、乳腺增生有良方，生活习惯很重要

最近单位组织体检，小王的报告单回报显示"双侧乳腺增生"。看到报告单，小王非常紧张，回想自己除了月经前乳房胀痛，其他并没有什么不舒服。她担心乳腺增生就是乳腺癌的前兆，生怕下一步乳腺癌就要降临在自己头上了。究竟什么是乳腺增生症？乳腺增生是乳腺癌的前兆吗？乳腺增生如何预防和治疗呢？

乳腺增生症是临床上最常见的良性乳腺疾病，既不是肿瘤，也没有炎症。其发病率呈逐年上升的趋势，发病年龄也越来越低龄化。本病好发于30～50岁女性，青少年和绝经后妇女也有发生。乳腺增生症常表现为乳房疼痛和乳腺摸到结节，是乳腺正常发育和退化过程失常导致的一种良性乳腺疾病，本质上是由于乳腺不同程度地增生及复旧不全所致的乳腺正常结构紊乱。

（一）乳腺增生症的原因

乳腺在内分泌激素，特别是雌/孕激素的作用下，随着月经周期的变化，会有增生和复旧的改变。由于某些原因引起内分泌激素代谢失衡，雌激素水平增高，可以出现乳腺组织增生过度和复旧不全，经过一段时间以后，增生的乳腺组织不能完全消退，就形成乳腺增生症。因此，任何导致性激素或其受体改变的因素均可能增加乳腺增生症的患病风险，如年龄、月经史、孕育史、哺乳史、口服避孕药史、饮食结构及社会心理因素等。

中医学认为乳腺增生症属于"乳癖"范围。本病多由于郁怒伤肝，肝郁气滞；思虑伤脾，脾失健运，痰湿内蕴，以致肝脾两伤，痰气互结，瘀滞而成块；或因肝肾不足，冲任失调，阳虚痰湿内结所致。

（二）乳腺增生症的临床表现

乳腺增生症的主要临床表现是乳腺疼痛、结节状态或肿块，部分患者合并乳头溢液。疾病早期患者主诉的疼痛可为与月经周期相关的周期性疼痛，月经前乳腺胀痛明显，月经过后即见减轻并逐渐停止，下次月经来前疼痛再度出现，整个乳房有弥漫性结节感，并伴有触痛。乳腺结节状态包括颗粒状结节、条索状结节及局限性或弥漫性腺体增厚等，结节常为多个，可累及双侧乳腺，亦可单发。肿块一般较小，形状不一，可随月经周期性变化而增大、缩小或变硬、变软。少数患者伴乳头溢液，常为淡黄色、无色或乳白色浆液，血性溢液少见。就乳腺增生症的临床表现而言无特异性，很多乳腺良、恶性疾病都可以出现乳房疼痛及乳腺结节，鉴别诊断很重要。乳腺增生症可以并发乳腺肿瘤，包括乳腺癌。故此，乳腺增生症的诊断应首先除外乳腺良、恶性肿瘤。由于病因来自身体内分泌功能紊乱，故除了乳房方面的症状外同时还可出现月经不规律、脾气急躁、情绪易波动等症状。

中医辨证属于肝郁痰凝者，常表现为胸胁苦满或胀痛，精神抑郁，胸闷，善太息，或易怒心烦，或咽中如有异物梗阻，咯吐不出，两乳胀痛，或痛经。舌苔薄白，脉弦。辨证属于冲任失调者，多见于中年妇女，常表现为乳房肿块或胀痛，经前加重，经后减缓，伴腰酸乏力，神疲倦怠，头晕，月经先后失调，量少色淡，甚或经闭。舌淡，苔白，脉沉细。

（三）乳腺增生症的诊断

结合患者的临床表现、辅助检查，尤其是病理学检查，并除外相关疾病后才能做出乳腺增生症的诊断。应对患者进行适宜的影像学检查和对可疑病变的病理组织学检查，以排除恶性病变。

1. 乳腺疼痛

乳腺增生症多为非周期性乳腺疼痛，疼痛强度轻重各异，常伴有影像学上结节或囊肿样改变。

2. 乳腺肿块或囊肿

乳腺增生症的肿块多为双侧多发，亦可单发，肿块呈结节状、片块状或颗粒状，质地一般较软，亦可呈硬韧，生长缓慢，其性状可随月经周期发生变化，可伴有乳腺疼痛。

中医辨证分型根据患者不同的临床表现，可辨证为不同证型。

（四）乳腺增生症的治疗

充分的个体化心理及药物干预，结合必要的活检及适当的手术切除是乳腺增生症的有效治疗模式。治疗时应针对不同的临床表现及病理学类型予以分别对待。对于乳腺轻度至中度疼痛者以心理疏导及改变生活习惯为主，对于持续性存在的严重乳腺疼痛患者，可予药物治疗。但须注意，药物治疗不能有效缓解乳腺增生症的病理学改变，不能起到根治作用。对于超声提示的薄壁囊肿，细针穿刺抽吸是首选的治疗方式。抽吸液呈血性者或超声检查提示为复杂性囊肿时应警惕乳腺恶性病变，建议对血性抽吸液进行细胞学或病变部位的病理学检查。乳腺增生症病变多弥漫，局部手术切除不能解决根本问题。本病本身并无手术治疗的指征，外科干预的主要目的是避免漏诊、误诊乳腺癌，或切除可疑病变。

中医治疗遵循辨证论治的原则，肝郁痰凝证者宜疏肝解郁、化痰散结治疗。冲任失调证者宜调理冲任，温阳化痰治疗。

（五）乳腺增生症的预防

1. 保持良好、乐观的心态

保持情志舒畅，勿使肝气郁结。情志失调，能导致气机郁结，气血瘀滞，阻于乳络，最终导致乳腺增生。许多乳腺增生患者在发病前或发病初，常有抑郁悲怒等七情所伤的表现。当人处于紧张、焦虑或愤怒等情绪时，激素分泌失调。若不良情绪长期存在，则可能引起内分泌失调，会抑制卵巢的排卵功能，出现黄体酮减少，使雌激素相对增高，导致乳腺增生。因此，预防乳腺增生首先应保持情绪稳定，乐观豁达，不患得患失，适当控制情绪，减少焦虑及愤怒。

2. 保持良好的生活习惯

人与自然息息相关，因此，养生应做到生活起居遵循自然规律，起居有时。保证足够的运动量，提高自身的免疫力，强壮体魄。行端坐正，保持优美的体态。根据乳房的情况选择质地柔软、大小合适的文胸。

3. 加强饮食调摄，保持营养均衡

在饮食方面要少吃油腻及高热量的食物，多吃蔬菜、水果及粗粮，维持好的饮食习惯，保证营养充足，保持乳房的肌肉强健，脂肪饱满。饮食调摄多从疏肝健脾理气入手，多吃一些能够疏肝健脾理气的食物。比如，①柑橘、金橘：有行气宽胸之功，橘络泡饮可以通络化痰，理气消滞。②玫瑰花：有疏肝理气、宁心安神的功效，沏茶时放几朵玫瑰花不但有顺气功效，还很赏心悦目，没有喝茶习惯的女性可以单独泡玫瑰花喝。③莲藕：能通气，还能健脾和胃、养心安神，亦属顺气佳品，以清水煮藕或煮藕粥疗效最好。④白萝卜：长于顺气健胃、清热消痰，可以加排骨、牛肉等炖萝卜汤吃。另外，还有佛手、橘饼、芹菜、刀豆、麦芽等。也可适当吃海带、牡蛎等行气散结消肿之品。忌食生冷和辛辣刺激食物。

4. 和谐性生活，促进乳房健康

正常、和谐、有规律的性生活，有助于减少乳腺增生症和乳腺癌的发生。因为乳房本身也是性器官，在性生活中乳房也可发生周期性的变化。长期性压抑，由于缺乏相应的性刺激，缺乏这种生理过程的调节，内分泌系统易失调，就容易发生乳腺持续的充血肿胀，导致乳腺增生。

5. 积极防治妇科疾病

半数以上妇科疾病患者患有乳腺病，最常见于月经周期紊乱、附件炎患者，也有发现子宫肌瘤患者乳腺增生的发病率很高。因此，积极防治妇科疾病，无疑是减少乳腺增生诱发因素的一个重要环节。

6. 合理使用化妆品

激素分泌失调是致使乳腺增生的主要原因，而有些护肤美容品中含有雌激素。有的妇女为了美容，长期使用含有雌激素的护肤品，久之可诱发乳腺增生。因此应避免使用含有雌激素的护肤品。

7. 定期复查

乳腺增生患者平时应多留意观察乳房的形态，学习和掌握乳房自我检查方法，养成每月 1 次的乳房自查习惯。自查最佳时间应选择在月经过后或两次月经中间，此时乳房比较松软，无胀痛，容易发现异常；已绝经的妇女可选择每月固定的时间进行乳房自查。自查中如发现异常应及时到医院就诊，以早期诊断，早期治疗。

四、新手妈妈哺乳不当，小心乳腺炎

玲玲当上了妈妈，全家人都非常高兴，宝宝的降生，给全家带来了无尽的欢乐。玲玲为了让孩子得到最佳的营养，坚持母乳喂养。但是，刚刚哺乳 3 周就出现了状况。玲玲的右侧乳房出现包块，局部红肿热痛，疼得不能触碰，而且还开始发热。玲玲马上到医院就诊，医生诊断是乳腺炎。什么是乳腺炎？乳腺炎如何预防和治疗呢？

乳腺炎是女性常见的疾病，最常见的就是急性化脓性乳腺炎。急性化脓性乳腺炎常发生于哺乳期，可在哺乳期任何时候发生，尤其是初产妇产后 6 周之内。本病中医称为"乳痈"。急性化脓性乳腺炎多因乳汁淤积伴发细菌感染而发病，呈急性炎症表现，乳房红肿热痛，伴寒战高热，早期可以手法排乳、中药治疗，化脓以后则需要切开引流。发病后不仅产妇本人痛苦，而且不能继续哺乳，影响婴儿的健康，所以要从妊娠后期开始预防，做好产褥期保健。急性乳腺炎是可以预防的。

（一）乳腺炎的原因

乳汁淤积是细菌感染的前奏和基础。乳汁过多，排乳不畅，可造成乳汁淤积。淤积的乳汁是细菌最好的培养基。致病菌通过乳头破损的皮肤或乳管侵入乳腺实质，大量繁殖破坏乳腺组织，形成多房性脓肿。乳头发育不良、乳头凹陷、乳头内翻或分裂时，乳腺导管排乳不通畅也会造成乳汁淤积。哺乳时间过长，小儿"含乳而睡"，致使乳头表面糜烂或小儿咬破乳头，细菌由破口而入；或因感冒、咽炎、细菌经血行到淤积的乳汁内大量繁殖而化脓。产后体质虚弱，免疫力下降，包裹太严，出汗较多，清洗不够，乳房局部潮湿，也为细菌的生长繁殖提供了条件。哺乳期乳房受挤压、撞击等外伤也容易诱发乳腺炎。

中医对于乳腺炎病因的认识除了认为与乳汁淤积有关，同时还重视情志、饮食因素的影响。①乳汁淤积：乳头破碎、乳头畸形和内陷，哺乳时疼痛，影响充分哺乳，或乳汁多而少饮，或小儿口中热毒之气，或因毒邪外袭，均可使乳汁瘀滞，乳络不畅，乳管阻塞，败乳蓄积，化热而成痈肿。②肝郁胃热：情志不畅，肝气不舒，产后饮食不节，胃中积热。若肝气不舒，厥阴之气不行而失于疏泄，胃热壅滞，与阳明之热蕴结，以致经络阻塞，气血瘀滞而成乳痈。

（二）乳腺炎的临床表现

急性乳腺炎的临床表现，可以分为三期或三个阶段。

一期，淤奶肿块期或红肿期。主要表现是乳房的某一部分突发肿硬胀痛，边界不清，多有明显的压痛。乳房皮肤的颜色正常或微红，或微热。突然高热寒战、乳房疼痛肿胀、局部鲜红，很快化脓破溃，多伴有胸闷头痛、食欲不振等。若有乳头皲裂，哺乳时会感觉乳头像针扎一样疼痛，乳头表面可见一两个小脓点或很小的裂口。

二期，脓肿形成期。蜂窝织炎阶段未能及时消散，炎症继续发展，组织坏死，脓肿形成在所难免。肿块逐渐增大变硬，疼痛加重，多为搏动性跳痛，甚至持续性剧烈疼痛，乳房局部皮肤发红、灼热。全身壮热不退，口渴思饮，恶心厌食，同侧腋窝淋巴结肿大等。红肿热痛2～3天后，肿块中央渐渐变软，有波动感，中心红肿发亮，皮肤变薄，周边皮肤大片鲜红。穿刺会有脓液吸出。此期脓肿已成，保守治愈的时机已过。

三期，脓肿溃后期。脓肿成熟时可自行破溃，或手术切开排脓。如果引流通畅，则局部肿消痛减，体温正常，经过换药，大约1个月创口逐渐愈合。如果溃后脓出不畅，肿势不消，疼痛不减，身热不退，那就是引流不畅，经久不愈转成慢性乳腺炎，也会形成乳瘘，即有乳汁伴脓液混合流出。

中医也将急性乳腺炎分为三个阶段，即初起、成脓、溃后三个阶段，与现代医学分期类似。

（三）乳腺炎的诊断

急性化脓性乳腺炎的诊断比较容易，一般临床通过望、触即可做出诊断。最常用的化验就是血常规，白细胞或中性粒细胞升高，超声检查可判断脓腔位置与大小。穿刺或切开时取少量脓液做细菌培养加药敏试验，为应用抗生素提供指导。如果治疗不当，脓肿形成缓慢，局部肿块不消，皮肤红肿和全身症状不明显，形成慢性炎症，则需要与其他疾病鉴别。

（四）乳腺炎的治疗

急性乳腺炎治疗要尽早。早期乳腺炎以淤奶炎症为主，尚未成脓，可以手法排乳。如果发热可以配合抗生素治疗。

急性乳腺炎到了脓肿形成阶段，就需要及时切开引流。切口的大小和位置以保证出脓通畅为原则。乳房脓肿最好不要等待自行破溃，因为脓腔常为多发，自溃的破口不能彻底引流。一般来说化脓性乳腺炎只要脓液出净，发热自退，以后就进入伤口愈合期，隔日换药，伤口多在1个月左右愈合。

中医药治疗乳腺炎，分为内治法和外治法。

1. 内治

（1）初起期：疏肝清热，通乳消肿为主。

（2）成脓期：宜清热解毒，托里透脓为主。

（3）溃后期：溃后热退身凉，肿痛逐渐消退，宜排脓托毒。

2. 外治

（1）初起期

1）乳房按摩：局部乳房肿痛，乳汁不通，淤乳明显，可行乳房按摩，使瘀滞乳汁得以疏通。若在按摩前先做热敷，其效更好。

2）外敷药：金黄散、玉露散或双柏散，用水或鲜菊花叶、鲜蒲公英等捣汁调敷患处。也可用50%芒硝溶液湿敷，每日3～4次。或用仙人掌去刺捣烂外敷。

3）针刺疗法：取肩井、膻中、足三里强刺激，留针15分钟，每日1次。发热者加曲池。

（2）成脓期

1）脓肿形成，宜切开引流，应循乳络方向做放射状切口，以免损伤乳络、乳晕、乳头。

2）脓肿小而浅者，可用针管穿刺抽脓后，外敷金黄散或金黄膏。或用火针放脓，一般用三棱针烧红，在波动明显距乳晕较远低垂部位刺入脓腔，稍加转动，将针拔出，待脓出后，疮口内插入提毒祛腐药捻。

（3）溃后期：八二丹或九一丹药捻，外敷金黄膏。脓尽改用生肌散、生肌玉红膏外敷。

（五）乳腺炎的预防

急性化脓性乳腺炎是可以预防的。了解急性乳腺炎的病因，就能抓住预防的关键，即防止乳汁淤积，保持乳房的清洁和产妇的身心健康。

在怀孕的最后2个月，就要做好哺乳的准备。首先要保持乳房的清洁，经常用温水清洗乳头。如果乳头有先天性畸形，比如乳头凹陷、分裂等，在妊娠早中期就要想办法进行纠正。争取产后30分钟内开始喂奶，俗称开奶，婴儿吸吮会刺激泌乳，不仅可增加泌乳量，而且可促进排乳通畅，防止淤乳。睡觉的姿势以仰卧最好，以免侧身挤压乳房。选择合适的胸罩以不使乳房有压迫感为宜，平时活动时也要避免外力碰撞乳房。

在哺乳期，做好以下几方面的预防工作。

（1）因人而异，按需进补。有些产妇乳汁不多，家人急忙炖鱼汤、猪蹄汤给产妇补身体。其实这种做法并不一定合适。如果乳汁已经不断分泌，在乳房内越积越多，但是由于乳腺管尚未通畅，不能顺利排出来，这就是假性乳少，这个时候进补下奶的食物就会加重乳汁淤积，极易导致急性乳腺炎的发生。

（2）保持乳房清洁。哺乳期可以用纱布蘸温水进行清洗后再哺乳，哺乳结束后，要用温水将乳房和乳头擦拭干净。切忌使用香皂和酒精之类的化学用品来擦洗乳头，否则会使乳头局部防御能力下降，乳头干裂易导致细菌感染。

（3）正确哺乳。产妇乳汁淤积往往由于喂奶不够频繁，导致乳房过涨，或婴儿吸吮的方式不对，对乳房无效吸吮，或乳房受压影响导管的引流。所以提倡定时哺乳，每隔2～3小时为宜。两个乳房交替喂乳，机会最好均等，以防哺乳后两侧乳房不对称。排空乳房，不要积奶。当一侧乳房可以喂饱婴儿时要将另外一侧的乳房用吸奶器吸空。不要让婴儿口含乳头睡觉，婴儿唾液中的消化酶会使乳汁形成乳酪样物，堵塞乳管口，造成排乳不畅乃至淤积。哺乳姿势要正确，最好采用坐位，少用卧姿。哺乳后佩戴合适的胸罩，以能托起乳房为宜，以保持乳房内部血液循环畅通。

（4）开奶按摩。剖宫产的产妇下奶较缓慢，初期奶水不足，需要及时开奶按摩。手法排奶时间每次应以20～30分钟为宜，单次时间不要过长。单纯增加按摩时间，只能增加局部水肿的概率。除了按摩手法的刺激外，按摩结束后可让婴儿吸吮，以增加排乳反射，这样经过按摩加吸吮双重作用，效果会更好，可以减少急性乳腺炎的发生。

（5）保持环境清净，产妇情绪稳定。产妇居室温度、湿度都要合适，室内空气要新鲜。另外，饮食适当、大便通畅、情绪安定对产妇都很重要。中医认为，急性乳腺炎是肝郁气滞、胃热壅盛所致。肝气郁结，乳管不通。惊恐暴怒，泌乳停止。心情舒畅，情绪稳定，平时注意防止乳房被挤压、撞击等外伤，这些对预防乳腺炎都十分重要。

（6）若有乳头擦伤、皲裂，或身体其他部位有化脓性感染时，应及时治疗。

五、更年期应当如何度过

吴大姐48岁，最近这段时间不知道是怎么回事，总感觉自己的脾气很不好，经常烦躁，控制不了自己的情绪，还伴有一阵阵的烦热，汗出，月经也出现紊乱，月经周期不规律，听说有一种病叫更年期综合征，她怀疑自己是不是到更年期了。什么是更年期？什么是更年期综合征？更年期应当如何度过呢？

更年期是妇女衰老的一个阶段，是妇女卵巢功能逐渐消退至完全消失的一个过渡时期。在更年期的过程中月经停止来潮，称绝经。一般发生于45～55岁。女性绝经前后这段时期因性激素波动或减少所致的一系列躯体及精神心理症状，称为更年期综合征。常见症状如面色潮红、眩晕耳鸣、潮热汗出、心悸失眠、烦躁易怒、面目或下肢浮肿、月经紊乱等。如果在此时期前，正常的卵巢遭到破坏或手术切除，以致提前绝经，更年期综合征也可能随之而发生。绝经是每个女性生命进程中必定经历的生理过程。

（一）更年期综合征的原因

更年期综合征的病因在于卵巢功能衰竭导致女性体内神经内分泌产生系列改变，从而引发系列临床表现。绝经是每个妇女生命进程中必经的过程，卵巢功能随年龄增长出现生理性衰竭。少部分人会因为双侧卵巢出现肿瘤等疾病，不得不进行卵巢切除术或放化疗等医源性操作，人工造成卵巢功能耗竭。

中医学中没有更年期综合征这一病名，本病相当于中医"绝经前后诸证"。中医认为，本病的发生与绝经前后的生理特点有密切关系。妇女在绝经前后，肾气渐衰，冲任二脉虚衰，天癸渐竭，月经将断而至绝经，生殖能力降低而至消失。这些变化本是妇女正常的生理变化，但有些妇女由于素体差异及生活环境等的影响，如素体阴阳有所偏胜偏衰，素性抑郁，素有痼疾，或家庭、社会等环境改变，不能适应这个阶段的生理过渡，使阴阳二气不平衡，脏腑气血不相协调，因而出现一系列证候。本病以肾虚为主，因偏于阴虚或偏于阳虚，或阴阳两虚而出现不同证候，常累及心、肝、脾等多脏，致使本病证候复杂。

（二）更年期综合征的表现

本病临床表现主要为卵巢功能降低后引起的各种症状，不同患者可能有不同的临床表现，程度也各不相同。

（1）月经紊乱：可表现为月经周期不规律、经期持续时间长及经量增多或减少。

（2）血管舒张相关症状：主要表现为潮热，可反复、短暂的在面部、颈部、胸部等部位出现，伴有出汗。潮热突然出现，可持续数秒到数十秒，甚至达 1 小时，通常持续 1~2 分钟，每周发作 1~2 次到每天数次至数十次均有。患者有时感到自胸部向颈及面部扩散的阵阵上涌热浪，同时上述部位皮肤有区域性发红，伴有出汗，汗后又有畏寒怕冷。发作的频率、严重程度及持续时间个体差异很大。随绝经时间进展，发作频度及强度亦渐渐减退，最后自然消失。

（3）自主神经失调症状：可表现为心悸、头痛、头晕、失眠、耳鸣等症状。

（4）精神及神经症状：表现为注意力不集中、情绪波动（如易激动、焦虑、多疑、情绪低落、自信心降低、情绪失控）、记忆力减退、睡眠障碍等。

（三）更年期综合征的诊断

本病出现的证候往往因人而异，轻重不一，但多伴有月经紊乱，而发病时间是在绝经前后。其症状表现可与某些内科病如眩晕、心悸、水肿等相类似，临证时应注意鉴别。根据患者的病史及临床表现，结合性激素检查，评估卵巢功能降低后可做出诊断。

（四）更年期综合征的治疗

更年期女性由于精神状态、生活环境各不相同，因此出现症状的轻重差异很大。有的女性不需要治疗，有的则需要医疗干预才能控制症状。对更年期综合征的治疗分为一般治疗和药物治疗。一般治疗是指通过心理疏导，使更年期女性了解更年期是一个正常的生理过程，并以乐观的心态相适应。鼓励患者建立健康的生活方式，包括坚持锻炼身体、健康饮食、增加日晒时间、摄入足量蛋白质及含钙丰富的食物，以预防骨质疏松。药物治疗方面现代医学多采用激素补充治疗。

中医认为更年期综合征以肾虚为本，在治疗上应注重维护肾气。①肾阴虚者主要表现为头目晕眩，耳鸣，头部面颊阵发性烘热，汗出，五心烦热，腰膝酸软，或月经先期或先后不定期，经色鲜红，量或多或少，或皮肤干燥、瘙痒，口干，大便干结，尿少色黄，舌红少苔，脉细数。治疗以滋养肾阴，佐以潜阳为法。②肾阳虚者主要表现为面色晦暗，精神萎靡，形寒肢冷，腰膝酸冷，纳呆腹胀，大便溏薄，或经行量多，或崩中漏下，色淡或暗，有块，面浮肢肿，夜尿多或尿频失禁，或带下清稀，舌淡，或胖嫩边有齿印，苔薄白，脉沉细无力。治疗以温肾扶阳，佐以温中健脾为法。③若肾阴阳俱虚，错杂并见，时而见畏寒，时而烘热汗出，头晕耳鸣，腰膝乏力，舌苔薄，脉细。治宜补肾扶阳，益养冲任。

（五）更年期综合征的预防

更年期是女性从生育期向老年期过渡的一段时期，是卵巢功能逐渐衰退的时期，这是女性的自然生理过程，目前尚无方法能延迟自然绝经的来临。但更年期女性可以加强自我保健，寻求医疗辅助，减轻更年期综合征的症状。

1. 加强健康教育，避免不良情绪

要科学普及女性更年期的生理和心理卫生知识，让女性了解更年期是一生中不可缺少的生理过程。每个人在更年期的症状只有程度轻重、时间长短的差别，而不可能不进入更年期。中年女性要有准备地去迎接这一变化。规范的科普教育，可以帮助更年期女性端正心态。对于更年期带来的各种症状坦然接受，并进行自我调理，使机体功能早日恢复平稳。切忌盲目疑虑，寝食不安，导致心绪不宁、精神抑郁，这样会进一步加重机体功能失调。

2. 关注自身健康，定期检查身体

在更年期体内雌激素水平下降不明显的女性，往往不出现严重的症状，即使发生也很快自然消失。一般来说更年期开始越早的女性越容易患更年期综合征。更年期发生早或发展快，机体的生理功能不能适应，因此易引起各种症状，如月经周期紊乱、面色潮红、眩晕耳鸣、潮热汗出、心悸失眠、烦躁易怒等。如果出现这些症状，要尽早去医院检查，早发现，早治疗。每年定期检查，排除器质性病变，提高预防意识。

3. 情志调摄，保持心情愉快

情志失调，长期郁怒，可导致气机郁结，日久化火，伤津耗液，最终导致更年期综合征发生。许多更年期综合征患者在发病前或发病初，常有抑郁愤懑等七情所伤的表现，这也是形成更年期综合征的主要情志原因。因此，预防更年期综合征应保持情绪稳定、乐观开朗、心情愉快。积极参加社会活动，扩大人际交往范围，增加生活情趣，也有助于改善心情，稳定情绪。

4. 饮食调摄，保持阴阳平衡

饮食调养是中医治未病的重要内容。饮食要有节制，避免暴饮暴食；注意膳食平衡，要适量吃些新鲜的水果蔬菜，粗粮、细粮搭配，少食辛辣热性食物，避免热伤津液，加重阴虚症状。更年期综合征多表现为阴虚证，应适当进食滋阴养血类的食物，如白芝麻、核桃、百合、糯米、蜂蜜、牛奶、梨、甘蔗等。

5. 科学生活，保持良好的生活习惯

中医认为"天人相应"，人与自然息息相关，因此，养生保健应做到生活起居遵循自然规律，也就是起居有常。生命在于运动，适当的体力劳动和体育锻炼，可以促进血液循环、改善心肺功能，预防疾病的发生。

第八讲
治未病：御护"纯阳"

第一节 小儿体质辨识

小明是一个 6 岁的小男孩，夜间尿床 1 年多，每周最少 5 次，整体面色晦暗，身形瘦小，言语低弱，纳食不多，大便尚可。医生面诊后初步辨为脾肾不足，并细问家长是否存在胆小易惊，容易害怕，如若白天受惊，则入夜尿床症状加重的现象；并且还推断：患儿从小体质弱，有过比较严重的腹泻病史，同时父母可能对患儿照顾不够。患儿母亲听到医生的推断大为惊奇，告诉医生：患儿从小体弱，幼儿时由于饮食不当曾腹泻数月，父母由于工作原因对孩子照顾不太周全。医生为其诊治，辨证为脾肾阳虚、中焦不足，以小建中汤化裁治疗，并告嘱：注意饮食，少吃生冷食物，父母尽量多抽时间陪伴。2 个月后医生回访，患儿母亲说孩子自服药后尿床较前明显减少，仅仅偶尔外出劳累会出现，身体素质也较前明显提高。

小儿体质被历代医家所重视，论述颇多，我国第一部儿科专著《颅囟经》提出"纯阳之体"被众多医家所推崇，指出"孩儿三岁以下，呼为纯阳，元气未散"，说明儿童多阳气偏盛，如旭日之东升、草木之方萌。刘完素提出"小儿病者纯阳，热多寒少也"，并将凉膈散灵活运用于临床。明代名医万全还提出了"三有余、四不足"学说，即"阳常有余、阴常不足；肝常有余、脾常不足；心常有余、肺常不足，肾常虚"。近年来儿童体质分型尚无统一标准，研究分析小儿体质的个体化特点，对小儿保健、儿童健康成长和防病治病等方面具有重要的意义。

从"稚阴稚阳"到"纯阳"之体，从"脏腑柔弱，易虚易实，易寒易热"到"三有余、四不足"理论的创立，无不渗透着体质学说的特征，这些理论，实际上是对小儿体质特点的系统描述。在历代医家对小儿生理病理特点的认识过程中，实际上已经逐渐形成了小儿体质学说的独特体系。由此可知，小儿生理病理的各种特点皆源于历代医家对小儿体质的认识，体质学说是小儿生理病理特点的核心内容，是小儿不同于成人的关键所在。这就是小儿生理病理特点的实质。了解这种关系对我们深刻认识小儿的生理病理特点会有很大帮助。

中医对体质的认识由来已久。体质特点是指某种个体在某种因素影响下，容易表现出某种倾向性，并不意味着该机体一直处于某种状态之中。例如，上述的"稚阴稚阳"学说，认为小儿时期阴和阳都相对不足，这只能是在某些因素影响下，有些小儿容易出现阴液不足的特征，或阳气不充的特征。同样肺常不足、脾常不足、肾常虚也是指在疾病过程中小儿容易出现脾胃病证、肺系疾病及与肾有关的病证，并不是指小儿经常处于三脏不足的失衡状态。否则，则与中医的基本理论相悖。中医认为，"阴平阳秘，精神乃治"，正常人应处于阴阳平衡，脏腑协调的状态中。小儿体质特点应该是特定环境中的某种趋势或倾向性。深刻认识小儿体质的特点，有利于我们把握小儿生理病理特点的实质，有利于更好地做好小儿的预防保健工作。针对小儿体质特点，现在广泛认同的是明代名医万全提出的"三有余、四不足"学说，结合临床经验并参照王琦教授的中医体质辨识学说，有学者归纳总结如下几种儿童体质类型。

一、生机旺盛质

（一）定义

正常体质状态即生长发育正常，智力发育良好，精神状态好，疾病少，恢复快。先天禀赋良好，后天保健得当。

（二）素体表现

身体健壮、匀称、生机勃勃、生长旺盛。毛发润泽，皮肤柔嫩，面色红润有光泽，唇色红润，精力充沛，活泼强健，语声清晰，哭声洪亮和顺，耐受寒热，睡眠安静，饮食适度，辅食添加规律，无盗汗自汗，大便每天1次，成形不干燥，小便正常，舌体正常，舌淡红，苔薄白，脉滑。

（三）饮食调养

食欲正常，饮食量按期增加。自我调节能力强，进食寒热食品，体内阴阳都能自行调和，不会出现明显不适。

（四）生长发育

小儿身体发育正常，身高、体重发育规律，智力发育达到或超过正常同期水平。

（五）转归

平素不容易发病。即使发病，也容易治愈。

二、偏肺虚质

（一）定义

偏肺虚质多由久咳耗伤肺气，或平素体弱，肺气不足，或因脾虚，水谷精微不能上荣于肺所致。以咳喘无力，气短，动则益甚，痰液清稀，声音低怯，神疲体倦，面色㿠白，畏风自汗为特征。

（二）素体表现

面色偏白而欠泽，落魄失神面貌，声音较低微，气息偏弱，皮肤容易出汗或干燥，鼻孔偏燥或偶有鼻塞流涕，偶有鼻出血，偶有夜眠打鼾，时感咽喉不适或干痒，胸廓扁平，易反复感冒，时有轻咳，舌质淡，舌苔白，指纹浮红，脉象多浮。

（三）饮食调养

平素可进食以下几种食物调养。①白木耳：性平，具有很好的滋阴润肺及养胃益气补肺作用。②百合：适合一些肺虚干咳或者是久咳不愈的患者服用。③山药：滋补肺气，健脾益肾。④花生：补中益气，用盐水煮熟之后服用养肺作用最好。⑤黄芪：性温，具有很好的补气作用。可将黄芪和红枣一起放入锅中煎煮服用。

（四）外界环境

对天气变化不能很好地适应，气候变化时常会导致小儿感冒等疾病的发生。

（五）转归

偏肺虚质小儿易反复呼吸道感染、哮喘。又可发展为肺阳虚，前述症状更加严重，且有背寒怕冷、反复感冒等阳虚表现。如肺气虚与脾虚或肾虚同时存在，可出现浮肿，小便不利。

三、脾虚质

（一）定义

脾虚质是由于元气不足，脾气亏虚，以脾胃嫩弱、功能状态低下为主要特征的一种体质状态。多由先天禀赋欠佳，后天饮食失调，乳食不节，饥饱失调，过食生冷或妄加营养等所致。

（二）素体表现

身体偏瘦或虚胖，体弱。神疲懒言，哭声较低，身体瘦小或虚胖，安静少动，面色苍白或萎黄，自汗乏力，出汗多，动则尤甚，食欲减退，饮食量少，大便溏软，或夹不消化食物残渣，每日2～3次，小便量多或正常，舌色淡，舌体胖有齿痕，苔薄白，脉细。

（三）饮食调养

食欲不佳，食量偏少，偏食、挑食。自我调节能力差，进食寒热食品，或饮食量稍多，即觉明显不适。饮食宜选择健脾易于消化的食物。

（四）生长发育

小儿身体发育不佳或较差，身高、体重发育不达标，智力发育达到或低于正常同期水平。

（五）外界环境

不能很好地适应寒热风雨等天气变化，突然的天气变化常会导致小儿发生感冒、泄泻等疾病。

（六）转归

脾虚质小儿易患疳积、泄泻、厌食、呕吐、湿疹、遗尿、反复感冒等疾病。患其他系统疾病之后失于调理也易于出现脾虚证型。

四、偏肾虚质

（一）定义

偏肾虚质多由先天胎禀不足，肝肾亏损，后天失养，气血虚弱所致。以面色偏黑欠泽，意志不坚，身材偏小，毛发少泽，记忆力较差，气息低怯，腿脚偏软，不能久行，喜让人抱，小便偏多为主要特征。

（二）素体表现

面色偏黑而欠泽，意志不坚而骨细，骨骼偏细，身材偏小，毛发少泽，记忆力较差，气息低怯，腿脚偏软，不能久行，喜让人抱，小便偏多，舌胖嫩，指纹色淡或暗，脉沉迟。

（三）饮食调养

养肾要从养精开始。要顺应四时，即按照年龄、四季、昼夜的特点作息、运动、吐纳，饮食上尽量选用天然应季食物，忌肥甘厚味。饮食结构的重点在于适当添加一些补益肾阴肾阳的食物，借此适度地促进小儿的生长发育，如韭菜、黑豆、栗子、豇豆、核桃仁、猪腰子、羊肉、羊胫骨、鸡、鸭、虾米、海参、蚌、泥鳅、龟、鳖、牛奶等。

（四）生长发育

发育迟缓，头发稀少，色泽无华，坐起、站立、行走、生齿及语言等均明显迟于正常同龄小儿。

（五）外界环境

对外界环境适应能力差，容易出现呼吸系统、消化系统等多系统疾病。

（六）转归

偏肾虚质小儿易患胎传疾病如五迟、五软、解颅、胎黄、胎弱等，易致久喘久咳、矮小症、发育落后、疳积。久之导致肾气不固或肾不纳气。

五、偏阴虚质

（一）定义

偏阴虚质多由先天津液不足，后天失于濡养，或患温病所致。以阴虚内热和干燥为主要特征。

（二）素体表现

一般体形瘦长。面皮偏干，颧红而欠泽，皮肤干燥，手足心热，形体偏瘦，头发干枯少泽，眼睛干涩，鼻腔微干，口唇偏干，口燥咽干，渴喜冷饮，时有盗汗，心烦多梦，性情急躁，活泼好动，小便短黄，大便偏干，午后两颧潮红，舌质红少津少苔，指纹偏紫，脉象细数。

（三）饮食调养

《养老奉亲书》指出："善治病者，不如善慎疾；善治药者，不如善治食。"阴阳是对立制约的，偏于阴虚者，由于阴不制阳而阳气易亢。肾阴是一身阴气的根本，阴虚质者应该多食一些滋补肾阴的食物，以滋阴潜阳为法。

常选择的食物如芝麻、糯米、绿豆、乌贼、龟、鳖、海参、鲍鱼、枸杞子、雪蛤、蟛蟹、牛奶、牡蛎、蛤蜊、海蜇、鸭肉、猪皮、豆腐、甘蔗、桃子、银耳、蔬菜、水果等。这些食品性味多甘寒性凉，皆有滋补机体阴气的功效，也可适当配合补阴药膳有针对性地调养。阴虚火旺之人，应少吃辛辣之物。

（四）外界环境

平素不耐热邪，耐冬不耐夏；不耐受燥邪。

（五）转归

感邪易从热化，平素易患阴亏燥热的病变，或病后易表现为阴亏症状，易患虚劳、不寐等证，同时具有患复发性口疮、习惯性便秘、干燥综合征等病的倾向。

六、心火偏旺质

（一）定义

由于小儿心常有余，心火易亢，以心火亢盛为主要特征。多由先天禀赋偏颇，后天保健失调；嗜食肥腻厚味及辛辣之物；过服温补药物，生火化热；教育方法不当，情志失调，五志化火等导致。

（二）素体表现

形体消瘦，面红，心神不宁，多动不安，易兴奋，注意力不集中，挑食，纳差，口臭，时有口舌生疮，眼屎多、较急躁，易发脾气，大便干结，小便黄，入睡难，睡觉易惊悸，夜间啼哭，哭声大，咬牙，怕热，睡着时容易踢被子、掀衣服，嘴唇偏红，舌质红，苔黄干，脉滑数。对燥热天气感觉不适，小儿身体发育一般，有时身高、体重发育不达标，智力发育达到或低于正常同期水平。

（三）饮食调养

此类儿童平素多恣食肥腻、辛辣煎炒等食品，容易出现口腔溃疡、失眠、便秘等疾病。饮食宜选滋阴去火食物，如绿豆、枸杞子、螃蟹、牛奶、牡蛎、海蜇、鸭肉、猪皮、豆腐、甘蔗、桃子、银耳、蔬菜、水果等。这些食品性味多甘寒，皆有滋阴去火的功效。

（四）转归

心火偏旺质小儿易患失眠、疳积、小儿多动症、口臭、口腔溃疡、便秘、感冒、外感发热等疾病。

七、积滞质

（一）定义

由于小儿脾胃嫩弱，饮食不当，乳食不节、饥饱失常，或过食肥甘生冷和难以消化之物，停聚不化，气滞不行。以脾虚积滞、纳呆厌食、食而不化、腹满胀痛为主要特征。

（二）素体表现

形体日渐羸瘦，面色苍白或萎黄，精神欠佳，易发脾气，时有哭闹，夜寐不安，有时可见吐乳或酸馊食物残渣，不欲吮乳，不思饮食，食而不化，腹部胀满，大便不调、酸臭或便秘，或夹有食物残渣，舌色淡，舌体胖有齿痕，苔白厚，脉滑。久之可以影响智力发育。突然的天气寒热变化，会导致感冒、外感发热、泄泻等疾病的发生。

（三）饮食调养

此类儿童多伴食欲不振，饮食量较少，饮食不慎则觉明显不适，且平素喜食油腻、生冷等难消化食物。宜食清淡易于消化食物，注重均衡营养、合理搭配。忌食油炸食品及晚餐过度进食。

（四）转归

积滞质小儿易患疳积、厌食、便秘、泄泻等疾病，可转化为营养不良，严重时可影响小儿营养吸收和生长发育。

八、偏怯弱质

（一）定义

偏怯弱质常由先天禀赋不足，加之后天失于调护所致。以面色变幻不定而欠泽，失神面貌，鼻周泛青，性格内向，懦弱谨慎，缺乏自信，敏感多疑，畏缩不前，遇事优柔寡断，胆小易惊，睡中哭闹，梦中易惊为特征。

（二）素体表现

性格内向，懦弱谨慎，缺乏自信，胆小易惊，睡中哭闹，梦中易惊，敏感多疑，畏缩不前，遇事优柔寡断，鼻周泛青。检查可见舌淡苔白，指纹青紫，脉象多弦细。

（三）饮食调养

宜食味甘，性平稍凉，具有补益气血，食性稍温、侧重增强勇气，或食性稍凉、侧重安定心志功效的食物或药食两用食品。根据需要可适度增加一些补气血的动物类食物，如红枣、核桃、桂圆、桑椹、茯苓、莲子、酸枣仁、百合、玉竹、小麦、乳品、蛋类、鱼类、瘦肉、猪心、羊心、鸡心等。忌食苦寒生冷、挫伤勇气的食物，如西瓜、苦瓜、绿豆、冷饮等，或辛温助阳、易致阳亢的食物，如辣椒、韭菜、生葱、煎炸食品等。

（四）外界环境

儿童成长过程、生活环境中受到惊吓或是父母教育儿童方式不得当，也是引起儿童偏怯弱质的常见原因。

（五）转归

偏怯弱质小儿易患急慢惊风、孤独症、抽动症、睡眠障碍、厌食、心因性多尿等。

九、异禀质

（一）定义

异禀质是由于先天禀赋不足（遗传因素）、环境因素、食物因素、药物因素、免疫因素，或母亲生产时意外因素等造成的。包括过敏体质、遗传病体质、胎传体质、免疫缺陷体质。

（二）素体表现

面色虚浮欠泽，皮肤瘙痒，易出现抓痕。素体虚弱，形体瘦弱，食欲不振，筋骨痿软，容易感冒，反复皮疹，时打喷嚏，鼻塞流涕，时轻时重。每遇花粉等特殊物质则症状突然加重，甚则危及生命。小儿身体发育和智力发育因异禀质特异情况而不同。

还可见先天性、遗传性的生理缺陷、肢体缺陷。遗传性疾病有单基因病、多基因病、染色体异常等；胎传性疾病为母体影响胎儿个体生长发育及相关疾病特征；过敏性疾病因过敏情况不同，而有不同表现。

（三）饮食调养

自我调节能力差，因异禀质特异情况而不同。

（四）外界环境

对寒、热、风、雨等天气变化，不能很好地适应。过敏体质面对特定的过敏原会出现过敏反应。

（五）转归

异禀质小儿可见先天性疾病、遗传性疾病、过敏性疾病、免疫性疾病，以及肢体、生理缺陷等。过敏体质者易对药物、食物、冷空气、花粉等过敏。遗传性疾病常见先天性聋哑、高度近视、白化病等。

第二节　小儿四时养生

如今"小儿养生"频繁出现在我们的日常生活中，所谓养生，就是保护生命、强身健体、延年益寿，它是以调和阴阳气血、保证精神为主要原则，运用精神调养、食疗药膳等来达到健康、长寿目的的一种方式。所以无论是婴幼儿还是老年人都需要养生，只是方式方法不同罢了。小儿先天禀赋是否强盛，后天之精是否充足，都会对孩子体质和智力等产生深远影响。下面的内容针对小儿出生后根据不同季节需要注意的保健内容进行说明。

一、春季

春为四时之首，既是自然界阳气开始升发的时令，也同样可以看作是养生的开始，此时，人应该本着"人与天地相应"的基本出发点，顺其自然向上向外疏发人体之阳气。所以，春季养生的一个重点就是要注意保卫体内的阳气，使之由弱到强逐渐旺盛起来。凡有耗伤阳气及阻碍阳气的情况皆应避免，而且还要积极地去倡导一种雅致舒心的生活。春季气候干燥是流行病的高发季节，儿童在春季尤其应注意加强身体保健。

（一）运动

春天是万物复苏的季节，也是小儿运动的好时节。《诸病源候论·小儿杂病诸候》中说："天和暖无风之时，令母将抱日中嬉戏，数见风日，则血凝气刚，肌肉硬密，堪耐风寒，不致疾病。"所以闲暇时光应让小儿心情舒畅，只有这样才能使小儿气血充沛，肌肉坚韧，拥有良好的抵抗力来抵御病邪。

（二）环境

春天万物回春，生机勃勃，天气日渐温暖，阳气也随着春天开始升发，所以人体要与自然相统一。起居方面应该"夜卧早起"，但是春季气温变化无常，昼夜温差大，注意小儿保暖，衣物不宜脱得太快，多晒太阳，预防反复感冒。

（三）情绪

春天万物复苏，阳气生发，也正是一身之阳向外升发之时。肝气过于升发或是郁结，就会损伤肝脏。保证肝气的正常输布可以濡润筋骨，调畅情志，疏理气机。小儿应该生活在一个无忧无虑的环境中，不要给小儿太多的压力，让小儿患得患失，思想无穷；要给小儿创造一个健康积极的环境，保持精神愉悦，知足常乐。只有这样，才能让小儿心无所虑，满足于自己的生活。

（四）饮食

"春夏养阳"是《黄帝内经》阐释春夏养生的原则，所以春天饮食养生宜多食温补阳气的食物，如韭菜、芥菜、萝卜、芹菜、菠菜等辛甘升发阳气之食品，以补充人体之阳气，增强小儿免疫力，抵御春邪之侵犯。春季是小儿生长的关键期。一般来说，此季节小儿生长速度比较快。应多给小儿补允一些含有钙、高铁、高蛋白和高亚油酸的食物。

《黄帝内经》认为"肝属木应春"，春季肝气会随自然界的万物一起升发，肝木之气得到舒展升发则旺盛，克制脾土则影响脾胃功能。所以春季要对脾胃格外重视，小儿应避免进食油腻、不易消化的食物。

春季常用药膳有很多，家长应酌情选取。日常生活中可以用防风粥预防感冒，用 6g 防风煎水取汁与粳米一起加水煎煮后给小儿食用。同时家中可以煮沸食醋来预防感冒。

二、夏季

夏季是阳气最盛的季节，气候炎热而生机旺盛。此时阳气外发，伏阴在内，气血运行亦相应地旺盛起来，活跃于机体表面。

（一）运动

在天气炎热的季节，不能一味地待在空调屋里。夏季天气炎热、阳气旺盛，人体的阳气也同样旺盛，所以要带小儿多运动。如《诸病源候论·小儿杂病诸候》中所述："若常藏在帏帐之内，重衣温暖，譬如阴地之草木，不见风日，软脆不任风寒。"若总是呵护小儿，如同阴凉处的小草，不见风日那样，稍微一见风雨便会被外邪入侵。

（二）环境

夏天到了，自然界的阳气升发，不论是父母还是小儿，都要与自然界中旺盛的阳气相合，要睡得晚一点，起得早一点。由于夏季多雨，长夏主湿，所以也是湿邪最易入侵的时候。胖一些的孩子更是如此，会感觉身体困重，没有食欲，苔厚腻等，所以对于小儿要注意健脾祛湿。

（三）情绪

夏季阳气旺盛，天气也逐渐炎热起来，小儿的情绪随着炎热的夏季变得急躁。家长要引导小儿在炎热的夏季放松自己，调理情志，让小儿的精力充沛，才能身体强壮。

（四）三伏贴

三伏贴是根据《黄帝内经》"冬病夏治、冬病夏防""子午流注、适时开穴"的理论开展的一项传统疗法。选择一年当中最热的时节三伏天，借助外界阳热之气，激发自身正气，采用温阳药物贴敷在特定穴位上，可以培补、振奋阳气，增强小儿免疫力。穴位贴敷疗法除了防治呼吸系统疾病外，对慢性腹泻、腹痛、腹胀等消化系统疾病及虚寒体质同样有着显著的疗效。但如果小儿有皮肤过敏和急性感染病是不适合用三伏贴的。

（五）饮食

夏季是许多人饮食最不规律的季节，要么厌食，要么暴饮暴食，而且很容易多吃生冷的食物，这些都是不利于身体健康的。其实每到炎热季节，很多人胃口不好，消化功能降低，且易出现乏力倦怠、胃脘不舒等症状，有的发生胃肠道疾患。因此，炎热季节必须讲究饮食调节，采取相应的对策。夏季心火旺盛，湿邪困脾，饮食上需注意清热利湿。中医认为"苦"能清热燥湿，止泻，所以夏季应多食苦味食材。如苦瓜、丝瓜等，可以清心提神，祛暑燥湿，增进食欲。但小儿也不要用太过苦寒的凉茶来清热。春夏以养阳为主，过于苦寒损伤阳气。夏季容易汗出，汗出则容易耗气伤阴，而酸味食物能收、能涩，所以适当食酸能收敛汗液。夏季肠胃功能低下，小儿易感染腹泻等疾病，可以适当给小儿食用酸味食物，起到止泻健胃的作用。夏季心火易亢，小儿可以食用一些清心泻火的食物。但不要过度贪凉，以免影响脾胃功能。夏季还可给小儿一些健脾的药膳，以改善脾胃的运化功能。如山药粥、茯苓饼、清暑生脉饮、补气酸梅汤。

三、秋季

秋季，气温开始降低，雨量减少，空气湿度相对降低，气候偏于干燥。秋气应肺，而秋季干燥的气候极易损伤肺阴，从而产生口干咽燥、干咳少痰、皮肤干燥、便秘等症状，重者还会咳痰带血，所以秋季养生要防燥。秋季，在燥气中还暗含秋凉，更应注意防凉。

（一）运动

秋季时机体气血也不如夏季那样旺盛，逐渐转为平和。让小儿不要像在夏天一样过分嬉戏，运动时以不出汗为宜。要注意保护好孩子的肺部，肺与秋气相通，若是秋天没有调养好身体，首先受伤的就是肺部。秋季天气转凉，小儿也不会如同夏季一般易口渴、心烦，但仍要记得给孩子及时补水。

（二）环境

秋天到了，气候不像夏季那么炎热，也不像春天那样柔和，万物收敛，为了避免秋季的阴寒之气，应早睡早起。《诸病源候论·小儿杂病诸候》中记载："又当薄衣，薄衣之法，当从秋习之，不可以春夏卒减其衣，则令中风寒。从秋习之，以渐稍寒，如此则必耐寒。"秋天不要着急给小儿添加衣物，要"让孩子冻一冻"。避免因过早添加衣物产生的身热出汗，损耗阴津。对于平素体弱或患有呼吸系统疾病的孩子不适宜"秋冻"，要注意给孩子保暖。若是气温骤降，应该及时添加衣物。

秋季宜用冷水擦洗以提高小儿对冷的适应能力。冷水擦洗包括冷水洗手、洗脸。冷水锻炼要循序渐进，先用与体温接近的水，然后逐渐降低水的温度。洗完后用干毛巾擦干。

（三）情绪

秋季自然界中的阳气已经收敛，即将步入冬季的收藏。家长应关注小儿的情绪，使小儿情绪舒达，以免肃杀之气影响小儿的情绪。

（四）饮食

随着秋天的到来，气温开始下降，天气也变得干燥起来。小儿适应能力差，皮肤稚嫩，与成人相比需要更多的水分，易显现口干舌燥、便秘等一系列阴虚内热的征象，在饮食上要给孩子添加养阴润燥的食物，多喝白开水，不宜喝饮料。假设小儿排斥白开水，可以适量喝些菊花茶、乌梅汤、金银花露等。平时多给小儿吃富含水分的应季水果，如苹果、梨、橙子等。各种菜汤也是补充水分的重要手段。饮食上多补充玉米、全麦面包、小米、黑米等五谷杂粮，以防秋季便秘。富含纤维素的食品，如菠菜、萝卜、胡萝卜、芹菜、花菜等，也应增加。总之，要荤素搭配、粗细搭配，做到平衡饮食，才能减少秋季发病。

四、冬季

中医认为冬季是固藏精气的时节，冬季养生主要指通过饮食、睡眠、运动、药物等手段，达到保养精气、强身健体的目的。寒气内应肾。肾是人体生命的原动力，是人体的"先天之本"。冬季，人体阳气内敛，人体的生理活动也有所收敛。此时，肾既要为维持冬季热量支出准备足够的能量，又要为来年贮存一定的能量，所以此时养肾至关重要。

（一）运动

冬天到了，天气变得寒冷起来，世间万物都闭藏于内，这时顺应时节就应该从不扰乱体内的阳气做起。对冷空气敏感的小儿不要在室外长时间地运动，以免阳气损耗。足部是三阴三阳经交汇之处，小儿睡前可用热水泡脚，在热水的浸泡下，可以调畅气血，鼓舞阳气。运动以小儿脸色稍红、汗量不多为宜，避免着凉，注意保暖。

（二）环境

冬季自然界正处于"阴盛阳衰"状态，起居方面要从秋天的早睡早起过渡到早睡晚起，等太阳出来再起床。不要过多过早地给小儿添衣，要随着季节气候的逐渐转冷添加衣物。《诸病源候论·小儿杂病诸候》同时指出："小儿始生，肌肤未成，不可暖衣，暖衣则令筋骨缓弱。宜时见风日，若都不见风日，则令肌肤脆软，便易伤损。"指出小儿皮肤薄弱，不宜穿戴过暖，穿戴过暖会使筋骨柔弱。还应该让小儿在没有风的时候晒晒太阳，不然会使皮肤脆弱，更容易受邪。鲁伯嗣在《婴童百问》中引用了巢元方所述"薄衣之法"，并补充了"令背暖"。小儿背暖就是要保护小儿阳气，达到"正气存内，邪不可干"的目的。所以保护好小儿背部尤为重要。冬季寒冷干燥，小儿皮肤中的水分散失多，皮脂腺分泌少，皮肤易干裂发痒，应按时按量外涂滋润护肤膏保护皮肤。

（三）情绪

为了度过寒冬，动物们选择了冬眠的方式来养精蓄锐，所以到了冬季就要教会小儿如何保持安静，要把精神藏于内，做到精神安静。在小儿遇到烦恼与困难时，给小儿以及时疏导，用平和的心态去看待遇到的困难，引导小儿通过积极的方式把心中的不愉快发泄出来。也可以和小儿一起玩一些益智类的游戏，如下棋、画画等。

（四）饮食

冬虽宜进补，但食宜清淡，切忌厚味之食。小儿为纯阳之体，清淡饮食对身体保健具有不容忽视的指导意义。《老老恒言》中记载："每日空腹食淡粥一瓯，能推陈致新，生津快胃，所益非细。"认为淡粥极有益于人体健康。冬季饮食较为单一，有些药膳可以帮助小儿补充钙质及微量元素等。如花生海鲜粥，有养血润肺、祛燥除湿等功效，为小儿补钙营养粥。

第三节 儿童心理健康教育

情志与人体脏腑密切相关。喜、怒、忧、思、悲、恐、惊均可导致人体脏腑功能紊乱而发生疾病。儿童虽少七情伤害，然并非无情感。《温病条辨·解儿难》有"小儿但无色欲耳，喜怒悲恐较之成人更专且笃，不可不察"之说。正常儿童心理应是健康快乐、积极向上的，若儿童出生时带有某些生理缺陷，或其在家庭教育中受到一些不良影响，会导致其生理、心理上的扭曲或偏异，若任由此类扭曲或偏异继续，可能会导致儿童出现心理问题，会对儿童健康教育产生严重影响，因此儿童心理健康教育在儿童保健方面有重要作用。

小儿为纯阳之体，生机蓬勃，发育迅速，但肺、脾、肾三脏成而未全，全而未壮；心气未充，心神怯弱；肝气未实，经筋刚柔未济。五脏六腑功能状况不稳定、完善，心肝常有余。因此与成人相比，一些成人可以耐受的情志刺激容易对小儿产生影响，导致相关疾病的发生。尤其是家庭环境、社会教育等因素可对儿童的性格和行为产生深远的影响。如过分爱护，过分干涉儿童与他人的关系，使之烦躁焦虑；或卷入家庭冲突，使小儿心理持续处于紧张状态；或长时间所欲不遂，缺少关爱；或给予子女过度溺爱，使其承受能力差；或学习负担过重，家长期望过高等，都容易导致儿童产生相关疾病，对儿童产生巨大的影响。万全曾言："儿性执拗，凡平日亲爱之人，玩弄之物，不可失也。失则心思，思则伤脾，昏睡不食，求人不得则怒，怒则伤肝，啼哭不止，此忤其以也，谓客忤成病也，平日未亲爱之人，未见之物，不可使之见，见则惊，惊则伤心；凡未见之人，不可使之近，迫近则恐，恐则伤肾。"现代儿童保健也逐渐从身体发育和疾病防治转向儿童的身心健康和心理卫生方面。多数学者认为其为遗传因素（包括禀赋的气质特征）和环境因素（包括家庭、学校和社会影响）相互作用的结果。

一、我国儿童心理健康的现状

国内的心理学家和教育工作者对儿童的心理健康状况做了大量的调查研究，结果发现许多儿童都存在着嫉妒、任性、孤僻、焦虑、情绪反常、社交困难等心理问题。具体来说，主要存在以下几个方面。

（一）情绪问题

情绪是对一系列主观认知经验的统称，是多种感觉、思想、行为综合产生的心理和生理状态。常见的情绪有喜、怒、哀、惊、恐、爱等，也有一些细腻微妙的情绪如嫉妒、惭愧、羞耻、自豪等。在儿童时期，情绪问题极易受到家长的忽视，如果父母不从小就注重孩子情绪培养的话，孩子成长后将很容易产生各种问题行为。

（二）人际关系问题

调查表明，许多儿童都存在人际关系方面的问题，这种人际关系的障碍会对儿童个体的发展产生重要的影响。因此，在儿童时期培养孩子人际交往的能力是非常重要的。

（三）性格问题

性格是一个人在对现实的稳定的态度和习惯化了的行为方式中表现出来的人格特征。

在儿童阶段，性格问题主要表现在胆小、害羞、自卑、怯懦、暴躁、身体或语言攻击等众多方面。儿童由于胆小、害羞等性格，会经常难以完成家长让他做的如表演、和别人比赛、主动和别人玩等事情，这样会使他们更加恐惧做这样的事，加重了儿童的心理障碍。

二、儿童心理健康问题的成因

（一）家庭方面

1. 欠缺理论知识

在如今这个时代，有很多年轻的家长，他们自己也许都没有完全"长大"，心理也并不是很成熟，并没有做好全身心养孩子的准备，自己也许正在继续学业或事业的打拼，往往把照顾孩子的责任交给孩子的祖辈或是保姆，自己并没有过多地参与其中，所以家长可能没有教育低龄儿童的经验和知识，在儿童出现心理方面的问题时家长可能并不清楚，没有发现孩子的问题，或是发现了孩子异于常人的行为，却不知道该如何解决。

2. 家庭教育不够重视

很多家长认为，儿童机构是为孩子提供教育的场所，教育方面的工作与自己没有太大关系，自己仅仅作为幼儿的保护者就足够了，这种老旧的教育观念显然是错误的，即使家长意识到自己也是儿童的教育者，可能往往更关注于儿童对知识方面或技能方面的习得，而忽略儿童心理健康教育。

（二）教育机构

1. 认知错误

在教育机构中，老师往往注重孩子技能和知识方面的培养，认为判断孩子好坏的标准就是学习，这是一种非常狭隘片面的判断方法。

2. 师资力量薄弱

我国的教育体系中，幼儿教育没有其他阶段的教育受重视，导致师资力量不足，有些幼教甚至并非专业出身，导致这些非专业的幼师仅仅起到"保姆"的作用，对心理健康教育并不了解，对幼儿心理方面的问题更是无从下手。

三、解决策略

作为父母，首先要转变观念，调整心态，不要过度地管制孩子，也不要放任孩子，给其一个宽松的成长环境。不要把孩子的某种对立违抗误解为控制力差或叛逆。只有这样才能使孩子的肝气得以条达，心气得以舒缓。社会各界尤其是老师也需要给予小儿更多的关怀，不仅要关注孩子的学习成绩、兴趣和技能的培养，更要关注孩子的心理健康。如今进入信息大爆炸的时代，孩子很容易浏览到一些不健康的信息，这时就需要社会各界要有对祖国的未来负责任的态度，抵制不良信息，防止不良信息对孩子的心理健康造成负面影响。儿童是社会未来发展的希望，我们要重视儿童心理健康教育，通过家长、教育机构及社会各界多方的努力，解决儿童心理健康方面的问题，细心呵护孩子的成长，让孩子拥有一个更加美好的未来。

第四节　小儿常见病及调治

一、热退疹出，幼儿急疹莫要慌

幼儿急疹，在祖国医学中称为"奶疹""假疹"，是因为病毒感染而导致的急性出疹性传染性疾病。常常发生于哺乳期的幼儿，临床表现主要为先出现发热，退热后，皮肤出现玫瑰红色小丘疹，形态与麻疹很像，因此又称为"假麻"。幼儿急疹，全年均可发病，但以冬春季节最常见，主要通过飞沫传播。临床表现以发热为主诉，且为骤起发热，前驱症状很少。多数为出生后首次发热，热型多表现为稽留热，热程以 3~4 天居多，最长者可达到10 天。一般情况好，多数时间精神及食欲良好，仅高热时精神略差、嗜睡，约一半患儿会伴有轻度的恶心或腹泻症状，且一般为发热第 2 天开始出现稀便，而很少伴有咳嗽、流涕、呕吐、打喷嚏等症状。

（一）诊断要点

（1）骤起高热，而其他临床症状较轻。
（2）颈、枕、耳后淋巴结肿大压痛。
（3）周围血白细胞减少，淋巴细胞分类计数较高。
（4）发病年龄在 2 岁以内。

（二）治疗

幼儿急疹属祖国医学"温病"范畴，认为时邪由口鼻而入，侵袭肺卫，郁于肌表，与气血相搏，病变在肺脾。正邪相争，热蕴肺胃，正气抗邪时出于肺卫，疹透于肌肤，邪毒外泄。治疗原则以解表清热为主。邪郁肌表者，治以疏风清热，宣透邪毒；热退疹出后，治以清热生津，以助康复。可给予银翘散中药内服，配合针刺合谷、外关、曲池、大椎穴。夹惊者针刺十宣、人中、印堂穴；夹滞者针刺四缝穴，手法用强刺激泻法，快速点刺不留针，根据病情，连续针刺 3~5 次，每日 1 次直至热退疹出。如发热较重者加紫雪丹，烦躁不宁、偶有惊惕者加牛黄清心丸以防惊厥发生。

（三）预防调护

（1）加强护理：患儿应卧床休息，多喝温开水。

（2）发热时多食易消化、富有营养的食物，补充各种维生素。居室通风换气，但避免穿堂风。

（3）保持皮肤清洁，即使出疹后也要用柔软的毛巾擦洗全身。退热后或精神恢复后可进行沐浴。

（4）高热时可服退热药，体温持续高热应加服镇静剂，预防婴儿高热惊厥。

（5）患儿6个月后即有被感染的机会，隔离患儿，发现可疑患儿应隔离观察7～10天。

二、讲卫生勤洗手，远离手足口病

手足口病是由肠道病毒引起的传染病，多发生于婴幼儿，可引起手、足、口腔等部位的疱疹，个别患者可引起心肌炎、肺水肿、无菌性脑膜脑炎等严重并发症。本病属于中医学"温病"范畴。临床上大都把手足口病病因归结为外感时行邪毒、疫毒，包括风热疫气、燥热疫毒、湿热疫毒等。根据现代医学对肠道病毒的研究，虽然造成手足口病的病毒多样，但是该类病毒均适合在湿、热的环境下生存与传播，并且对于紫外线及干燥敏感。这在一定程度上说明了手足口病与湿、热是密切相关的。

（一）诊断要点

（1）在流行季节发病，常见于学龄前儿童和婴幼儿。

（2）发热伴手、足、口、臀部皮疹/疱疹，部分病例可无发热。极少数重症病例皮疹不典型，需结合相关检查诊断。

无皮疹病例，临床不宜诊断为手足口病。

（二）治疗

手足口病的病机根据当代医家的观点可分为外因致病说，内、外因致病说，内因致病说。其中对于内、外因致病说的解释为内湿、湿热与外邪相因，指小儿脾湿内蕴或湿热内蕴，外感时邪疫毒，时邪疫毒与内生之湿或湿热相因为病；外感时邪疫毒，内蕴湿热，心火炽盛，三者相因为病；内有伏热，外感时毒温邪，小儿饮食不节，脾积热内伏或素体肠胃伏热，外感时毒温邪，内外搏结上蒸口舌，而发为口舌疱疹、溃疡。手足口病是近年来人们新认识到的一种疾病，在古代医籍中还未找到完全契合的病种，因此难以用单纯的内因或者外因来解释这一疾病的发生与发展，中医学讲求整体思维，当下人们不仅所处环境与以往差异巨大，人自身的体质亦发生很大的改变，所以临床在认识手足口病时更倾向于内、外因致病说。

1. 中医药汤剂

中医药治疗手足口病大致可以分为前驱期、发疹期及恢复期 3 个阶段，治疗时医家根据患者不同的临床证候进行辨证拟定处方并随证加减。前驱期：患者主要症状为发热、微恶风、咳嗽、鼻塞流涕，甚至纳差、恶心、呕吐、泄泻等，舌苔薄白，脉浮数，宜清凉解表、疏散风热，选用银翘散加减治疗。发疹期：临床主要症状为口痛拒食，手足皮肤、口咽部出现大量疱疹，局部瘙痒，伴有发热、烦躁不安、夜寐不宁、尿黄赤，大便干结或便溏，舌红、苔多黄腻，脉滑数。由于患者的病情不同，可分为湿热并重、湿重于热及热重于湿 3 种类型，治疗以清热解毒祛湿为主，或兼以透疹外出。恢复期：由于前期病程中邪热之毒耗伤阴液，而且口咽部的疱疹影响患者的进食，因此在疾病的后期患者以阴伤脾虚为主，症见疱疹渐消，伴有身热渐退、口渴、纳差、舌红少津、脉细数，治疗宜健脾助运，生津养阴为主。

2. 外治法

当口唇、咽峡部发生疱疹时，小儿疼痛拒食，局部外治显得尤为重要。可在内服药治疗的基础上，辅以局部外治，用西瓜霜合冰硼散吹敷口腔患处，金黄散或青黛散撒布患处，对治疗有一定的辅助作用。还可采用舌疮散治疗口咽峡部的疱疹。方药组成：生石膏 10g，冰片 1g，青黛 3g，生蒲黄 1g。上药共研细末，先取金银花 20g、甘草 10g，加开水 100ml 浸泡，待冷后用消毒棉签蘸此水清洗患处或含漱，而后将以上药末涂于患处，每日 3～4 次，治疗后患者口腔疱疹明显好转，能进饮食。

（三）预防调护

平时应注意儿童个人和家庭卫生，勤洗手，室内常开窗通风，少到人群密集的公共场所；饮食上注意营养均衡，多吃水果、蔬菜，并保证水的摄入及充足的睡眠，进行适当的户外体育锻炼，以提高儿童身体抵抗力。

三、"咳"不容缓，找准诱因

支气管哮喘一般认为是由多种细胞和细胞组分共同参与的气道慢性炎症性疾病，这种慢性炎症与气道高反应性相关，常出现广泛、多变的可逆性气流受限，引起反复发作的喘息、气促、胸闷或咳嗽等症状，多在夜间或清晨发作、加剧。

支气管哮喘属于中医学"哮喘"范畴，是一种严重危害小儿健康的常见病、多发病，以发作性喉间哮鸣气促，呼气延长为特征，严重者不能平卧。其发作有明显的季节性，以冬季及气温多变季节发作为主，并有明显遗传倾向，初发年龄以 1～6 岁多见。中医认为，其发病根源在于患儿体内素有胶固之痰内伏，一旦遭受外邪，则痰随气升，痰气相搏，壅阻气道，肺气郁闭，于是喘促气鸣，发为哮喘。作为一种需要长期坚持治疗的慢性疾病，哮喘给患儿家长和社会带来了极大的经济负担、精神负担，部分还有可能迁延至成年，成为终生疾患。《幼科发挥·喘嗽》说："或有喘疾，遭寒冷而发，发则连绵不已，发过如常，有时复发，此为宿疾，不可除也。"古人已经充分认识到本病有反复发作，难以根治的临床特点。

（一）诊断要点

（1）常突然发作，发作前多有咳嗽、打喷嚏等先兆症状。发作时喘促气急，喉间哮鸣，甚至不能平卧，张口抬肩，口唇青紫。

（2）有反复发作的病史。发作可由某些诱因引起，如气候突变、受冷受热及过敏等。

（3）多有婴儿期湿疹史、家族哮喘史。

（4）发作时肺部听诊可闻及两肺哮鸣音，呼气时明显，呼气延长。支气管哮喘合并继发感染者，可闻及湿啰音。

（5）查血常规，白细胞总数正常，嗜酸性粒细胞数可增高，伴肺部细菌感染时，白细胞总数和中性粒细胞数均可增高。

（二）治疗

1. 中医药汤剂

临床上，支气管哮喘发作期和缓解期应当分别论治，在发作期时，当辨寒热虚实，以攻其邪为主；在缓解期时，当固本扶正，调和气血，平衡阴阳。哮喘发作期分为寒哮和热哮。寒哮大多采用宣肺散寒，化痰平喘的治法。热哮者治宜清热涤痰，降逆平喘。如果有外寒内热者，则当解表清里，定喘止咳。虚实兼见者则泻实补虚，标本兼顾。中华中医药学会2008年提出，发作期寒性哮喘证，当温肺散寒，涤痰定喘，以小青龙汤合三子养亲汤加减。热性哮喘证，当清肺涤痰，止咳平喘，以麻杏石甘汤合苏葶丸加减。外寒内热证，当解表清里，止咳定喘，以大青龙汤加减。哮喘长期反复发作，迁延日久，由实转虚，常及脾、肾，医家多从脾肺和肺肾论治。小儿哮喘缓解期，肺脾气虚证，当补肺、固表、健脾益气，方可用玉屏风散合人参五味子汤加减。脾肾阳虚证，当温补脾肾，固摄纳气，以金匮肾气丸加减。肺肾阴虚证，当养阴清热，敛肺补肾，以麦味地黄丸加减。

2. 穴位贴敷治疗

儿童哮喘具有季节性发病或加重的特点，一年之中夏季酷热之时阳气最为充沛，腠理开泄，经络气血最为通畅，有利于药物的渗透和吸收。此时祛寒，借阴寒衰微之机顺势而为，则寒邪易去；借阳气生长之机扶助阳气，则阳气易旺。医家根据哮喘患者所表现的证候辨证取穴，在时令的选择上，根据"天人相应""春夏养阳，秋冬养阴"等，在"三伏""三九"时节行穴位贴敷，扶正祛邪，调补阴阳，能够帮助人体抵抗外邪，预防疾病。因此，穴位贴敷疗法能够有效预防哮喘反复发作。

3. 针灸治疗

临床上很多针灸师运用艾灸治疗小儿哮喘，即通过艾灸作用于患儿体表的特定部位和穴位，产生温热刺激，来调整肺、脾、肾三脏的功能，具有提高机体免疫防御功能和抗过敏作用，而且本疗法具有操作简便、安全、取材方便、辨证灵活、见效快、疗程短和治愈率高等特点。

4. 推拿治疗

中医足穴推拿治疗小儿哮喘非发作期患儿，治疗后 1 年内患儿哮喘发作次数明显减少，肺功能较治疗前亦有所好转，中医足穴推拿治疗小儿哮喘非发作期有防治哮喘的作用。

（三）预防调护

《症因脉治》说："哮病之因痰饮留伏，结成窠臼，潜伏于内，偶有七情之犯，饮食之伤，或外有时令之风寒，束其肌表，则哮喘之症作矣。"哮喘恢复期，据体质特点，可予补肺固表、扶脾益肾、温补脾肾、滋补肾阴、脾肾阴阳同补等方法调理，同时注重外避邪气及情志、饮食、起居调理，体质增强可有效防止哮喘反复发作。

小儿支气管哮喘日常调护中需注意以下几个方面：

（1）注意气候变化，防止受凉。

（2）保持室内空气流通，冷暖适宜。

（3）饮食清淡、营养均衡，忌食生冷油腻、辛辣刺激及鱼虾海鲜等容易引起过敏的食物。

（4）避免烟、漆味等不良刺激。

（5）调节情绪，加强锻炼，增强体质。

四、化"积"导滞，吃嘛嘛香

厌食症是小儿常见的疾病之一，以食欲减退或食欲缺乏为主要临床表现。多见于 1~6 岁儿童，可导致小儿营养不良、佝偻病、贫血等疾病的发生，而且还可以引起小儿抵抗力下降，易患呼吸道感染。厌食症属中医学"不思食""不嗜食""纳呆"范畴。古代医籍对厌食记载甚少，多作为并发症存在。中医学认为，小儿脏腑娇嫩，形气未充，脾常不足，寒暖不能自调，乳食不知控制，加之喂养不当，内外合因极易导致脾胃不和、受纳运化失常而引发本病，病在脾胃。

（一）治疗

1. 中医药汤剂

小儿厌食的病变脏腑主要在脾胃，病因虽多，其病机关键是脾失健运。所谓"脾之于胃，如转磨也，化其生而为熟也。食不消，脾不转化"。脾胃互为表里，脾主运化，胃主受纳，脾胃调和，方能知饥纳食，食而能化。家长对小儿溺爱、片面追求高营养导致儿童脾胃负担过重、高热量耗伤脾胃阴津，因而脾胃阴虚是小儿厌食症的根本表现。目前小儿厌食症中除了脾失健运、脾胃气虚、脾胃阴虚等常见证型外，还有大量的患儿表现为湿食困脾证。

脾胃气虚证型的小儿厌食症，治疗上应当遵《幼科发挥》"重在助运，贵在和中"的原则，可选用四君子汤益气健脾，化滞和胃；厌食患儿除了饮食不振外，更多表现为烦躁、易怒、易哭等情志变化，即肝胆气郁之证，可选用小柴胡汤加味疏理少阳胆气从而达到改善食欲的作用。厌食症患儿除有食欲不振外，常伴有形体消瘦、自汗、面色萎黄、神疲乏力、身热、夜卧不宁、手足心发热等气阴两虚的表现。这是由于脾胃受损，运化失健，不能化饮食水谷为精微及阴液滋养五脏六腑造成的。故气阴的充足是脾胃运化水谷功能正常的前提。治疗小儿厌食症时，特别是病程长者，要注意在传统健脾、消积化滞、疏肝理气的基础上配合益气养阴之法，可选用生脉散加减奏健脾益气养阴、化湿和胃理气之功。

2. 针刺疗法

针刺四缝在临床上最为常用，因为四缝穴为经外奇穴，出自明代董宿的《奇效良方》一书，后世医家多用此穴治疗小儿疳积，通过刺激四缝穴可行气健脾，调理脏腑功能。

3. 推拿治疗

捏脊疗法最早记载于晋代葛洪《肘后备急方·治卒腹痛方》，可疏通经络、运行气血、调节脏腑功能，达到振奋脾阳、健运脾气的作用。

4. 耳穴治疗

小儿厌食症主要由于脾胃功能失调，脾主运化升清，胃主受纳腐熟，大小肠分清泌浊。耳穴能增强相应组织、器官的功能。按摩刺激耳穴中脾、胃、大小肠等穴，可激发经气，起到和胃、运脾、益气等功效，从而使脾醒胃开，纳食自化，厌食得愈。临床多选用王不留行籽作为压籽，或选用莱菔子、六神丸等。

（二）预防调护

《幼科发挥·调理脾胃》提出"以脾胃为本，所当调理。小儿脾常不足，尤不可不调理也。调理之法，不专在医，唯调乳母、节饮食、慎医药，使脾胃无伤。则根本常固矣……调脾胃，宜节饮食、适寒温也"。说明治疗小儿厌食症，除了运用中医内治、外治方法，我们也需要就小儿合理调护对家长进行指导。过食甘肥或喂养不当、过度饥饱或饮食不节造成不良的饮食习惯，受惊吓或精神刺激，以及气候冷暖变化皆可造成患儿食欲减退。故对于儿童的调护，首先应掌握正确的喂养方法，吃全、吃足、吃杂、补充营养、不吃零食、按顿吃饭、纠正喂养缺点，以此作为喂养原则。其次在小儿患病时，不能过多、过早进食，宜在恢复过程中逐渐增加，保持胃肠功能逐渐恢复。再次，诱导小儿顺应正常的生活规律，注意情志变化，必要时做足心理疏导。遵循规范的喂养、养成良好的生活习惯，保持患儿良好的情绪，能大大地减小本病的发生率。对于已确诊厌食症的患儿，合理调护更能缩短病程，同时加以适当的中医内、外治法，可助患儿康复。

第九讲
治未病：大道至简

第一节　膏　方

　　早在古籍《山海经》中就记载了一种羊脂类药物，涂擦皮肤可防治皮肤皲裂，应该说是膏方的最早雏形。汉代《金匮要略·腹满寒疝宿食病脉证治》中的大乌头煎"大乌头五枚，以水三升……弱人服五合"。这种水煎药物，再去药渣浓缩，最后入蜂蜜，再煎煮蒸发水分的方法，开创了后世制膏的一般方法。

　　膏方是中医治未病的重要方法之一。膏方，又名膏剂，俗称膏滋药，属于中医丸、散、膏、丹、酒、露、汤、锭八种剂型之一，由中医根据人的不同体质、不同病证特点处方用药，规范熬制，供祛病或保健服用。由于膏方服用方便、口味香甜、效果明显，加之人们的健康需求日益强烈，在中医药养生保健浪潮推动下，服用膏方养生调体质在我国日渐流行起来。膏方历史悠久，内服膏方最早可追溯到长沙马王堆汉墓出土的、成书于两千多年前的《五十二病方》，以及成书于战国至西汉时期的中医四大经典之首的《黄帝内经》。古人研制的膏方，通常只在宫廷、贵族、上层社会流传，正因其流传渠道单一而且神秘，有些中医把它当作祖传绝技秘而不宣。"膏方"是以养生保健为主要目的所服用的中药膏剂，又称"膏滋"。这类口服膏剂是由资深的中医师根据服用者的体质，遵循中医整体观与辨证论治的思想，选择单味药或多味药合理配伍组方，经过严格的特定工艺加工而成，主要用于滋补强身、抗衰延年、防病治病。

一、膏方的分类及性状特点

　　膏方一般分为外用膏方和内服膏方，外用膏方又分为硬膏剂和软膏剂，分别用于治疗跌打损伤和皮肤病等。内服膏方又称膏滋，又分为荤膏、素膏和清膏。荤膏就是我们临床上最常用的冬令膏方，是将中药饮片反复煎煮浓缩，去渣取汁，再加阿胶、鹿角胶、蜂蜜、饴糖等辅料制成的半流体状剂型。而素膏则不加阿胶、鹿角胶、龟板胶等血肉有情之品，只加了蜂蜜、饴糖、砂糖收膏。清膏则是由中药汤剂浓缩而成，不加任何佐料。其次膏方还可分为四季膏方和冬令膏方，四季膏方根据季节不同和病情变化而制成，一年四季均可服用，多为素膏和清膏，冬令膏方在冬季服用，以补益为主，多为素膏。

现代中药膏方一般呈半流体状或软固体状，具有药物有效浓度高、生物利用度高、药效缓和而持久的特点；现在医院自制膏方多为真空包装，体积小，便于长时间低温贮存；中药膏方的药物数量和剂量较大，一般一料膏方多由 20～30 味中药组成，药物用量为平时处方的 10～20 倍，制成后可连续服用 2～3 个月。

二、膏方的功效

（一）补虚扶弱

凡气血不足、五脏亏损、体质虚弱或因外科手术、产后及大病、重病、慢性消耗性疾病恢复期出现各种虚弱症状，均应冬令进补膏方，能有效促使虚弱者恢复健康，增强体质，改善生活质量。

（二）抗衰延年

老年人气血衰退，精力不足，脏腑功能低下者，可以在冬令进补膏滋药，以抗衰延年。中年人，由于机体各脏器功能随着年龄增加而逐渐下降，出现头晕目眩、腰疼腿软、神疲乏力、心悸失眠、记忆力减退等，进补膏方可以增强体质，防止早衰。

（三）纠正亚健康状态

膏方对调节阴阳平衡，纠正亚健康状态，使人体恢复到最佳状态的作用较为显著，在节奏快、压力大的环境中工作，不少年轻人因精力透支，出现头晕腰酸、疲倦乏力、头发早白等亚健康状态，膏方可使他们恢复常态。

（四）防病治病

针对患者不同病证开列的膏方确能防病治病，尤其对于康复期的癌症患者，易反复感冒的免疫力低下的患者，在冬令服食扶正膏滋药，不仅能提高免疫功能，而且能在体内贮存丰富的营养物质，有助于来年防复发，抗转移，防感冒，增强抵抗力。

三、适宜人群

（一）慢性疾病人群

患有某些慢性疾病的人，如高脂血症、高血压、动脉粥样硬化、冠心病、糖尿病、慢性支气管炎、肺气肿、支气管哮喘、慢性肝炎、早期肝硬化、慢性胃炎、慢性肾炎、贫血、神经衰弱，以及手术后、出血后、大病重病后、产后身体虚弱需要康复的人群，在急性期过后，症状比较稳定时，可以运用膏方进行调理，尤其是在冬令季节，可以一边治病，一边应用膏方调补，这样对疾病的治疗和康复更为有效。

（二）亚健康人群

现代社会竞争日益激烈，生活节奏日趋增快，社会压力不断增大，导致人们的工作、学习和生活长期处在高度紧张的状态下，日积月累，最后发展成亚健康状态。这类人群常有失眠、烦躁、多梦、记忆力下降及食欲差等症状，但经过医院检查没有明显的疾病，平时无慢性疾病，但易感冒，长期劳累或压力负担过重，导致身体虚弱。针对这一类人群，可以根据身体不同的功能偏差进行调理。服用膏方可以调节这种偏差，使达到阴阳平衡，从而改善人体的机能状态。如果有失眠的症状，可以服用养心安神之类的膏方；如果平时比较烦躁，可以服用疏肝解郁类的膏方；如果出现记忆力下降，可以服用一些补养脑髓的药物；如果经常感冒，可以服用补充人体正气的膏方。

（三）中老年人群

中老年人面临着身体素质由盛到衰的自然转变规律，身体各个器官也出现了逐渐衰老的迹象。中老年人往往是容易被疾病侵犯的人群，中老年阶段也是人生最应该注意养生保健的阶段。由于现代人生活规律存在很多缺陷，所以出现了很多"高"人，造成人体抗病能力下降，久而久之，可发展成为高血压、高血脂、高血糖等"三高"状态，甚至出现冠心病、急性心肌梗死、中风偏瘫等严重心脑血管疾病，英年早逝者不乏其人。根据人体的发生发展规律，对人体进行调补是中医养生的优势所在。

（四）早衰人群

由于先天缺陷，部分人的身体素质从出生时起就不是很好，成年后又出现"未老先衰"的迹象。这类人群常常表现为办事效率低下、心智发育不成熟及提不起精神等，同时还会有一些脏器老化等表现。这类人群需要服用膏方进行调理，达到补益养精的作用。中医药膏方养生法则里的龟苓膏、养元膏等都是常用方。

（五）某些儿童人群

反复呼吸道感染的儿童：经常感冒、咳嗽或多次患支气管炎、支气管周围炎、肺炎、间质性肺炎等。支气管哮喘的儿童：在缓解期经常打喷嚏、流清涕，出现皮肤湿疹、瘙痒或伴有其他过敏症状。生长发育迟缓的儿童：形体瘦弱、矮小，食欲不振，自汗盗汗，遗尿等。其他疾病的康复期儿童，如患有慢性胃炎、慢性肾炎、肾病综合征、心肌炎后遗症等。

四、膏方在临床应用的特点

现代膏方具有口感好、体积小、易携带、服用方便、胃肠道反应轻等特点，与中药汤剂比较有显著的优势，适合于慢性疾病患者特别是不能耐受中药汤剂患者的长期调治。

膏方药味甘缓，药力缓和而持久，适宜长期服用，显著提高了患者应用中药治疗的依从性，是治疗慢性病的理想剂型之一。因膏方制成后服用时间较长，不能轻易更改处方，所以膏方更注重"一人一方"和"一方一法"。秦伯未先生指出"膏方则大剂补益，服饵必一二月，设非深思熟虑，必使偾事，尤为难之又难，慎之又慎"。其用药主张温而不燥，寒而不偏，滋而不腻，理气而不破气，活血而不动血，以平为期。

中药膏方，多集补中寓泻、泻中寓补、攻补兼施于一体，具有滋补强身、扶正祛邪、治病纠偏、条达血气、调整体质等多重作用，适合于多种慢性病和急性病恢复期的调治，正如近代名医秦伯未曾指出"膏方并非单纯之补剂，乃包含救偏却病之义"，膏方可以很好地帮助机体恢复自身阴阳平衡，在未病先防、既病防变、病愈防复等方面起到了积极作用。

五、服用时间和方法

膏方四季皆可服用，但冬季常被视为最佳时令，冬令膏方一般从冬至服用到立春，以冬至前后开始服用为最佳。正如《素问·四气调神大论》所说："冬三月，此谓闭藏。"冬季是封藏的季节，也是人体蓄精养髓的有利时机，此时服用膏方更为符合中医"天人相应"的理念。其次按中医"冬至一阳生"的观点，冬至过后，阳气始升，此时服用膏方，在闭藏之中孕育着生机，为来年春天机体阳气的生发打下良好基础。膏方服用剂量和时间要根据患者病情、身体情况及药物性质而定，一般而言，服膏方应从小剂量开始，无不适再逐步加量。宜每天清晨空腹服 1 汤匙或早晚空腹各服 1 汤匙，宜加热后温服或用少量白开水烊化之后温服。补益类药宜空腹服，镇静安神药宜睡前 1 小时服用，攻下类药宜饭后半小时服用。服药期间饮食宜清淡，忌食辛辣、生冷、油腻、荤腥等刺激性食物。如出现纳呆、腹胀、便溏、苔厚腻者，可减少服药剂量并观察；若服膏方后出现头晕、头痛、目眩等肝阳上亢症状者，应适当减少用药剂量并观察；服用膏方过程中如出现感冒、发热或郁怒悲伤时均暂缓服用。慢性病患者可以连续数年秋冬季服用膏方。

第二节　艾　灸

在古装戏里我们经常看到这样的情景：有嫔妃在生产后或者流产后身体虚弱、受寒生病时，御医往往会让其烧艾来调治。这里用的就是古代养生治病的主要手段——艾灸！"一碗汤，一根针，一炷艾"，早已是中医治病养生的三大宝，其中，"一炷艾"迄今有上千年的历史。《备急千金要方》提到艾灸预防"瘴疠温疟毒气"。《扁鹊心法》中提出"人于无病时，常灸关元、气海、命门、中脘，虽未得长生，亦可保百余年寿矣"。明代医学家李梴更是在《医学入门》中建议："凡一年四季，各熏一次，元气坚固，百病不生。"可见自古以来，名医们对艾灸的功效非常认可。艾灸是用艾叶制成的艾灸材料产生的热刺激体表穴位或特定部位，通过温阳补气、温经通络、消瘀散结、补中益气的作用而达到防病治病的目的。与按摩、针刺等其他疗法相比，艾灸不仅操作简单、效果明显、费用低廉，而且随时随地都可进行，在家也能疗疾。

一、艾灸的适用范围

艾灸疗法的适用范围十分广泛，在中国古代是治疗疾病的重要手段。艾灸有温阳补气、温经通络、消瘀散结、补中益气的作用，可以广泛用于内科、外科、妇科、儿科、五官科疾病，尤其对乳腺炎、前列腺炎、肩周炎、盆腔炎、颈椎病、糖尿病等有特效。现代医学研究表明，艾灸可以通过经络调整人体生理功能，促进新陈代谢，增强血液循环，调整内分泌，提高机体免疫力和防病能力。日本人须藤作等做过的灸法抗癌研究还表明，艾灸可以使皮肤组织中潜在的抗癌作用得到活化，起到治癌抗癌的作用。中医学认为其主要作用是调和阴阳、扶正祛邪、疏通经络、补气益血、协调脏腑，从而达到预防早衰、防治疾病的目的。

艾灸操作应用广泛，既适合体弱病久的慢性病，也可用于体壮病新的急性病，如感冒、失眠、各种慢性妇科疾病、类风湿关节炎、慢性肾病等，同时艾灸还可以用于增强体质，预防疾病，增强机体免疫力、抵抗力，达到治未病的目的。但是，妊娠后、过饥过饱、醉酒、大汗后、极度虚弱的人群不宜艾灸。大血管处、颜面部最好不施灸。

二、艾灸的方法

艾灸的方法有很多，主要有直接灸和间接灸。直接灸主要用于化脓灸。施灸时先清洁所灸腧穴部位，涂以少量的大蒜汁，以增强黏附和刺激作用，然后将黄豆大小的艾炷置于腧穴上，用线香点燃艾炷，每壮艾炷必须燃尽，除去灰烬后，继续灸。一般使用3～7壮。

施灸时由于火烧灼皮肤，因此可产生剧痛，此时可用手在施灸腧穴周围轻轻拍打，借以缓解疼痛。在正常情况下，灸后 1 周左右，施灸部位化脓形成灸疮，5～6 周灸疮自行痊愈，结痂脱落后留下瘢痕。直接灸常用于治疗哮喘、肺结核、瘰疬等慢性疾病。间接灸可分为隔姜灸、隔盐灸、温和灸、温针灸等。隔姜灸：将鲜姜切成直径 2～3cm，厚 0.2～0.3cm 的薄片，中间以针刺数孔，然后将姜片置于应灸的腧穴部位或患处，再将艾炷放在姜片上点燃施灸。常用于因寒而起的呕吐、腹痛、腹泻及风寒痹痛等。隔盐灸：用干燥的食盐（以青盐为佳）填敷于脐部，上置大艾炷施灸。多用于治疗伤寒阴证或吐泻并作、中风脱证等。温和灸：将艾条的一端点燃，对准应灸穴位，距离 2～3cm，进行熏烤，使患者局部有温热感而无灼痛为宜，一般每次灸 15～30 分钟，至皮肤出现红晕为度。温针灸：将针刺入腧穴得气后，给予适当补泻手法而留针，继将纯净细软的艾绒捏在针尾上，或用一段长约 2cm 的艾条，插在针柄上，点燃施灸，使针和灸双重刺激于穴位，加强作用。

艾之火为纯阳之火，古人称之为"地之阳"，阳气是生命的根本，养生贵在保养阳气，艾之热非其他发热物质所能比拟，艾叶在燃烧过程中产生的短红外线，渗透力是普通红外线的 3～4 倍，能提高人体免疫力；艾灸同时能疏通经络，艾叶连续燃烧传导，可使艾火的纯阳温热之气由皮肤表层透达体内，通达病灶，自动调节内部阴阳的升降。此外，艾灸是一种渗透皮肤的操作方法，无毒副作用，是一种绿色原生态疗法。操作过程中，少数情况下艾灸部位会出现水疱，小的水疱可自行吸收；大的水疱可用无菌针挑破边缘，将疱内液体排出，保持表皮完整性，几天后就会愈合。艾灸手法操作简单，并且随着艾灸被广泛应用到家庭保健中，目前市场上出现多种不同形式的艾灸器具，更加保障了艾灸者的操作及安全。

三、艾灸的功效

艾灸到底有哪些不可取代的功效呢？总结一下，大致有以下几个方面。

（一）增强血液循环与淋巴循环

艾灸疗法的作用机制与其产生的温热刺激有关，这种温热刺激可以使局部的皮肤充血、毛细血管扩张，增强局部的血液循环与淋巴循环，缓解和消除如平滑肌痉挛一类问题，使局部的皮肤组织代谢能力加强，促进炎症、血肿等病理产物的消散和吸收，还可以引起大脑皮质抑制物质的扩散，降低神经系统的兴奋性，发挥镇静、镇痛的作用。

（二）退热作用

《黄帝内经》中"火郁发之"理论是艾灸调理法"以热治热"的理论源头。艾火能把体内的郁热外发出去，自然也就达到了退热降温的效果。艾条中的艾叶有宣通发散、疏解表热、调理脏腑、清泻里热、拔毒泻热、引邪外出等功效，艾叶的性味功能决定了艾灸在热证方面的独特应用。艾灸大椎穴、至阳穴、涌泉穴、百会穴、风池穴、合谷穴等穴位都有退热作用。

（三）调节免疫功能

艾灸的许多治疗作用是通过调节人体的免疫功能实现的，这种治疗具有双向调理的作用。

（四）抗病毒作用

现代研究证实，艾绒烟熏对多种球菌、杆菌、致病真菌有杀灭或抑制作用。用艾条、艾绒烟熏，也可加入苍术、菖蒲等中药混合，用于室内消毒，其作用不亚于紫外线。民谚有"清明插柳，端午插艾"之说。艾含有挥发性芳香油，这种芳香可以驱蚊蝇，也能净化空气。

（五）祛湿散寒，通络止痛

艾火的热力能够透过肌层向下行气，有温经散寒、活血止痛的功效，对于风湿性关节炎、痛经、闭经、胃脘痛、寒疝腹痛、泄泻、痢疾等病都有疗效。

当然，我们在实施艾灸疗法时，须注意以下几方面：

（1）化脓灸时，施灸前必须保持局部清洁，在灸疮化脓期间要注意适当休息。

（2）关节、大血管处禁止化脓灸。

（3）孕妇的腹部和腰骶部不宜施灸。

（4）老人、小孩不宜化脓灸，灸治时间不宜过长。

（5）重症阴虚阳亢者慎用艾灸。

（6）糖尿病患者、瘢痕体质者禁用化脓灸。

第三节　拔　　罐

火罐疗法，又名"拔火罐""火罐气""吸筒疗法"，是一种以杯罐作工具，借热力排去其中的空气产生负压，使之吸附于体表，引发局部构造充血和皮下轻微的瘀血，以刺激经络腧穴或排脓，来治疗疾病的一种方式。具有通经活络、行气活血、消肿止痛、祛风散寒等作用，现已经成为中医外治法中的重要组成部分。

一、火罐疗法的历史源流

拔罐古称"角法"，指以兽角为工具进行治疗的方法。医史学家马继兴解释说，角法是类似后代的火罐疗法，用以治疗牡痔。这是目前最为大众所接受的解释，但科技史学家廖育群则认为其用途却非后世所言排脓祛腐或吸出恶血，而是在痔疮手术中用角吸起需要割除的部分，以便结扎切除，不过廖先生也确认，角法与拔罐疗法一样，属于通过造成负压而达到治疗目的的方法。而由角法到现如今拔罐，经历了热角法、针角法、水角法、火角法几个时期，随着制作技术水平的不断提高，拔罐疗法的材质从兽角、竹罐、陶罐、金属罐发展到目前所使用的玻璃罐、橡皮罐、塑料罐及穴位吸引器，而拔罐的方法也从吮吸煮水，加热排出空气，燃烧形成负压，而变为目前除火罐法仍以燃烧为主外，还包括挤压（橡皮罐、哈慈五行针）、旋转（拧罐）、抽吸（枪式真空拔罐仪、穴位罐通仪）排出空气形成负压，更有一些疗法把单纯的拔罐与其他方法结合，不仅可以吸拔，还有给药、按摩等作用，体现了社会的发展及时代的变迁。

二、火罐疗法的原理

由于拔罐疗法最早是由人类吸吮的本能启发而来，故而它的物理原理与吸吮原理相同，即通过在体外制造出负压的环境——用嘴吸吮，使体内的组织受一个吸拔的力量，可以排除皮下留存的瘀血、毒物。拔罐疗法无论用的工具是角、竹筒或是玻璃罐、塑料罐，其物理原理都是相同的，即抽去或燃烧罐内空气，使其内部形成一定程度的真空状态，减小了扣罐部位的局部压强；人体内外的压强始终趋向于相对的平衡状态，在减小罐内压强后，体内较大的内压就把局部组织挤向罐内。这种减小罐内压强而形成的吸拔力量就称为负压或真空负压。通过前面的历史发展轨迹可见，直到清代拔罐疗法才与中医理论相结合、作用于经络穴位上，而在此之前拔罐疗法作为一种外治方法，主要就是依靠真空负压的原理。

从中医学角度看，拔罐疗法是通过施治于人体之体表皮肤来达到治病的目的。与针灸治病取经脉穴位相似，拔罐疗法重点在穴位的皮部。而皮部不是代表一个点，而是一定范围内的一个立体的部位，这个与穴位的空间概念是一样的。患病时人体的穴位所在位置往往也会发生变化。"穴"随着身体状态变化而变换位置，称之为穴的变动。但是这样的变动一般不会离开相应的皮部，会在该经相应的皮部范围内变动，而且拔罐疗法作用于体表时往往不是一个穴位，其作用面积较大，能覆盖几个腧穴，形成一种综合效应，所以穴位即使变动也在拔罐的范围内。故而有医家认为"皮部是拔罐疗法的着眼点"。

从现代医学的角度，可以从机械刺激作用、温热作用、调节微循环、溶血现象几个角度解释其作用机制。苏联利用巴甫洛夫神经反射学说来说明拔罐疗法是一种"良性刺激性整体疗法"：罐缘紧紧附着于皮肤表面，牵拉了神经、肌肉、血管及皮下的腺体，可引起一系列神经内分泌反应，调节血管的舒缩功能和血管的通透性，从而改善局部血液循环；局部的温热作用不仅令血管扩张、血流量增加，而且可增强血管壁的通透性和细胞的吞噬能力。拔罐处血管紧张度及细胞膜渗透性的改变，使淋巴循环加速，吞噬作用加强，对感染性病灶，无疑形成了一个抗生物性病因的良好环境；拔罐疗法的负压和拔出作用，能使皮下微循环的微动脉和微静脉得到沟通，堵塞于皮下浅层毛细血管中的代谢物会自动进入浅静脉，从而排出体外。而当深层毛细血管网中的微动脉、微静脉堵塞后，深层微静脉网难以自行排出滞留的代谢物。这时用罐疗的强力作用可把深层代谢物逐层吸入机体的皮下浅层，然后再由浅静脉把这些代谢物带入人体循环，借助尿、便、痰、汗、泪等形式将其排出体外。同时，也会有部分代谢物从皮肤表面直接透皮拔出体外；有学者通过实验观察证明了拔罐的确可使局部毛细血管扩张充血，毛细血管增生，同时也可使毛细血管发生通透性变化或破裂，但这种出血是微量的，并且证实其确有溶血现象的存在。此外，拔罐后的自身溶血现象，随即会释放组胺和5-羟色胺等类组胺物质，随体液周流全身，刺激各个器官，能够调节神经系统和内分泌系统。

三、火罐疗法用具的类别

竹罐：用直径 3～5cm 坚固无损的竹子，制成长 6～8cm 的竹管，一端留节作底，另一端作罐口，用刀刮去青皮及内膜，制成形如腰鼓的圆筒。用砂纸磨光，使罐口光滑平整。竹罐的优点为取材较容易（与兽角相比），经济易制，轻巧，不易摔碎。缺点是容易爆裂、漏气，吸附力不大。

陶罐：用陶土烧制而成，罐口光滑平整，口圆肚大，其状如瓷鼓，也有"小缸"之称。外层涂上黑釉或黄釉，经窑里烧制的称陶瓷火罐。有大、中、小和特小几种，最大的罐口直径可达 10cm 以上，小的直径为 1.5cm。其优点是吸附力大，易消毒，经济实用，北方农村多喜用之。缺点是容易摔碎、损坏；因其不透明，看不见出血量，故不宜用作血罐。如果不得不用之放血时，应该浅刺为好，以防患者出血过多而晕罐或出血不止。

玻璃罐：在陶罐的基础上，改用耐热硬质玻璃烧制而成。其形如球状，肚大口小，罐口平滑，边缘略突向外，分 1、2、3 三种型号，也可用广口罐头瓶代替。优点是质地清晰透明，使用时可观察所拔部位皮肤充血、瘀血程度，便于随时掌握情况，且罐口光滑，吸拔力好。目前已被人们广泛地应用。

木罐：用圆木切削而制成，普遍用质地较硬的木材为原料，按玻璃罐、陶罐、竹罐式样制作，做好后用植物油浸泡 10 天左右，擦净晾干即可使用。优点：轻巧、易消毒，能行走罐、闪罐、提罐、转罐等手法，接触皮肤感到柔和。缺点：不透明，不适合作血罐，罐内维持压力时间较短，长期不用或保管不当时易燥裂。

橡胶罐：仿玻璃罐式样、规格，用橡胶制成，属于工业制品。优点是结实，不易损坏，不必备火种及燃料，自身便可形成负压产生吸拔力，便于携带。缺点是负压力不强，无温热感，只能用于吸拔，难以施其他手法，不能高温消毒。

电罐：在传统火罐基础上，依靠电力保持负压和温热，是一种改进型火罐。罐内装有电阻丝，通电（生活用电）后能达到一定温度，再用抽气装置排空罐内空气产生负压。罐内负压的大小可调节。优点是较安全，不会烫伤皮肤，温度及负压可控，患者感觉更舒适。缺点是控制装置体积较大，搬运不便，成本高，费用较贵；而且只能用于坐罐，不能施其他手法。

负压抽气罐：一种是特制罐具，药店有售；一种是自制罐具，用青、链霉素药瓶或类似小药瓶，将瓶底切去磨平、磨光滑，瓶口的橡胶塞须保留完整，便于抽气时使用。现有用透明塑料制成，上面加置活塞，便于抽气。优点是轻巧、便携，不易破碎；无烫伤之虑。缺点是无温热感。

金属罐：以铜、铁、铝等金属加工制成，尤以铜质为常见。多仿玻璃罐、陶罐等式样。优点是结实，不会损坏，温热效果好，吸拔力强。缺点是传热快，处置不当时易将人烫伤；质重，不宜施手法；需用机床加工，成本高。

代用罐：指日常生活中随手可取用的器皿，用于应急，如大罐头瓶、瓷酸奶瓶、茶杯、小酒杯等。用时注意罐口要平滑，并视情况用砂纸打磨后再用。优点为就地取材，可应急需。缺点为随机性大，不好掌握效果。

四、拔罐的排气方法

闪火法：用镊子或止血钳夹住一块大小适宜的棉花（也可用 7～8 号粗铁丝，一头缠绕石棉绳或线带）蘸取适量酒精（浸透棉花后再挤干，以不滴落酒精为度），用酒精灯、蜡烛或打火机点燃后，将带有火焰的酒精棒一头往罐底一闪，或在罐内快速绕 1～3 圈（注意切勿将罐口烧热，以免烫伤皮肤）后，将火退出，吹灭，迅速将罐扣在应拔的部位，即可吸附在皮肤上。此法因罐内无火，比较安全，是现代最常用的拔罐方法。闪火法的优点是当闪动酒精棒时火焰已离开火罐，罐内无火，避免烫伤，优于投火法。

投火法：用易燃纸片或酒精棉球，点燃后投入罐内，迅速将罐扣于应拔部位，即可吸附在皮肤上。此法适宜于侧面横拔。巧学投火法，还可在被拔地方放一层湿纸，或涂点水，让其吸收热力，以保护皮肤。

滴酒法：用酒精或白酒，滴入罐内 1～3 滴（切勿滴酒过多，以免拔罐时流出，烧伤皮肤），将罐子转动一周，使酒精均匀地附着于罐子的内壁上（不要沾罐口），然后用火柴将酒精燃着，将罐口朝下，迅速将其扣在应拔部位。

贴棉法：用大约 0.5cm×0.5cm 的脱脂棉一块，少量蘸取酒精，紧贴在罐内壁的下 1/3 处，用火将酒精棉点燃后，迅速扣于应拔部位。

煮罐法：此法一般适用于竹罐，即将竹罐倒置在沸水或药液之中，煮沸 1～2 分钟，然后用镊子夹住罐底，颠倒提出水面，甩去水液，趁热按在皮肤上，即能吸住。这里所用的药液，可根据个人具体病情而定。

五、拔罐的吸拔形式

留罐：又称坐罐，即拔罐后将罐子吸拔留置于施术部位 10～15 分钟，然后将罐取下，这是最常用的一种方法，一般疾病都可应用，单罐、多罐均可。

摇罐：在留罐的基础上，均匀而有节奏地摇动吸拔在皮肤上的罐体，使患者更为放松，有不同程度的舒适感。因均匀摇动，对穴位反复牵拉，增加了刺激量。若用药煮罐吸拔，可持小木棒拨动罐体使其振摇。操作时，先顺时针再逆时针方向，注意力度要以患者能耐受为度。

转罐：在留罐的基础上，作用较摇罐法强烈，扭矩较大，以造成更大的牵拉，加强血液流动，增强治疗效果。多用于穴位治疗和局部肌肉放松。正反方向转动，幅度达 90°～180°。但要严格检查火罐罐口，不可粗糙或有豁口，以免割破皮肤。

走罐：亦称推罐，即拔罐前先在所拔部位的皮肤或罐口涂一层凡士林等润滑油，再将罐拔住，然后，医者用右手握住罐子，向上、下或左、右需要拔的部位，往返推动，至所拔部位的皮肤红润、充血或瘀血时，将罐起下。此法用于面积较大，肌肉丰厚部位，如脊背、腰臀、大腿等部位的酸痛、麻木、痹痛等。

闪罐：即将罐拔住后，立即起下，如此反复多次地拔住起下，直至皮肤潮红、充血或瘀血为度，多用于局部皮肤麻木、疼痛或功能减退等疾患。

熨罐：在反复闪罐之后，罐体已发热，适时将罐体翻转，以烫手的罐底按到所选部位或穴位上，再迅速抬起罐体，用另一只手掌按压所烫部位，这样既能保护皮肤，也因按压能使热力深透。多用于颈项部、背部、腹部的虚寒病证。

滚罐：与熨罐相似。术者手持罐口，在相应穴位和皮肤上滚动，既可以保持热熨的效果，又有往复挤压运动作用，较单用熨罐效果更好。可与熨罐交替使用。

单罐：用于病变范围较小时或压痛点。可按病变或压痛的范围大小，选用适当口径的火罐。

多罐：用于病变范围比较广泛的疾病。可按病变部位的解剖形态等情况，酌量吸拔数个乃至十几个罐子。如某一肌束劳损时可按肌束的位置成行排列吸拔多个火罐，称为"排罐法"。治疗某些内脏或器官的瘀血病证时，可按脏器解剖部位的范围在相应的体表部位纵横并列吸拔几个罐子。

六、常见的适应证

内科病：感冒、发热、中暑、急慢性支气管炎、支气管哮喘、高血压、动脉硬化、面神经麻痹、头痛、三叉神经痛、神经衰弱、中风后遗症、呕吐、便秘、胃肠痉挛、慢性阑尾炎、慢性腹泻、慢性肝炎、尿潴留、尿失禁。

外科病：疖、疔、痈、疽、丹毒、痔疮、脱肛、虫蛇咬伤。

妇科病：月经不调、痛经、带下、闭经、盆腔炎、功能失调性子宫出血、产后病证、更年期综合征、乳腺炎。

儿科病：发热、厌食症、腹泻、消化不良、遗尿、百日咳、流行性腮腺炎。

皮肤病：痤疮、湿疹、荨麻疹、神经性皮炎、皮肤瘙痒症、白癜风、带状疱疹。

五官科病证：结膜炎、鼻炎、牙痛、口腔溃疡、慢性咽喉炎、扁桃体炎。

其他：腰背痛、腰肌劳损、退行性骨关节病、肩周炎、类风湿关节炎、落枕、软组织劳损。

综上所述，拔罐疗法历史悠久，近年来在现代医学研究的佐证下，拔罐在疾病的预防和治疗中的作用越发明显。因其操作简便，疗效明显，受到越来越多的不同国家的患者和医疗工作者的重视，同时，因其操作门槛较低，也存在一定的治疗乱象，尤其在治未病的未病先防的层面，过度采用拔罐疗法，还存在一定争议。

第四节　刮　痧

1996 年的匹兹堡，一对华人移民夫妇为了给孩子治病，选择了刮痧。因为刮痧带来的皮肤充血，这对夫妇被当地福利机构指控虐待儿童，漫长的官司随之而来。把自己"刮"一遍，身体就会好一点吗？刮痧疗法到底是怎样的？它的神奇之处究竟在哪儿呢？

一、刮痧的适用范围

刮痧属于外治法，起源于《黄帝内经》"微针治其外，汤液治其内""当今之世，必其毒药攻其中，镵石针艾治其外"，是中医临床（针灸、按摩、刮痧、拔罐）四大特色技能之一。刮痧疗法指在中医经络腧穴理论指导下，用刮痧板、铜钱、水牛角、纽扣或瓷匙等边缘钝圆形器具蘸药酒、刮痧油或清水等介质在患者皮肤表面相应的经络腧穴做反复刮动、摩擦，使皮肤表面出现"痧"样变化，或潮红，或呈红色粟粒状，或现紫红色、暗红色的血斑、血疱等，使阻滞经络的邪气从肌肤表面散开，起到调畅气机、疏经通络、活血祛瘀等作用。现代研究证明，刮痧可以促进身体的血液和淋巴液循环，并且使局部营养状况得到改善；血管紧张度与黏膜渗透性改变，淋巴循环加速，细胞吞噬作用增强，提高细胞免疫力，促进人体新陈代谢，从而增强人体抵抗力，使疼痛得以消除。

刮痧具有调气行血、活血化瘀、舒筋通络、祛邪排毒等功效，已广泛应用于内、外、妇、儿科的多种病证及美容、保健领域。尤其适宜于疼痛性疾病、骨关节退行性疾病如颈椎病、肩周炎的康复；对于感冒发热、咳嗽等呼吸系统病证临床可配合拔罐应用；对于痤疮、黄褐斑等损容性疾病可配合针灸、刺络放血等疗法；还适用于亚健康、慢性疲劳综合征等疾病的防治。

二、刮痧方法

针对不同的疾病，选取不同的穴位进行刮痧。选取穴位的主要依据有症状部位、疾病病理反应点、经络循行路线甚至神经纤维走行部位等。

我们一般可采用平刮、竖刮、斜刮、角刮等进行刮痧。刮痧时，在需要刮拭的皮肤表面涂抹刮痧油，用刮痧板以45°～90°角的倾斜度，平面朝下或朝外，沿着一定的方向进行刮擦，从上到下，从里到外，不可逆向刮拭，刮时用力均匀，不能时轻时重，感到发涩时再涂刮痧油。直到皮肤发红充血，出现成点、成块或成片的红色、深红色或紫青红色斑点（即为痧点），就可以换一个地方再刮，每一个部位一般刮拭3～5分钟，每个部位刮20～30卜，治疗时肌肤表面可有发热感。在刮擦的过程中，要时时询问患者有无疼痛，心中有无烦闷，有无欲吐泻等感觉，同时注意观察脉搏跳动情况，并根据患者的反应来调整刮拭的轻、重、快、慢。刮痧结束后，请患者稍做休息，可饮温开水或姜汤或清凉茶约200ml，1～3小时不能用冷水洗脸及手足。

三、刮痧的注意事项

需要注意的是，凡心脏病出现心力衰竭、肾衰竭、肝硬化腹水、全身重度浮肿等危重病证不适宜本法；有出血倾向的疾病忌用本法治疗，如血小板减少性疾病、白血病等；传染性皮肤病及皮肤不明原因的包块等，不宜直接在病灶部位刮拭；年老体弱、空腹时、妊娠妇女的腹部、女性的面部忌用大面积强力刮拭；对刮痧恐惧或过敏者，忌用本法。

第五节　贴　　敷

我们来看这样一个儿科医案：杨小宝（化名）1岁左右断母乳后，因饮食结构发生改变，出现大便干结，3～4天排便一次，大便色暗，呈羊屎蛋状，伴纳差，腹胀，口臭，晚睡，夜间哭闹，脾气急躁易怒，面色晦暗，鼻子周围发青。医师察：舌质暗，苔白厚，脉沉细。在当地中医院，口服中药，排便有缓解，停药后如故，平素需口服益生菌、乳果糖，外用开塞露辅助排便。医师四诊合参后，诊断为便秘（脾虚夹滞）。处方予以健脾贴（吴茱萸、丁香、五倍子、磁石、冰片等）穴位贴敷，并让家长配合每日摩腹、捏脊、下推七节骨，尽量让孩子调整作息，早睡早起。1周后电话回访患儿家长，家长说治疗2天后患儿开始规律排便，精神也逐渐转好。医师分析，脾常不足是小儿的生理特性，又因后天失养或喂养不当，则脾虚更甚，中气不足，运动无力则大肠运化失司，食物残渣在体内不能及时排出，则有积滞内停，发为脾虚夹积型便秘，急则治其标，通便为先，治宜疏通中焦气机，促进肠道运化，排出大便。复诊见孩子排便情况有缓解后，治宜缓则治其本，健脾益气，滋阴清热，改变患儿体质，巩固疗效，防止便秘复发。从这个儿科医案，我们看到看似简单的穴位贴敷，却解决了患儿和家长的大难题。穴位贴敷疗法不仅在儿科疾病中应用广泛，在呼吸、循环、消化、泌尿、神经、肿瘤等内科系统和妇科、耳鼻喉科、口腔科均广泛应用。

一、穴位贴敷的作用机制

经络沟通人体内外，贯穿上下，通过腧穴将脏腑经络之气输注于体表内外，运行气血，营养全身，因此中医学认为其在疾病的发生、发展与转归上具有十分重要的意义。《灵枢·经脉》曰："经脉者，所以能决死生，处百病，调虚实，不可不通。"在临床上，通过刺激穴位可疏通经络、调理气血，穴位贴敷疗法就是通过药物对穴位的刺激作用来治疗疾病的。

穴位贴敷疗法是根据药物的特殊属性，辨证用药，使之在病体的相应穴位进行吸收，发挥其药理作用。正如吴尚先所云："外治之理即内治之理，外治之药即内治之药，所异者法耳！医理药理无二，而法则神奇变幻。"又曰："昔人治黄疸，用百部根放脐上，酒和糯米饭盖之，以口中有酒气为度。"由此说明，药物通过腧穴、肌肤、孔窍等处吸收，可以贯通经脉而作用于全身。

二、贴敷药物的选择

贴敷药物的选择我们需要牢记以下几个要素：

（1）选择通经走窜、开窍活络类药物，该类药具有芳香通络作用，能够率领群药开结行滞，直达病所，拔病外出。如冰片、麝香、丁香、肉桂、细辛等。但该类药物易耗伤人体气血，不宜过量使用。

（2）选择刺激发疱类药物，该类药物对皮肤有一定的刺激作用，可使局部皮肤充血、起疱，能够较好地发挥刺激穴位的作用。如白芥子、蒜泥、生姜、甘遂等。

（3）选择气味俱厚类药物，该类药物药力峻猛，有时可选择毒性药物，常用生半夏、附子、制川乌、制草乌、生南星等。

（4）选择适当溶剂调和贴敷药物或熬膏，以达药力专、吸收快、收效速的目的。醋调贴敷药，起解毒、化瘀、敛疮等作用，虽用药猛，可缓其性；酒调贴敷药，则起行气、通络、消肿、止痛等作用，虽用缓药，可激其性；水调贴敷药，专取药物性能；油调贴敷药，可润肤生肌。常用溶剂有水、白酒或黄酒、醋、姜汁、蜂蜜、蛋清、凡士林等。

三、穴位贴敷疗法适用范围

穴位贴敷法适用范围相当广泛，不但可以治疗体表的病证，而且可以治疗内脏的病证；既可治疗某些慢性病，又可治疗一些急性病证。主治病证主要有感冒、咳嗽、哮喘、自汗、盗汗、胸痹、不寐、胃脘痛、泄泻、呕吐、便秘、食积、黄疸、胁痛、头痛、眩晕、消渴、遗精、阳痿、月经不调、痛经、子宫脱垂、乳痈、乳核、疮疡肿毒、喉痹、牙痛、口疮、疟疾、关节肿痛、跌打损伤、小儿夜啼、厌食、遗尿、流涎等。此外，还可用于防病保健。

穴位贴敷疗法已经广泛用于治疗临床各科疾病，避免了口服给药可能发生的肝脏首过效应和胃肠灭活，通过人体体表穴位吸收药物，再通过经络的运行使相关的脏腑得到比一般注射、口服时浓度更高的药物剂量；腧穴是人体脏腑经络气血输注出入的特殊部位，每个腧穴都具有其特殊性，并有双向调节作用，经络系统是低电阻的运行通路。穴位贴敷法既有穴位刺激作用，又通过皮肤组织对药物有效成分的吸收，发挥明显的药理效应，因而具有双重治疗作用。经穴对药物具有敏感性和放大效应，能使药物理化作用较长时间地停留在腧穴或释放到全身而产生整体调节作用，这不仅仅是穴位刺激和药物吸收两者功效的简单叠加，而是相互作用，可以取得单纯用药或针灸所不能达到的治疗效果，产生一加一大于二的效应。穴位贴敷法安全无毒副作用，是一种较安全、简便易行的疗法。对于衰老稚弱者、病药格拒者、药入即吐者尤宜。

四、贴敷的注意事项

我们做贴敷治疗的时候，需要注意以下几点：

（1）能引起皮肤发疱的药物不宜贴敷面部。

（2）对刺激性强、毒性大的药物，贴敷穴位不宜过多，贴敷面积不宜过大，贴敷时间不宜过长，以免发疱过大或发生药物中毒。

（3）对久病体弱消瘦及有严重心脏病、肝脏病等疾患者，使用药量不宜过大，贴敷时间不宜过久，并在贴敷期间注意病情变化和有无不良反应。

（4）对于孕妇、幼儿，应避免贴敷刺激性强、毒性大的药物。

（5）皮肤过敏的患者不宜使用本法。

第六节　熏　　洗

熏洗疗法是以中医药基本理论为指导，用中药煎煮后，先利用蒸气熏蒸，再用药液淋洗、浸浴全身或局部患处的一种治疗疾病的方法，是祖国医学中外治疗法的重要组成部分，具有悠久的历史。早在《黄帝内经》中已有记载，如《素问·阴阳应象大论》曰："其有邪者，渍形以为汗。"这里所指的"渍形"就是用热汤洗浴治病的方法。《素问·玉机真脏论》中还有烫熨法和浴法的记载等。

一、熏洗疗法的种类与特点

祖国医学对于熏洗疗法有广义和狭义之分，广义的熏洗疗法包括烟熏、蒸汽熏和药物熏洗三种方法，狭义的熏洗疗法仅指药物熏洗的治疗方法。熏洗疗法根据治疗的形式和使用的部位不同，可以分为溻渍法、淋洗法、熏洗法和热罨法四种类型。在皮肤或患部进行直接熏洗的时候，由于温热和药物作用，能刺激神经系统和心血管系统，疏通经络，调和气血，改善局部营养状况和全身机能，从而达到治愈疾病的目的。经过千百年的实践证明，熏洗疗法是行之有效的防病治病、美肤美发、强身保健的方法，尤为历代医家和患者重视并普遍使用。

临床实践证明，中药熏洗疗法简单易行，疗效确切，被大众所接受，这与熏洗疗法的特点密不可分。

熏洗疗法作用于体表及官窍，尤其在外科、骨伤科、皮肤病、五官科等应用最为普遍。

二、熏洗疗法的作用

熏洗疗法有特殊的治疗作用，尤其在治疗体表病变时，能直达病所，较内服药物有一定的优势。临床上，中药熏洗疗法治疗疖、痈、痔、软组织损伤、骨折、神经性皮炎、皮肤瘙痒病、脂溢性皮炎、手足癣、湿疹等疾病，疗效显著。

人们经过短时间学习，即可掌握中药熏洗的操作方法、应用范围及注意事项，可在医生的指导下进行治疗。

熏洗疗法是在人体局部或患处进行治疗，可根据患者的具体情况及时调整，很少发生副作用。当患者在使用过程中出现过敏反应时，可以及时终止治疗，或者更换其他熏洗药物，是较安全的疗法之一。

中药熏洗疗法作为中医外治法的一种，同内治法一样，均以中医的整体观念和辨证论治为指导思想，具有疏通经络、调和气血、解毒化瘀、扶正祛邪的功效，可使失去平衡的脏腑阴阳重新调整和改善，促进机体的恢复，达到治病保健的目的。熏洗疗法主要有以下几个方面的作用。

（一）清热解毒，凉血消肿

急性化脓性感染疾病初期，局部红肿热痛，炎症浸润比较明显，热毒壅盛，可用金银花、蒲公英、野菊花、马齿苋、紫花地丁、青黛、贯众、大青叶、土茯苓、鱼腥草、大黄等具有清热解毒功效的药物进行熏洗，以控制局部炎症。热毒较甚，兼有血瘀证时，还可配伍生地黄、赤芍、牡丹皮等凉血活血药物，加强疗效，促进局部炎症渗出物早日吸收而散瘀消肿。

（二）活血排脓，敛疮生肌

若肿疡已成，脓成尚未溃破或正气亏虚不能托毒外出者，可配伍黄芪、当归、川芎、穿山甲、皂角刺等透脓托毒药，以达到促进患处早日液化成脓、脓出毒泄、肿痛消退的目的。对急性化脓性感染性疾病已溃脓、烫伤感染或慢性溃疡等，可用苦参、黄柏、金银花、黄芩、生甘草等清热解毒药物，同时配伍乳香、没药、当归、黄芪等活血祛瘀生肌收口药物煎汤趁热浸泡患处，既能杀菌消炎、清洁创面减轻感染，也能使患部充血、血流加速，改善血液循环和组织营养状况，有助于伤口愈合。

（三）活血通络，行气止痛

软组织损伤（挫伤或扭伤）时，因瘀血积聚，常有肿胀、疼痛和关节运动功能障碍，或骨折愈合遗留关节僵硬、肌腱粘连、肌肉萎缩，关节及机体功能障碍时，可使用威灵仙、独活、川乌、草乌、伸筋草、当归、红花、川芎、赤芍、乳香、没药等祛风除湿、舒筋活络、活血化瘀、行气止痛的药物熏洗，能改善患部血液及淋巴液循环，减轻局部组织的紧张压力，同时也能缓解皮肤、肌肉、肌腱及韧带的紧张或强直，早日恢复功能。

（四）祛风燥湿，杀虫止痒

对神经性皮炎、银屑病、荨麻疹、皮肤瘙痒等疾患，可用荆芥、防风、浮萍、蝉蜕、地肤子、白鲜皮等祛风止痒药熏洗，能使瘙痒减轻，皮肤肥厚变软，皮疹或增厚病变消散脱落，逐渐使皮肤恢复正常。对真菌引起的皮肤病（如手足癣、体癣、股癣等），还可配伍野菊花、苦参、百部、黄芩、土槿皮、黄柏、土茯苓、蛇床子等清热解毒、燥湿止痒、杀虫药，增强疗效。

熏洗疗法可分为熏洗法、淋洗法和浸渍法等；也可根据药液熏洗人体的部位不同而分为全身熏洗法、头面熏洗法、手足熏洗法、坐浴熏洗法等。

1. 熏洗法

将药物按量加入水中，按要求煮后倒入容器中，将治疗部位置药物蒸汽上熏蒸，为了保持疗效，往往在熏蒸部位之外加上塑料薄膜或布单，以避免药物蒸汽走失和温度降低过快而缩短熏蒸时间，降低熏蒸效果，药液温度降低时，也可浸入药液中洗浴或淋洗。

2. 淋洗法

将药物放入容器内加水煎煮，过滤去渣后，趁热装入小喷壶内，再连续不断地淋洗患处，或用消毒的布蘸药汤连续淋洗。

3. 浸渍法

将药物放入容器内加水煮，过滤去渣后，将药液倒入盆中，于盆上放置带孔横木架，将治疗部位置于木架上，外盖布单或毛巾，不使热气外透，进行熏蒸，待药汤不烫时，再用消毒纱布蘸药汤热渍患处，如此反复进行。

三、熏洗疗法的注意事项

中药熏洗疗法方便易行，疗效确切。然而，在具体实施时，还需在辨证论治、合理用药的基础上，采用正确、安全的熏洗方法，以免不良反应的发生。

（1）浴室通风良好，保暖，室温在 20～22℃。浴后应立即用温清水冲洗干净，拭干皮肤。浴后宜适当饮水或喝些饮料，以补充水分。

（2）饱食、饥饿及过度疲劳时不宜药浴，以防大量出汗致虚脱及低血糖休克；饭后不要立即浸泡药浴，一般在 1 小时后进行。

（3）剧烈运动或功能锻炼之后、长途旅行及酗酒后不可马上泡药浴。

（4）药温不宜过热，一般为 50～70℃，年老、儿童、反应差者不宜超过 50℃，以防烫伤；浸渍的温度不可过凉，以免影响疗效。

（5）所用物品需清洁消毒，用具一人一份，避免交叉感染。

（6）出现皮疹、瘙痒等过敏症状时应立即停止使用，必要时外涂抗过敏药膏，口服抗过敏药物。

（7）对于烫伤后皮肤局部出现水疱或溃烂者，应避免抓挠，保护创面或涂烫伤软膏、红霉素软膏等。

（8）注意汤药的保存，以防变质。一剂药可连续煎煮使用 2～3 天。

（9）在全身熏洗过程中，如患者感到头晕不适，应停止洗浴，卧床休息。

（10）如熏洗无效且病情加重者，应改用其他方法。

第七节　耳　穴

耳针是在耳郭穴位上用针刺等方式进行刺激，从而实现防病治病目的的一种方法。结合望诊、压诊、电测等方式还可以用于疾病的诊断。

一、耳针的起源和发展

耳穴的发展历史悠久。早在《黄帝内经》就有"耳聋无闻，取耳中"的记载。唐代孙思邈的《千金方》有云："耳中穴，在耳门孔上横梁是，针灸之，治马黄黄疸、寒暑疫毒等病。"明代《针灸大成》进一步指出："耳尖二穴，在耳尖上，卷耳取尖上是穴，治眼生翳膜。"又明代《小儿按摩经》中已对五脏在耳郭中的定位有了描述："耳上属心……耳下属肾……耳后耳里属肺……耳后耳外属肝……耳后耳中属脾。"耳穴在 20 世纪 50 年代中期迎来了一次研究的热潮。法国的 Paul Nogier 发表了他的耳穴图，记载了 40 多个耳穴，对耳穴的研究起到了促进作用。与此同时，我国也加强了对耳穴的研究应用。1958～1968 年，耳穴数目迅速增加，从之前的 40 个增加到了 100 余个，到了 1975 年甚至多达 200 余个。这一时期，欧洲、美洲、亚洲都在投入大量的人力、物力进行耳穴的研究，在耳穴的研究得到了空前的推动的同时，也造成了耳穴的混乱。例如，对屏尖有治疗哮喘的作用，同时还能治疗腮腺炎，因此，同一个位置有多个命名，有人称其为"平喘穴"，有人称其为"腮腺穴"。另外，同一个部位，以多个系统来命名，如对耳轮的侧内缘，按人体骨骼命名为颈椎、胸椎、腰骶椎；而以神经系统命名，则称为交感神经；按内分泌系统命名，又称胸腺、肾上腺、胰腺等。为解决这一难题，WHO 委托中国将耳穴进行归纳整理，中国针灸学会耳针学组对各国的耳穴名称、部位、主治进行了归类，制定了"耳穴标准化方案"，于 1992 年发布了《耳穴名称与部位》的国家标准，至此耳穴的研究，越发规范和科学。

二、耳穴理论

耳郭是外耳的组成部分，由弹性纤维软骨、软骨膜、韧带、退化了的耳肌、覆盖在最外层的皮下组织和皮肤构成。耳郭的皮下有极为丰富的神经、血管和淋巴的分布。因其独特的解剖结构特点，现代医学对耳针作用原理有很多种解释，如生物电学说、生物全息律学说、闸门控制学说等，均是基于神经、内分泌的生理基础开展的假说。例如，生物电学说认为当机体组织器官发生疾病时，异常的生物电沿经络通道传导到耳穴，表现为耳穴电阻降低，针刺这些穴位可以起到治病作用；生物全息律学说则认为，耳穴的分布犹如一个倒置的胎儿，通过全息反射通路，耳穴阳性反应点不仅可以反映出人体的某些疾病，而且通过对这些阳性反应点的刺激，还可以治疗某些疾病；闸门控制学说提出，中枢神经系统在接受伤害性刺激时，会根据当时的功能状态做出主动的应答，或使疼痛加重，或使疼痛减轻，目前多用此假说来解释耳针的镇痛机制。

三、耳针治病的作用和特点

目前的耳穴理论认为，耳穴是分布于耳郭上的腧穴，也称反应点、刺激点。当人体内脏或躯体产生病证时，往往会在耳廓的一定部位出现局部反应，如压痛、结节、变色、导电性能等，这一现象可作为诊断疾病的参考，通过刺激这些反应点来防治疾病。

耳针的治病特点如下：

（1）适应证广泛、疗效可靠：西医研究认为耳针具有调节神经平衡、镇静止痛、脱敏止痒等功能；中医学认为耳针疗法具有疏通经络、调和气血、强壮筋骨的功效，治疗病证遍及内、外、妇、儿、神经、五官、内分泌等各科。

（2）简便易学、费用低廉：绝大多数耳穴是以人体解剖学命名的，分布排列均有一定规律，故易学易记，经短期培训即可找准定位，又能初步掌握一定的治疗方法，费用低廉，适合广大人民群众的自我保健。

（3）安全无副作用：耳针是一种较为安全的疗法，没有刺伤内脏的风险，耳廓浅薄，无滞针、折针的风险，近年来新产品开辟了无痛针刺的新方向。

（4）可作为中医针药之外的补充，以加强疗效。

四、耳郭阳性反应的诊断意义

当人体患病时，耳郭的相应部位就会出现各种阳性反应，据临床所见，归纳起来有以下五种：

（1）变色：耳穴部位呈点状或片状红晕、暗红、暗灰、苍白或中央苍白边缘红晕等，多见于消化系统疾病，如胃炎、胃及十二指肠溃疡、肝炎、肠炎等，也见于肺炎、肾炎、关节炎、高血压，以及一些妇科疾病。

（2）变形：耳穴部位常见的变形有结节状隆起、点状凹陷、圆圈形凹陷、条索状隆起或凹陷、线状交叉等，多见于肝硬化、肝肿大、胆结石、结核病、肿瘤、心脏病、胃下垂等。

（3）丘疹：病变耳穴有水疱样丘疹（似鸡皮疙瘩），呈红色或白色，多见于妇科疾病、肠道疾病、肾炎、心肌炎、慢性气管炎等。

（4）血管充盈：耳穴部血管过于充盈或扩张，可呈顺血管走向充盈、局部充盈或呈圆圈状、条段状等形态，多见于冠心病、心肌梗死、高血压、支气管扩张、哮喘等。

（5）脱屑：病变耳穴产生脱屑，多为糠皮样皮屑，不易擦去，常见于肺区，多见于皮肤病、更年期综合征、便秘等。

五、常用治疗方法

耳穴压丸法亦称耳穴压迫法、耳穴压籽法或压豆法，是在耳穴表面贴敷小颗粒状药物的一种简易刺激方法。压丸法不仅能收到与针刺、埋针同样的效果，而且安全无痛，副作用少，不易引起耳软骨膜炎，还能起到持续的刺激作用，应用极其简便。对于老年慢性支气管炎、高血压、近视、胆石症、遗尿等慢性病，幼儿、惧怕疼痛者尤为适宜。所选材料可就地而取，如绿豆、莱菔子、白芥子、油菜籽、王不留行籽等，也有用牛黄消炎丸、六神丸等小药丸。因王不留行籽表面光滑，大小及硬度均较适宜，疗效与药丸相仿而又无不良作用，故选用较多。使用时先将药籽贴于 0.6cm×0.6cm 的小块胶布中央，然后对准穴位贴紧并稍加压力，使患者感到酸、麻、胀，或有放射、发热感。贴压后嘱患者每天自行按压数次，每次 1～2 分钟。每次贴压后保持 3～7 天，根据病情酌施加减或更换穴位。

耳穴埋针法是将皮内针埋于耳穴治疗疾病的方法。皮内针刺入耳穴可以产生一种柔和而持久的刺激，能够巩固疗效，防止复发，从而使疾病或某些症状得到缓解或痊愈。首先在耳郭上找准病变的压痛点或用耳穴探测仪测得低电阻点，用探棒稍加按压，留下一个充血压痕标记。局部皮肤消毒后，用镊子夹住皮内针针柄，轻轻刺入所选的穴位皮内，一般刺入针体的 2/3，再用胶布固定。若用撤针，可直接将撤针的针环贴在预先剪好的小块胶布中央，按撤在耳穴内。一般埋患侧单耳即可，必要时可埋双耳，埋针期间每天自行按压 3 次，留针 3～5 天。此法对于患一般慢性疾病、体质虚弱者，或无法长期坚持针刺治疗者较为适宜。近年来国外也有在耳穴内埋入尼龙丝、钢珠治病的报道。

耳穴电针法是将传统的耳穴针刺法与脉冲电流刺激相结合的一种治疗方法。它利用不同波形的脉冲电刺激来强化耳穴的调节功能，从而达到增强治病效果的目的。凡适用于耳针治疗的各种疾病均可使用此法，特别是对一些精神、神经系统疾病，内脏痉挛痛及发作性病证尤为适宜，并可作为耳针麻醉的刺激方法。使用时先将毫针分别刺入所选耳穴，根据病情选择所需的波形和频率，将导线分别夹在毫针针柄上，慢慢调节电流输出按钮，电流刺激量应根据病情而定，一般中等量刺激即可，顽固性病证刺激量宜适当增大，但应以患者能耐受为度。通电时间一般以 10～20 分钟为宜。

耳穴磁疗法是应用磁场作用于耳穴以治疗疾病的方法。主要是利用磁体中产生的磁力线透入耳郭穴位。具有良好的镇痛、止痒、催眠、止喘和调整自主神经功能等作用。耳穴治疗的方法有直接贴敷法、间接贴敷法、埋针加磁法、磁电法和磁珠贴敷法等，最常采用的是磁珠贴敷。磁珠的直径是 1～3mm，磁场强度为 0.02～0.05T 或 0.1T 以上，探准耳穴敏感点后，将磁珠放在胶布中央，直接贴在耳穴上。有时为了减少磁珠直接作用于皮肤所产生的副作用，先用薄层脱脂棉将磁珠包起来，然后固定于局部耳穴。对于皮肤病及痛症，可先按埋针法把皮内针埋在耳穴内，而后在针柄上敷一粒磁珠并用胶布固定，使磁场通过针体导入，给予较长时间的刺激。

在治疗方面，要掌握耳穴的定位和治疗病证需要进行一定的学习、培训，社会上有大量的相关书籍与培训课程，在此不做赘述。如果仅从保健角度而言，每天对耳廓进行适度的按摩，也可起到一定的养生保健作用。

第八节　穴位埋线

一、概述

穴位埋线疗法是指将线体埋入人体相关穴位，使其产生持续刺激作用而替代针灸留针治疗的方法，是针灸疗法在临床上的延伸和发展，是中西医相结合的优良产物。从渊源上说，穴位埋线疗法是针灸的一个分支，它的技术基础来源于针灸治疗中的"留针法"。对于一些慢性的、顽固性的疾病，将针留置在穴位中可以加强针刺感应和延长刺激时间，达到久留候气的目的。穴位埋线弥补了单纯针刺原有的留针时间短、扎针次数多、疗效不持久的不足。早期的穴位埋线疗法，将羊肠线通过割埋法、切埋法、扎埋法和穿线法等方式植入穴位，多需局麻，创伤较大，因此使用受到了一定的限制。后期随着技术的不断进步，临床中针灸医生以9号埋线器针头进行穴位埋线操作，操作简便，创伤小，目前广泛运用于临床。在埋藏物体的选择方面，随着新材料的不断问世，当前应用高分子生物医学材料作为药物控释体系的载体材料和体内短期植入物，增强了穴位埋线疗法对穴位刺激强度和刺激时间的可控性，天然可降解，安全可靠，为临床带来了极大的便利。

二、常用针具与线材

常见埋线针具有传统埋线针、套管针，其中套管针包括一次性埋线针、腰穿针、无菌注射器针头套管针。临床上根据不同埋线操作方法，会选择不同的针具。随着社会发展和人民生活水平的不断提高，治病和保健都趋向于微创、无痛的治疗特点，因此一些刺激量大的、创口明显的操作不易被患者接受。目前临床运用最多的为一次性埋线针具。

线材是穴位埋线治疗中最重要的工具。其需要具备的基本特征为无害、可吸收、可控刺激量。材料的选择以可吸收性外科缝线为主，以及一些高分子生物材料制作成的专用埋线材料。常见的有医用可吸收性羊肠线、可吸收性胶原蛋白线和高分子生物化学合成线。

医用可吸收性羊肠线以优质羊肠衣为原料制作而成，按是否由铬化物溶液浸制处理分为铬制和平制两类。铬制较平制在植入穴位后对穴位刺激时间更久，可视情况选择适合的类型。但羊肠线在人体吸收上存在个体差异，且有少量过敏及感染的报道，因此其市场份额在逐步减少。其优势在于来源方便，且可与特定中药方剂结合，制作出具有药用功效的线体，如清热开窍、活血化瘀、补气补血、滋阴补肾等。

可吸收性胶原蛋白线是从动物特定组织中提取天然胶原蛋白，经特定工艺，运用生物学原理，将胶原蛋白重加工制作成的纯生物制品。其合成过程中可以将生物原有遗传毒素和致敏因子去除，因此很少出现过敏等不良反应，且胶原蛋白线在体内会被酶解吸收，无刺激，可防止出现炎症、硬结等病变。

高分子生物化学合成线由不同的生物化学分子合成，它具有良好的生物性，与人体组织的相容性良好，在体内可降解成二氧化碳和水，中间产物也是体内正常的糖代谢产物，故不会在人体重要器官聚集。以此类线体作为穴位埋线的材料具有刺激强度和时间可控、组织反应小、无蛋白免疫反应和吸收作用好等优点。

三、穴位埋线疗法的适应证

内科疾病：支气管炎、支气管哮喘、冠心病、高血压、糖尿病、心脏神经官能症、慢性胃炎、胃及十二指肠溃疡、结肠炎、胃下垂、尿潴留、尿失禁、类风湿关节炎等。

外科疾病：颈椎病、腰椎间盘突出症、瘘证、乳腺炎、乳腺增生、阑尾炎、胰腺炎、术后肠粘连、泌尿系结石、胆囊炎等。

皮肤科疾病：荨麻疹、神经性皮炎、痤疮、皮肤瘙痒等。

五官科疾病：睑腺炎、假性近视、梅尼埃病、过敏性鼻炎、急慢性咽喉炎、急性扁桃体炎等。

男科疾病：阳痿、早泄、遗精、前列腺炎等。

妇科疾病：功能失调性子宫出血、痛经、月经不调、盆腔炎等。

儿科疾病：惊厥、单纯性消化不良、厌食症、遗尿等。

神经、精神科疾病：头痛、三叉神经痛、偏头痛、眩晕、舞蹈症、神经官能症、心律不齐、失眠、癔症、癫痫、精神分裂症、面肌痉挛、面神经麻痹等。

四、禁忌证

一般来说，人体所有穴位，除去如神阙、乳中等穴位不能埋线外，一般没有绝对的禁忌证，关键在于既要小心谨慎、认真负责，又要有熟练的操作手法，正确掌握埋线方向、角度及深度。但下列几种情况则应予注意：

（1）5岁以下的儿童患者禁用或慎用埋线。

（2）严重的心脏病患者不宜使用，如必要时，不宜强刺激，埋入的羊肠线不宜长。

（3）精神紧张、过劳或过饥者，禁用或慎用埋线，避免发生晕针。

（4）妇女有习惯性流产者应禁用。

（5）孕妇不宜在腰腹部及合谷、三阴交等穴埋线。

（6）不宜在皮肤破损处埋线，以免引起感染等不良后果。

（7）关节腔内不宜埋线，以免影响关节活动及关节腔内发生感染。

（8）禁针部位禁用。

（9）有出血倾向性疾病者禁用。

五、注意事项

（1）严格无菌操作，防止感染发生。

（2）羊肠线不宜埋于脂肪组织之中，以防脂肪液化，流出渗液。羊肠线头不可暴露在皮肤外面，以防感染，如局部化脓流水或露出线头，可抽出羊肠线，排出脓液，外盖敷料并作抗感染处理。

（3）根据不同部位掌握埋线的角度和深度，不要伤及内脏、脊髓、大血管和神线干，更不要直接结扎神经干和大血管，以免造成不良后果。

（4）在一个穴位上作多次治疗，应偏离前次治疗的部位。

（5）头眼部血管丰富，易出血，埋线时要缓慢进出针，出针后用干棉球按压针眼片刻，防止出血和皮下血肿出现。

（6）注意术后反应，有异常现象应及时处理。

（7）埋线后应休息3～7天，局部不要沾水，夏天每天应更换敷料。如有感染，应按炎症处理。

（8）通过埋线，患者症状控制后，最好再埋线1～2次以巩固疗效。有慢性病者要埋线3～4次后才开始见效，患者不应随意停止治疗。

第十讲
治未病：吾亦为"医"

第一节　健康意识从我做起

一、从中国传统节俗探健康意识

　　寒食节和清明节，正值春暖花开之季，是一年中的黄金季节。各地有"寒食禁火""清明扫墓""戴柳插柳""放风筝""荡秋千""游春"的习俗。《红楼梦》第70回"林黛玉重建桃花社，史湘云偶填柳絮词"中诗社散了1年，黛玉、宝钗等提议"如今正是和春时节，万物更新，正该鼓舞另立起来才好"，湘云也赞同"如今却好万物逢春"，提议将海棠社改作桃花社，众人以柳絮为题，做诗词抒发胸臆。随后众姐妹及丫头们欢天喜地拿出各自的风筝，黛玉也命紫鹃"把咱们的拿出来，咱们也放放晦气"。清明时节，惠风和畅，"杨柳青，放风筝"的习俗由来已久，人们在放风筝时，牵线开怀奔跑，仰首远望蓝天，不但能享受春天的喜悦，而且还能强身健体。春天万物复苏，处处涌动勃勃生机，天气转暖，阳气始发，可以充分利用、珍惜春季大自然"发陈"之时，借助阳气上升，人体新陈代谢旺盛之机，通过适当的运动和调理，保持心境愉悦，使春阳之气得以宣达，代谢机能得以正常运行，得以祛病除疾。

　　此外，春龙节"剃头""吃炒豆""祭花神"，端午节"赛龙舟""吃粽子""插艾叶""戴香囊"，七夕节"乞巧""晒衣晒书"，中秋节"祭月赏月""吃月饼和赠月饼""赏桂和饮桂花酒"，重阳节"登高""插茱萸""赏菊"，"冬至馄饨夏至面"，"腊八粥"，春节"拜年""包饺子""食鱼""吃年糕""喝屠苏酒"，元宵节"吃元宵""吃茶面"等传统习俗包含了起居调理、饮食调理、运动调理、情志调理等。那么，我们现在在传承传统习俗的同时，结合"治未病"思想，如何做到"健康意识从我做起"？

　　"治未病"指遵循道法自然、平衡阴阳、增强正气、规避邪气、早期诊治、防病传变的基本原则，采取无病先防、欲病早治、已病防变、病后防复的措施，从而防止疾病的发生与进展。如转换成公民健康意识的视角，就是健康维护意识、健康恢复意识、健康增进意识。

二、健康维护意识

　　《黄帝内经》重视人体正气的作用，认为"真气从之，精神内守，病安从来"。从人自身的角度出发，强调顾护正气，以达到养生防病的目的。人体正气的顾护需要人们自身的积极行为。"治未病"理念注重平素养护和调摄，未雨绸缪，积极养生，提高机体抗邪能力及防止病邪侵袭。作为个人，应主动了解自己的体质，在医生指导下饮食有节，适当补益，顺应节气变化和环境变迁，知晓如何躲避虚邪贼风、五疫毒气，养成规律生活、适当运动的生活习惯；并结合自己的身体状况，选择相宜的运动，如练习五禽戏、太极拳、八段锦、易筋经及散步等。健康维护意识还包括对心境和情绪的维护，努力调适健康与工作、生存压力之间的矛盾，保持平和心境与稳定情绪。

三、健康恢复意识

　　健康维护意识的直接效益是迟生病、少生病乃至不生病，体现中医"治未病"的"平素养生，防病于先"的要义。健康恢复意识体现中医"治未病"的"防微杜渐，欲病救萌""已病早治，防其传变""病后调摄，防其复发"的要义。

　　微恙袭来，略感不适，即采取相宜的措施化解不适，不使疾病"已成"，定期检查，重视先兆，及时就医，防止发病。病已成，则正确认识、对待疾病，积极配合治疗，防止病情加重，减少并发症。若治愈后则防止复发，巩固恢复的成果，勿使重失健康，前功尽弃。主动了解病后复发的原因所在，如大病初愈，正气受损较重尚未复元，可能因情志刺激、形体劳倦、房室不节、外感六淫邪气、饮食不当、滥用补药等而致病复发。

四、健康增进意识

　　中医"治未病"理念以个体人的健康状态为中心，以个体人为研究对象，包括身内的心理环境，身外的自然环境、社会环境。以身心内外交互作用的宽视域来杂合以治，综合治理。因此，作为个体的人，不但有义务维护好、恢复好自我的身心健康，还有义务维护和增进他人与社会的健康。因为，个人的健康是在维护、促进他人健康和社会公共健康的过程中实现的，个人与他人、社会共同构成了健康的主客观环境。一方面从自身做起，努力维护、恢复、促进自身的健康，让自身的健康成为他人健康和社会公共健康的外部条件，同时，联合他人、社会共同创造利于健康的自然与社会环境，使之成为个人健康的外在环境，内外交互，不断增进自我与他人、社会的共同健康福利。另一方面勇于与不利于健康的行为进行斗争，敢于对不利于健康的社会行为进行监督和抵制。通过自觉和互觉，切实履行公民的健康促进义务。

第二节　健康在于自我"积蓄"

一、武则天养生秘诀探健康自我"积蓄"

武则天是中国历史上唯一的正统女皇帝，也是即位年龄最大（67岁）及寿命最长的皇帝之一（82岁）。她的养生秘诀　是静坐练功。认为"静思默坐，超越一切"。盘膝静坐，每天2次，每次约30分钟。静坐时意念专一、心神安静、姿态静谧、思想凝寂、似睡非睡、似想非想、静若止水、默念数数。在内守上，意守丹田、意守呼吸、意守涌泉。在外守上，意守青山、意守鲜花、意守浮云。二是调养。调整呼吸，使呼吸细微沉长，利心肺，易发功。调心神，心静则神聚，神聚则阳生。调整形态，形定则真气萌动，排除杂念，腰直则精神舒畅，眼松则光透眼帘，握拳则预防惊吓。三是心态平和，对喜、怒、哀、乐都能保持稳定情绪。四是爱好广泛，动静结合。喜欢游览秀美山川，她去过泰山、嵩山、龙门、平乐涧、晋祠等地，喜欢马球运动和荡秋千，同时，善诗文、好书法、喜下棋、爱赏花、创乐舞等。武则天动则养身，静则养神，趣则养心的养生方法，不仅丰富了中华民族的养生内容，也给现代人养生带来了有益的启示：动静有常，和谐适度；心静神安，心神合一；包容大度，心态平和；爱好广泛，情趣高雅。我们就从一代女皇武则天的养生秘诀展开健康的自我"积蓄"这一话题。

健康的自我"积蓄"，可以理解为中医健康状态调理，以中医"治未病"理论为指导，运用中医药养生保健技术和方法，结合现代健康管理手段和方法，对健康人群、亚健康人群、疾病人群及重点（特殊）人群的不同健康状态有针对性地进行系统干预和调理，从而提高或恢复居民的健康素质和水平。

中医健康状态调理包括饮食调理、起居调理、情志调理、运动调理、中医特色技术调理等方法。

《黄帝内经》中记载："上古之人，其知道者，法于阴阳，和于术数，食饮有节，起居有常，不妄作劳，故能形与神俱，而尽终其天年，度百岁乃去。今时之人不然也，以酒为浆，以妄为常，醉以入房，以欲竭其精，以耗散其真，不知持满，不时御神，务快其心，逆于生乐，起居无节，故半百而衰也。"意思是说上古时代的人，那些懂得养生之道的，能够取法于天地阴阳自然变化之理而加以适应，调和养生的办法，使之达到正确的标准。饮食有所节制，作息有一定规律，既不妄事操劳，又避免过度的房事，所以能够形神俱旺，协调统一，活到天赋的自然年龄，超过百岁才离开人世；现在的人就不是这样了，把酒当水浆，滥饮无度，使反常的生活成为习惯，醉酒行房，因恣情纵欲，而使阴精竭绝，因满足嗜好而使真气耗散，不知谨慎地保持精气的充满，不善于统驭精神，而专求心志的一时之快，违逆人生乐趣，起居作息，毫无规律，所以到半百之年就衰老了。这段话中其实就包含了饮食调理、起居调理、情志调理、运动调理。

二、饮食调理

饮食调理涉及内容较多，不同人群要求不同，同一人的不同健康状态，其饮食调理亦不同。但基本原则为饮食有节；四时摄养，因时施膳；因地制宜；辨体质辨证辨病，因人施膳。膳食应当以谷类为主，多吃蔬菜、水果和薯类，注意荤素、粗细搭配。提倡每天食用奶类、豆类及其制品。膳食要清淡，要少油、少盐、少糖，食用合格碘盐。讲究饮水卫生，每天适量饮水，戒烟限酒。

三、起居调理

"起居有常"是中医学重要的养生理念，生活起居与健康密切相关，不良生活习惯是疾病的诱因。因此，应注重起居调理。起居调理应根据不同人群制订不同方案，其原则是作息有时，活动中等，劳逸结合，顺四时而适寒暑。每天保证7～8小时睡眠。《黄帝内经》中根据季节变化制定了与之相应的作息制度。春季"夜卧早起，广步于庭"；夏季"夜卧早起，无厌于日"；秋季"早卧早起，与鸡俱兴"；冬季"早卧晚起，必待日光"。即春夏宜晚睡早起，秋季宜早睡早起，冬季宜早睡晚起。只有起居有常，才有助于身体健康，减少疾病的发生。

四、情志调理

情志调理的方法较多，比如语言疏导法：根据疾病发生的情志因素或性格特点有意识、有目的地进行语言疏导，使之心悦诚服，以消除患者各种顾虑和消极心理。情志相胜法：怒胜思、喜胜悲、思胜恐、悲胜怒、恐胜喜。破疑解虑法：多疑之人好怀疑，不信任他人，多愁善感，自我暗示性强，情绪反复无常。可根据疑虑，以客观事实为依据，破其所疑，释其所虚，消除其心理症结所在，以期树立战胜疾病的信心。移情解惑法：通过转移注意力，培养兴趣爱好，如体育运动、种花赏花、书法绘画、音乐欣赏、棋牌活动等解除疑惑。情志宣泄法：男子生气时易大吼，女子悲伤时易哭泣等，目的都是使人的情志保持平和、平静、乐观豁达。

五、运动调理

适当适量运动是健康调理的重要手段。不同的人群，不同的个体，应根据自身健康状况，选择适合自己的项目。成年人每日应当进行 6000～10 000 步的身体活动，动则有益，贵在坚持。

运用传统的体育运动方式进行锻炼，以活动筋骨，调节气息，静心宁神来畅达经络，疏通气血，和调脏腑，达到增强体质，益寿延年的目的。应注重意守、调息和动形的协调统一；融导引、气功、武术、医理为一体；顺应自然界四时变化以养生。常见运动养生包括五禽戏、太极拳、八段锦、易筋经等。

六、中医特色技术调理

中医特色技术调理方法内容丰富，效果明显，具有简、便、廉、验的特点。目前各医疗和健康服务机构普遍开展的有体质调理、方药调理、代茶饮、膏方、针灸、拔罐、穴位贴敷、推拿、捏脊、刮痧、药浴、中药灌肠等。

第三节　健康素养与中医治未病

一个人健康素养的高低，是健康意识和健康观念优劣的集中体现。有学者指出，健康素养是一个多层次、融合多种素养的内涵体系，受到来自个体、社区及医疗系统等诸多方面的影响。在个体层面，基本文化素养、亲友支持、沟通能力、健康知识及获取健康信息的难易程度都会影响到个人的健康素养。在社区层面，社会和文化规范会影响人们的健康信念及提升健康素养的动机。在医疗系统层面，医生及机构对于健康素养的重视程度会影响医患沟通的效率，对于人们的健康状况产生了较大的影响。《"健康中国 2030"规划纲要》提出：提升城乡居民健康素养，有利于提高广大人民群众发现和解决自身健康问题的能力，是提升人民群众健康水平的重要策略和措施，是推进"健康中国"建设的重要内容。中国多年来持续加大基础设施建设、教育投资，大力推广现代医学与传统医药文化知识的传播，人们在社会公共层面的需求已经得到有力保障。提高自我健康意识和健康素养，可以遵循以下几个方面。

一、健康意识以中医治未病思想为纲

（一）何为健康意识

健康意识理论由学者 Margret·A·Newman 提出，并于 20 世纪 70～80 年代形成，该理论认为健康是人与环境相互作用的，在人类生命周期中一种动态发展的形式。健康意识理论关注人类生命和体验的整体性，注重和谐而有效的交流沟通，而不仅仅是处理疾病。换句话说，健康意识不仅关注一个人身体有没有出现疾病或虚弱现象，同时要关注生理上、心理上和社会上的完好状态。健康观念是对健康概念含义的理解和对如何维持健康的想法。健康观念是人们评价有关健康的行为、事物，以及从各种可能的目标中选择自己合意的健康目标的准则，也是判断行为方式和生活方式与健康关系的心理依据。而健康素养是获取和理解健康信息，运用这些信息维护和促进自身健康的能力。美国医学会把健康素养定义为"在医疗环境下执行基本的阅读和计数等相互影响的一系列能力"。美国国家医学图书馆提出的健康素养概念更为广泛，将其定义为"个体获得、理解和处理基本的健康信息或服务并做出正确的健康相关决策的能力"。

健康意识、健康观念和健康素养这三者之间存在一种逻辑关系：先要有健康意识，才会去积累经验总结出健康观念，在正确的健康观念指导下，形成优秀的健康素养，这也是人们追求身心健康的基本途径。

健康意识简单地说就是人们对自己身心健康与否的一种觉察，这种觉察最早源于人类的求生本能，即健康出现问题时会有各种痛苦的感受和体验；为了消除痛苦所做的实践工作，即所谓的治疗；为了减轻或避免痛苦的发生，长久的思索、实践形成的经验总结，即所谓的健康观念。随着人类生活品质的提高，健康的内涵也在不断扩展，从治疗身体的疾病到身心同调，从疾病的治疗到疾病的预防，人们对健康的追求从被动转向主动，这在本质上与中医"治未病"的内涵十分契合。中医对疾病的认识，从一开始就不局限于疾病本身，而是把人与自然和谐统一作为核心要素，中医"治未病"就是尽早发现、及时消除人与自然之间不和谐的异端，实现防微杜渐，防患于未然。可以说，中医"治未病"就是中国古代超前的健康意识觉醒下孕育出的一套完整、优化的健康观念，那些谙熟"治未病""养生"的古代先贤，即使在当代，也是拥有极高健康素养的人群。

（二）中医"治未病"思想

在"治未病"的章节中已经提到，中医"治未病"有四个层次，分别是"治未病""治欲病""治已病""治愈病"。第一层"未病先防"是"治未病"的预防原则。"治未病"的核心内容是重视预防，提倡养生。倡导"恬淡虚无""精神内守"，责怪"唯名利是务"，认为必须重视调养心神，才是"保身长全，以养其生"的关键。重视养生，预防疾病，消未起之患，治未病之疾，医在无事之前，不求既逝之后，故以未病先防为首。第二层"既病早治"是"治欲病"的防患原则。强调早发现、早治疗，将疾病消灭在初期阶段。《黄帝内经》言："上工救其萌芽……下工救其已成，救其已败。"第三层"已病防变"是"治已病"的预防原则，六经病证有传有变，内伤杂病亦有传变，故须及时辨证已病，同时采取预防性治疗措施，防止病邪传变，做到辨证论治与辨证先防相结合。第四层"初瘥防复"是"治愈病"的康复原则：疾病新瘥，气血未壮，元气未复，阳阴未和，宜采取一些防治措施以促进康复。这四个阶段贯穿疾病的始终。

（三）健康意识与中医治未病思想

最原始的健康意识，即人与生俱来的健康意识，涵盖于中医"治未病"的第二层当中，只是第二层的一个片段：生病了要去治疗。而一个全面的健康意识应该拓展到中医"治未病"的四个层次，即健康状态下重视预防，生病状态下及早治疗，积极治疗避免并发症，康复时期促进康复和防止复发。只有健康意识提升到中医"治未病"的四个层次，人们才能避免片面的健康观念带来的隐患。如果仅凭自身原始警报，不重视疾病的预防，仗着自己年轻的时候身体好，熬夜打游戏，饿了就吃泡面，像这样一天两天还没有关系，但是天天如此，从量变到质变，颈椎病、胃炎、高血压、糖尿病这些慢性疾病接踵而至，会对我们的生活造成重大的影响，更严重的还会威胁生命。因此，以中医"治未病"作为健康意识的纲领，是拥有正确的健康观念的前提。

二、保持中和的心态才能树立正确的健康观念

中医传承了中国传统文化的诸多精髓，"中和之道"就是其中一个伟大的哲学命题。"中"是不偏不倚，不多不少，正合适。在哲学上是对立与统一、质变与量变、肯定与否定之间的"关节点"或"临界点"，也就是"度"。孔子曾说过"过犹不及"就是在讨论"中"，谈对"度"的把握。"和"是和谐、适度。孔子讲"和而不同"，就是强调适度保留差异，吸纳不同，保持一种和谐的状态。在树立正确的健康意识之路上，中和之道就是一条宝贵的路径，积极、客观地了解健康常识，重视自身的健康状态，同时理智地对待可能存在的隐患，不消极、不畏惧，不杞人忧天，这就是健康意识的中和之道。举个现实的例子，很多人不把体检当回事，他们总会以各种理由，诸如我健康得很、没时间、前几年刚查过没问题之类的拒绝体检。当某次巧合发现身体产生实质性病变，诸如糖尿病、冠心病、肿瘤等问题时，才悔不当初。这是健康意识"不及"的表现，没有意识到"治未病"的重要性，健康意识淡薄。相反地，有些人每周甚至每天都要去医院，拉住大夫就要促膝长谈，掌握大量医学术语，对自身疾病如数家珍。时常惆怅，总怕疾病不期而至，这又是健康意识"太过"的表现，重视"治未病"不等于捕风捉影，搞混了"未雨绸缪"和"杞人忧天"的含义。这两种错误的健康意识是普遍存在的。因此，对待健康问题，保持心态

平和、适度，既不能消极地熟视无睹，也不能过度积极地杞人忧天，秉承"中和之道"，是树立正确的健康观念的重要部分。

三、了解一定的中医养生常识

中国传统文化有"天人相应"的概念，《素问·宝命全形论》曰："人以天地之气生，四时之法成。"简单说就是人与自然存在密切的关联，是和谐与统一的整体。因此人的活动起居要顺应天时，饮食劳作要顺应地利，这在前面几节有详细的论述。近年来，随着科学技术的不断进步，有关古人的朴素认知逐渐被认识和印证，2017 年诺贝尔生理学或医学奖就授予了三位研究人体生物钟的科学家，他们研究发现，生物钟调节着人体行为、激素水平、睡眠、体温和新陈代谢。对每个人来说，至关重要。简单地说就是：在我们的身体内有一个"时钟"，它与天地的运行保持着同步。如果我们顺着这个时钟过日子，就会更健康。而生物钟的秘密，在中国古代哲学、医学、养生的书籍中有大量的记载，可以说，古人从衣、食、住、行等多个角度为我们做好了养生规划，花些时间去了解和学习一下这朴素又超前的理论，在提高健康意识、树立正确健康观念的同时，还可能增强自身对中华文明的认同感，提升文化自信。

四、了解一定的现代医学常识

了解一定的医学常识，可以避免把小病拖成大病，例如，阑尾炎是一种外科常见病，及时发现经过手术治疗通常预后良好。众所周知它的症状是典型的右下腹痛，但是有些急性阑尾炎乃至慢性阑尾炎急性发作，腹痛会先从心口痛或脐周围痛开始，2~4 小时后，才会逐渐转移到右下腹，称之为"转移性右下腹痛"，而剧烈的右下腹痛通常是穿孔的早期表现，阑尾穿孔不像阑尾炎那么简单，会引发腹膜炎，甚至败血症而危及生命。因此，如果误以为是胃痛而错过了及时的治疗，那后果就十分严重了。这些医学常识可以通过阅读相关的科普书籍或参加医院的科普讲座慢慢积累。

除了了解上述关于疾病的常识，还应该了解医生诊疗时的底层逻辑，这是很容易被忽略的医学常识。下面先通过一个例子来说明什么是诊疗的底层逻辑：眩晕是一种常见的症状，眩晕的发生有很多种可能的原因，常见的包括良性位置性眩晕、前庭神经炎、梅尼埃病、颈椎病、小脑周围梗死、缺血、脱髓鞘及炎症病变、后循环缺血及 TIA（短暂脑缺血发作）等，当然还有特殊类型如眩晕性癫痫、胆脂瘤等。它们又可以分为中枢性眩晕和外周性眩晕两大类，对于医生而言，在未能做出明确诊断之前，首先需排除中枢性眩晕，即恶性眩晕。排除诊断不是直接忽略、否定某种疾病，而是通过检查得到的"线索"或"证据"来证明患者没有发生这种疾病，因为这类疾病是严重危及人类生命的、致命的疾病，越早发现，患者就能越早得到治疗——及时的治疗能够挽救生命，同时降低并发症、后遗症的发生率。所以假定患者的头晕是某种最致命的疾病导致的，通过检查排除了该疾病的可能，患者所承担的致命风险就降低了，这时再假定患者患有某种次致命疾病，再检查，再排除，致命风险进一步下降，直到确诊某种疾病，再给出相应的治疗。由此可见，医生首要工作是把患者所承担的疾病致命风险尽量降低，同时寻找最符合现有"证据"的疾病诊断，再做出相应的治疗。这种基于保全生命以疾病最高风险为假设起点的证伪过程，就是诊疗工作的底层逻辑。了解医疗的底层逻辑除了可以一定程度地减少医患矛盾：患者会理解医生开出的看上去很多但实际上很合理的检查项目。另外，由诊疗底层逻辑的内容可知，掌握的医学知识越多，诊断会越准确，但是医学知识浩如烟海，普通人也没必要花费过多的时间和精力去学习，那么这个底层逻辑和证伪主义就可以帮助人们对与自身相关的医学知识做出筛选和判别。这种判别能力，也是具备相当健康素养的体现。

第四节　知行合一的健康观

一、何谓"知行合一"

朱熹说过："知之愈明，则行之愈笃；行之愈笃，则知之益明。"阐明了认识和实践的一般关系。王阳明进一步提出了"知行合一"，建立了心学体系大成的开端。心学的"知"是指人的道德意识和思想意念，"行"是指人的道德践履和实际行动。因此，知行关系，也就是指的道德意识和道德践履的关系。想要真正实现身心的健康，知行合一是必不可少的。知，即上述以"治未病"的思想为纲领，保持中和的心态，了解现代医学、传统养生知识等一系列意识形态。行，则是对这种意识形态的真正践行。孔子云："学而不思则罔，思而不学则殆。"董其昌说："读万卷书，行万里路。"《脉经》作者王叔和业医数十载，仍不禁感叹："心中了了，指下难明。"可见，无论积累了多少知识，自诩心态如何平静，都需要到实践中去接受考验、经受历练，"纸上得来终觉浅，觉知此事要躬行"，对于健康而言，无论有多高的健康意识、掌握了多少正确的健康观念，没有身体力行，是不会得到真正的健康的。以睡眠为例，无论对睡眠本身有多了解，比如完全了解了睡多久最好、什么时间入睡最科学、是否要午睡、午睡睡多久等，但是自己并不能执行，晚上不睡，早上不起，知道再多养生知识也无益于健康。同样地，一面吃中药一面对生冷、辛辣不能自己，只去过一次的健身年卡，每天念经但说急就急，诸如此类，不胜枚举。当今社会，毫无健康意识，对医学常识一无所知的人寥寥无几，绝大多数人都是"揣着明白装糊涂"，没有症状就得过且过，生病了才急忙补救，过几天"健康""养生"的生活，病愈后没几天又一切照旧。人们总是惊叹和向往扁鹊"治未病"的先见之明，其实，如果真的可以知行合一，对正确的健康观念身体力行，是可以有效降低常见病、慢性病的发病率的，换言之，每个人都可以作自己的"扁鹊"。

二、如何践行以中医"治未病"为纲的健康意识

那么，如何践行以中医"治未病"为纲的健康意识呢？这就需要每个人将以中医"治未病"为纲的健康意识融入饮食起居的方方面面。如起居时应遵循"春夏养阳，秋冬养阴"的原则，春夏季节应夜卧早起，适当午睡，以顺应自然界阳盛阴衰的变化，保护阳气不要过分消耗；秋季应早卧早起，以顺应阳气之收，使肺气得以舒展；冬季阴气极盛，寒风凛冽，则需早卧晚起，保证充足的睡眠时间，以利于阳气潜藏，阴精积蓄。在心态方面，要保持思想清静——排除私心杂念，善于解脱，即遇违乐之事，要善于自我解脱。培养坚强的意志，"志意和，则精神专直，魂魄不散，悔怒不起，五脏不受邪矣"。说明意志具有统帅精神、调和情志、抗邪防病等作用。饮食方面，应调和饮食。中医认为，饮食入胃，则全身气血即向胃肠积聚，以助消化。若饱食无度，则气血入量聚于胃肠，头部气血反见不足。气血聚于脑则能思考，气血聚于腹则人易疲惫。清淡饮食有助于胃肠迅速排空，让气血归脑。因此，应以清淡饮食为主，忌食煎炸、烧烤、油腻之物，更忌暴饮暴食，忌过食冷饮。早餐应含有鸡蛋、脱脂牛奶、酸奶和粮食制品，比如粥、燕麦片、全麦面包、果汁、几片面包夹一个煎鸡蛋，配一点西红柿、黄瓜或其他水果等，也可以喝一些诸如核桃粉、黑芝麻糊等，不仅可以调剂口味，还可以抵抗因高度紧张的学习、工作所造成的脑疲劳。午餐要清淡，但应摄入充足的热量和各种营养素，可吃些肉类、鸡蛋等含热量较高的食品，蔬菜应注意颜色搭配并变换花样，保证孩子摄取各种维生素、叶酸和植物纤维。晚餐食谱在热能、蛋白质充足供给的基础上，注意含有动物类食品的瘦猪肉、猪肝、鸡肉、牛奶、鸡蛋及多样新鲜蔬菜、水果的搭配设计。同时需要一定的碳水化合物，比如豆类、土豆、玉米等，对抗疲劳有积极意义。夜宵最好要以能被快速分解为葡萄糖的食物为主，如粥、鸡蛋西红柿面等，辅之以含蛋白质、维生素 C 丰富的鸡蛋、酸枣、山楂、提子、瓜子等食物。临睡前最好喝杯牛奶以增进睡眠。可适当运动，增强体质，每天都应保持适度的活动与锻炼。适度的活动能使气血流畅，筋骨坚实，提神爽志，增强抵御外邪的能力，有利于机体功能的恢复，尤其对脑力劳动者，适度的运动更能增强机体的免疫力。"润物细无声"，将所知的健康观念、健康意识融入生活的方方面面，培养好的生活习惯，才能真正做到知行合一的健康观。

总而言之，健康意识简单地说就是人们对自己身心是否健康的一种觉察。健康意识越强，就越能防微杜渐，本质上与中医治未病的内涵十分契合。从中医治未病的角度出发，自我审视，在没有发生疾病前主动积极地关注自身健康状态的意识，就是健康意识。健康意识既是本能，也是维护和促进人们身心健康、提高人们生活质量的基础，因此，提高健康意识，树立正确健康观念并且身体力行，是人们实现健康不可或缺的要素。